Esther Schweins / Prof. Martin Mücke /
Daniel v. Rosenberg

UNGLAUBLICH KRANK

Esther Schweins   Prof. Martin Mücke
Daniel von Rosenberg

UNGLAUBLICH KRANK

Seltene
Krankheiten
und was sie
über unseren
Körper
verraten

Ullstein extra

Wir verpflichten uns zu Nachhaltigkeit
- Papiere aus nachhaltiger Waldwirtschaft und anderen kontrollierten Quellen
- Druckfarben auf pflanzlicher Basis
- ullstein.de/nachhaltigkeit

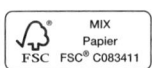

Ullstein extra ist ein Verlag der Ullstein Buchverlage GmbH
www.ullstein-extra.de
ISBN 978-3-86493-256-4
© 2024 by Ullstein Buchverlage GmbH
Illustrationen im Innenteil: Jan Sachau
Lektorat: Uta Rüenauver
Satz und Repro: LVD GmbH, Berlin
Gesetzt aus: Scala Pro
Druck und Bindearbeiten: CPI books GmbH, Leck

Für Patrick. Stellvertretend für die zahllosen, unsichtbaren kranken Menschen, für deren Leiden keine Diagnose gefunden werden kann.
Für meine Nichte María Beatrice. Die in letzter Sekunde, als ihr Leben an einem seidenen Faden hing, die Diagnose einer seltenen Form von Lupus erhielt. Die in den schwersten und schmerzhaftesten Zeiten nie den Mut verloren hat und sich wie Phönix aus der Asche erhoben, selbst neu erfunden hat, ihr Leben liebt und es mit den Einschränkungen ihrer seltenen Erkrankung meistert. Te quiero mucho
Esther Schweins

Für meine Familie
Martin Mücke

Für Vitolino & J. Danke für die Geduld, den Rückenwind und Eure Liebe.
Daniel von Rosenberg

INHALT

VORWORT 9

KAPITEL 1 | Angst ist kein schlechter Berater 15
KAPITEL 2 | Zu kurz gekommen 53
KAPITEL 3 | Ein paar Drinks zu viel? 79
KAPITEL 4 | Quälende Erinnerungen 111
KAPITEL 5 | Schatten der Macht 143
KAPITEL 6 | Auch Superhelden haben Schwächen 175
KAPITEL 7 | Lektionen in Demut 205
KAPITEL 8 | Zurück von den Toten 235
KAPITEL 9 | Gefährliches Souvenir 275
KAPITEL 10 | Blutige Wahrheit 303

WICHTIGE ADRESSEN 341
SCHÖN … 347
DIE PODCASTS 349

VORWORT

Dieses Buch, liebe Leserinnen und Leser, soll Ihnen dabei helfen, Ihren Körper und seine oftmals komplizierten und manchmal erstaunlich einleuchtenden Funktionen besser zu verstehen. Unser Ziel ist es, dass Sie als Patient immer mehr zum Partner Ihrer Ärzte werden und dadurch in Zukunft auf Augenhöhe mit ihnen über eines der wichtigsten Themen überhaupt sprechen können: Ihre eigene Gesundheit.

Das klingt im ersten Moment sehr ambitioniert und vielleicht sogar ein wenig anmaßend, haben doch immer noch viele Menschen sich selbst in der Kategorie »Unmündige Patienten« und Ärztinnen und Ärzte unter der Rubrik »Halbgötter in Weiß« abgespeichert. Aber selbstverständlich machen auch Mediziner, wie alle Menschen, Fehler. Sie irren oder sind manchmal mit ihrem Wissen und ihren Fähigkeiten schlichtweg am Ende. Deshalb müssen sie von ihren Patienten gefordert und unterstützt, statt stumm bewundert oder gar gefürchtet werden.

Die Voraussetzung hierfür ist ein generelles Verständnis des menschlichen Körpers, das sich nicht auf hektisches Googlen der inflationär gebrauchten lateinischen Vokabeln in Patientenbriefen oder OP-Protokollen beschränkt. Wir finden es erstaunlich und auch ein wenig erschreckend, wie wenig die meisten Menschen über grundlegende Aspekte der eigenen Biologie und Gesundheit wissen. Denn mag auch die Photosynthese der Pflanzen sicherlich ein spannendes und wichtiges Thema sein – sollten unsere Kinder nicht schon in der Grundschule auch viel mehr lebenswichtige, alltagstaugliche Fakten über unseren Körper und seine faszinierenden Zusammenhänge lernen?

Wir möchten mit unserem Buch – trotz dramatischer Patientenschicksale und den ihnen zugrunde liegenden, oft tückischen Krankheiten – Hoffnung wecken. Denn die Medizin, in all ihren Facetten, entwickelt sich rasant. Die wachsende Unterstützung durch künstliche Intelligenz, aber auch der verstärkte Einsatz personalisierter Medizin oder neuer Therapien, beispielsweise auf Basis der bahnbrechenden mRNA-Technologie, ermöglichen es heute, eine Vielzahl von Symptomen rechtzeitig zu erkennen und ihre Ursachen effizient zu behandeln.

Doch trotz dieser Fortschritte, die wir nicht zuletzt engagierter und leidenschaftlicher Forschung zu verdanken haben, gibt es immer noch eine Gruppe von Krankheiten, die im Schatten steht: die sogenannten seltenen Erkrankungen. Seltene Erkrankungen, im Englischen auch als *Orphan Diseases* bezeichnet, stellen ein ebenso umfangreiches wie vielfältiges Phänomen dar. Diese »Waisen der Medizin« reichen von genetischen Störungen über außergewöhnliche Infektionen bis hin zu sonderbaren Autoimmunerkrankungen. Obwohl jede dieser Erkrankungen an sich selten auftritt, gehen Schätzungen davon aus, dass allein in Deutschland circa vier Millionen Menschen von einer seltenen Krankheit betroffen sind. Selten ist also nicht wirklich selten. In Europa wird eine Erkrankung dann als selten eingestuft, wenn sie bei weniger als einem von 2000 Menschen vorkommt. Mittlerweile sind weit über 8000 dieser Erkrankungen bekannt. Die Tendenz ist steigend, nicht zuletzt, weil den Experten zunehmend präzisere genetische Diagnostikverfahren dabei helfen, immer neuen seltenen Erkrankungen auf die Schliche zu kommen.

Leider gibt es ein weiteres, vor allem gesellschaftliches Problem: Seltene Erkrankungen gehen oft mit Scham, Stigmatisierung und psychischen Problemen einher. Ohne Diagnose wird ein Betroffener rasch als Außenseiter, »Schwächling« oder »eingebildeter Kranker« gebrandmarkt – mitunter selbst von den eigenen, durch die unklaren Symptome überforderten Ärzten. Daher ist ein fundiertes Verständnis insbesondere für Medizinstudenten, Ärzte aller Fachrichtungen, aber auch für Pflegekräfte und Therapeuten von ebenso essenzieller Wichtigkeit wie eine deutliche Verbesserung der multidisziplinären Kommunikation zwischen allen Beteiligten.

Das heißt im Klartext, dass nicht nur die Experten an den bundesweit über 30 Zentren für Seltene Erkrankungen, sondern auch niedergelassene Ärztinnen und Ärzte aller Fachgebiete ihr Wissen und ihre Erfahrung konsequenter teilen müssen. Schließlich wird jeder Mediziner, unabhängig von seiner Spezialisierung, statistisch gesehen im Laufe seiner beruflichen Laufbahn auf mindestens einen Patienten mit einer seltenen Erkrankung treffen. Höchste Zeit also, die viel gepriesene Schwarmintelligenz endlich auch im medizinischen Alltag zu etablieren. Hier bietet vor allem die Digitalisierung enormes, häufig noch ungenutztes Potenzial. Denn für Ärztinnen und Ärzte ist es entscheidend, in der Lage zu sein, Anzeichen für derartige Krankheiten zu identifizieren und fundierte Diagnosen zu stellen – Diagnosen, die es möglich machen, entweder selbst geeignete Behandlungsschritte einzuleiten oder aber eine Überweisung an einen kompetenten Kollegen vorzunehmen. Gelingt dies nicht, kommt es zu

Verzögerungen, falschen Diagnosen oder mitunter fatalen Fehlbehandlungen, und oft beginnt für die Patienten eine quälende, manchmal jahrelange Odyssee durch die Arztpraxen.

Der beständige Austausch ist aber auch deshalb so wichtig, weil ein und dieselbe seltene Erkrankung unterschiedliche Organsysteme betreffen und sich deshalb, ähnlich einem Chamäleon, auf unterschiedliche Weise manifestieren kann. Somit fällt eine Erkrankung dann in die Zuständigkeit verschiedener Fachärzte, die sich aber leider bis heute viel zu selten miteinander austauschen.

Dieses Buch wendet sich daher ausdrücklich auch an medizinisches Fachpersonal. Es soll ein tieferes Verständnis für die Komplexität des Phänomens der seltenen Erkrankungen und insbesondere für den Leidensdruck der im medizinischen Fachjargon (sehr versachlicht) »PoDs« genannten Patienten ohne Diagnose wecken.

Anhand von spannenden und außergewöhnlichen, dramaturgisch bearbeiteten, jedoch auf echten Krankenakten basierenden Patientenfällen, die häufig Kriminalfällen gleichen, wollen wir darüber hinaus anhand des Seltenen das Normale erklären: von A wie »Angst« bis Z wie »Zoonose«. Wir denken nämlich, dass es höchste Zeit ist, die Definition von »Krankheit« und »Gesundheit« neu zu überdenken und einen respektvolleren, empathischeren und am Ende menschlicheren Umgang mit Nichtgesunden zu etablieren. Seltene Krankheiten dienen hierbei als Modelle, die uns helfen, grundlegende Aspekte der menschlichen Biologie zu dechiffrieren. Das Seltene erlaubt uns erhellende Rückschlüsse auf das Normale und bietet tiefe Einblicke in zentrale pathophysiologische Mechanismen sowie die generelle Funktionsweise unseres Körpers. Daher unterstützen diese ungewöhnlichen Erkrankungen uns auch dabei, häufiger auftretende Krankheiten besser zu verstehen.

Um unserem Ziel, der Aufklärung und der gelingenden Kooperation zwischen Laien und Profis, zwischen Patienten und Ärzten, näher zu kommen, nehmen wir Sie in diesem Buch mit auf eine spannende, detektivische Reise durch den menschlichen Körper – eine faszinierende Expedition in das (selbst vielen Ärztinnen und Ärzten) wenig bekannte medizinische Paralleluniversum der seltenen Erkrankungen, die Ihnen auf anschauliche Weise wichtiges Wissen vermitteln wird.

Unser Buch enthält eine Menge Informationen. Über manche verfügen Sie vielleicht schon, andere dürften komplettes Neuland für Sie sein. Wir nähern uns den ausgewählten Fallbeispielen aus verschiedenen Richtungen: mal über die Leitsymptome, mal über ein spezifisches Organ, das betroffen ist (oder betroffen scheint). Dabei vermischen sich ganz bewusst biografische und oftmals sehr persönliche Erlebnisse mit deren medizinischer Einordnung.

Sie können unser Buch selbstverständlich Ihren Interessen und Prioritäten entsprechend lesen. Ob Sie sich ihm als Ganzem widmen, nur die unglaublichen Krankheitsgeschichten lesen oder durch die Merkkästen und Illustrationen geballte Informationen sammeln und anschließend beim Lesen des ganzen Kapitels komplexere Zusammenhänge erfassen, liegt ganz bei Ihnen. An mancher Stelle wird Ihnen der Atem stocken, aber sicherlich schon kurz darauf ein Licht aufgehen. Sie werden immer wieder erstaunt sein, und Sie werden, das versprechen wir, eine ganze Menge lernen.

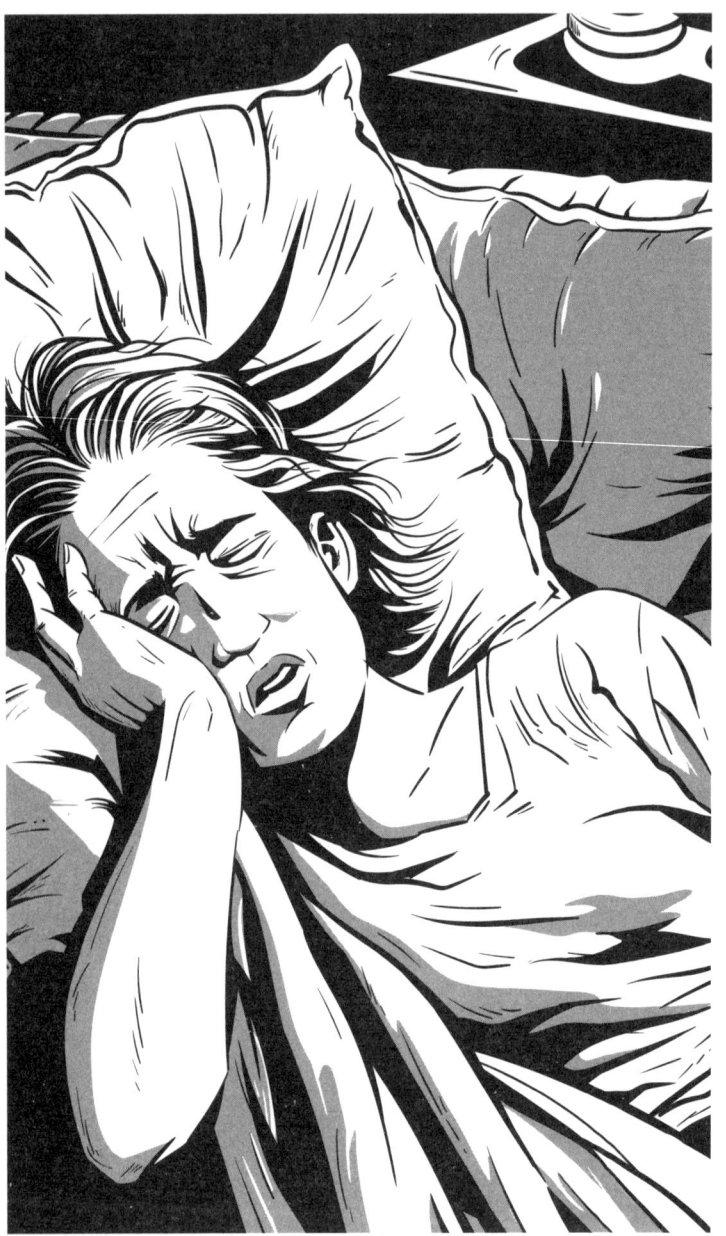

KAPITEL 1
Angst ist kein schlechter Berater

Angst ist ein angeborenes Gefühl, das uns Menschen seit Jahrtausenden dabei hilft, Gefahren zu erkennen und Risiken abzuwägen. Waren es früher drohende Attacken des jagdfreudigen Säbelzahntigers oder unwillkommene Besuche rivalisierender Stämme, so sind es heute oft abstrakte, nicht auf Anhieb begreifbare oder in einer fernen Zukunft liegende Dinge, die uns Angst machen: Angst vor dem Fliegen in einem Flugzeug, vor falschen Lebensentscheidungen, vor Krieg und Terror, der nächsten Pandemie, der wachsenden Inflation oder der sich zuspitzenden globalen Klimakrise. Oder aber ganz profan einfach »Fomo«: Fear of missing out – also Angst, etwas zu verpassen.

»Angst ist ein schlechter Ratgeber« heißt es sprichwörtlich. Das mag in manchen Situationen durchaus stimmen, doch im Grunde genommen ist »gesunde Angst« ein hilfreicher Instinkt, der unser Überleben sichern soll. Aber wir sollten unterscheiden zwischen irrationalen Ängsten – zum Beispiel der Furcht vor einer eher unwahrscheinlichen Zombie-Apokalypse – und einer konkreten Angst, die sich aus eigenen schlechten Erfahrungen in der Vergangenheit speist. Wenn man beispielsweise als Kind von einem Hund gebissen wurde, ist zumindest ängstliches Misstrauen und eine geschärfte Vorsicht bei künftigen Begegnungen mit felligen Vierbeinern vollkommen nachvollziehbar und auch sinnvoll.

Dass Angst im Notfall ein wertvolles Werkzeug ist, habe ich vor vielen Jahren am eigenen Leib erfahren. Am 26. Dezember 2004 erlebte ich während einer Ayurveda-Kur auf Sri Lanka an der Seite meiner Mutter den verheerendsten Tsunami der Neuzeit. Bis heute bin ich mir absolut sicher, dass uns beiden, neben meinem festen Vertrauen auf göttlichen Beistand und der selbstlosen Hilfe von Einheimischen, nicht zuletzt meine Angst an diesem schicksalhaften Tag das Leben rettete.

Denn es war Angst, die mir – durch eine enorme Dosis körpereigener Endorphine – die schier übermenschliche Kraft und geistige Klarheit verlieh, meine Mutter unter Wasser aus gespannten Wäscheleinen zu befreien, in die sie verwickelt war und die sie kopfüber unter Wasser gefangen hielten. Dies inmitten eines Infernos aus reißenden Wassermassen, schäumender Gischt und andauernder Lebensgefahr. Das Meer schob eine Lawine aus Booten, entwurzelten Bäumen, zerstörten Hausmauern, Mobiliar, scharfkantigem Metall und vielem mehr, was nicht fest genug in der Erde verankert war, vor sich her ins Landesinnere, auch all das, was das Meer nach der ersten Welle bei seinem ersten Rückzug mit sich gerissen hatte.

Ich hatte Todesangst und noch größere Angst um meine Mutter. Diese Angst verlieh mir paradoxerweise so etwas wie Ruhe oder kontemplative Konzentration unter Wasser, das ich bernsteinfarben in Erinnerung habe. Ich konnte ausmachen, dass uns eine massive Mauer davor schützte, zerquetscht oder zertrümmert zu werden, und mein Hirn signalisierte, dass wir weniger Zeit hatten als meine Mutter Luft in den Lungen, bevor die Mauer nachgeben und uns mit allem, was sich hinter ihr staute, im Wasser begraben würde. Meine Sicht unter Wasser war gestochen scharf, mein Gehör ausgeschaltet, ich sah und wusste genau, welche Handgriffe erforderlich waren. Als ich begann, die Schnüre zu lösen, war mir klar, dass ich meine Mutter am Ende einmal nach hinten über Kopf drehen müsste, um sie zu befreien, und ebenso klar war mir, dass sie mir vertrauen und mitmachen musste, da jegliche Hinderung zu viel Zeit gekostet hätte.

Im selben Moment, in dem ich meine Mutter wieder an der Oberfläche und damit an der Luft hatte, gab die Mauer nach. Ich hielt sie vor mir, so gut es ging, über Wasser und rief »Wir müssen loslassen, Mama, wir müssen wie das Wasser sein, kein Widerstand!«

Unter unzähligen Erinnerungen an diese Situation wähle ich zuerst diese, um Ihnen die Wirkung von Angst anschaulich zu machen. Sie alle haben sicher schon einmal ein Seil oder einen Gartenschlauch entknotet und dabei fast die Nerven verloren, weil sie am falschen Ende angefangen oder nach einem guten Start die falsche Schlaufe angezogen haben und wieder von vorne anfangen mussten. Das ist mir damals unter Wasser nicht passiert. Ein Gehirn unter Einfluss von Todesangst, verstärkt um den Faktor Angst um das Leben eines geliebten Menschen, funktioniert offenbar ganz hervorragend. Es präsentiert im Bruchteil einer Sekunde eine Vielzahl von Optionen – zu denen auch zählt, die Nerven zu verlieren und aufzugeben. Es ermittelt außerdem Handlungsmöglichkeiten auf Grundlage der eigenen Persönlichkeit, des eigenen Wertesystems und der gesetzten Prioritäten, unter Berücksichtigung der entsprechenden Szenarien und inklusive aller möglichen Konsequenzen.

Auf der zeitlich knapp und in Metern kurz bemessenen Flucht vor der zweiten Welle – dem eigentlichen Tsunami –

durch den Klinikgarten, schob ich auf der einen Seite am Ellenbogen meine Mutter, auf der anderen Seite zog ich eine Frau am Arm mit. Meine Mutter keuchte: »Lass mich und lauf!« Ich rief: »Nicht ohne dich, wir laufen, so schnell du kannst, ich habe dich, alles wird gut!« Die Frau, noch immer unter Schock von der ersten Welle, war von der Situation überwältigt und wiederholte immerzu: »Was machen wir denn bloß?« – »Wir laufen, so schnell und so weit wir können, vor dem Meer weg, ich habe Sie, alles wird gut«, antwortete ich.

Dann sah ich, dass uns in einigen Metern Entfernung ein hüfthoher Stacheldrahtzaun den Weg versperrte. Ich wusste, sollten wir überhaupt irgendeine Chance haben, dann lag diese hinter diesem Zaun, und zwar *bevor* uns das Wasser erreicht hätte. Ich schob meine Mutter weiter durchs Gestrüpp und zog die andere Frau hinter mir her. Doch die blieb zwei Schritte vor dem Zaun stehen. Meine Hand rutschte ab, ich fasste erneut nach ihr und zog, aber sie stand da wie angewurzelt. »Was machen wir denn bloß?« – »Wir müssen weiterlaufen, Sie müssen weiterlaufen!«, rief ich.

Aber sie lief nicht, sie blieb stehen. Hinter ihr sah ich die meterhohe Gischt, alles darüber und dahinter blendete mein Gehirn aus. »Zu groß für uns«, sagte es mir, und es berechnete den Abstand, die Geschwindigkeit und die Zeit, bis uns das Meer erreichen würde. Ich hätte beide Hände gebraucht, um die Frau zu bewegen. Mein Verstand kam zu dem Ergebnis, dass, würde ich meine Mutter loslassen, es keine Chance mehr gäbe, sie über den Zaun zu bekommen. Einmal habe ich noch nach der Frau gegriffen, aber ich konnte sie nicht bewegen, sie blieb stehen. Sie war gelähmt vor Angst.

Einige Tage später habe ich dem Auswärtigen Amt ihres Herkunftslandes ihre Identität bestätigt. Man hatte ihre Leiche nicht weit von dem Ort gefunden, an dem ich sie stehen gelassen hatte.

Sie sehen, in meiner Formulierung liegt er verborgen, der Vorwurf an mich selbst; da mischt sie sich ein, die Schuld. Sie meldet sich sehr überzeugend, erst als Gefühl, dann laut in Gedanken. Die Schuld liebt den Konjunktiv: »Hättest du ... wärest du ..., dann würde sie noch leben.« Die Schuld wirft ihre Angel weit aus auf der Zeitachse: »Hättest du dich im Buchladen am Flughafen vor dem Flug nach Sri Lanka in puncto Urlaubslektüre für Frank Schätzings *Der Schwarm* (in dem ein Tsunami beschrieben wird) entschieden anstatt für Yann Martels *Schiffbruch mit Tiger*, dann hättest du verstanden, was vor sich geht, du hättest so viele retten können!« Menschenleben aber werden nicht im Konjunktiv gerettet.

»Sie ist gestorben, und all die anderen starben auch an diesem Tag«, sage ich dann meiner Schuld, bewusst im Präteritum. Wir verwenden die Vergangenheitsform für abgeschlossene Handlungen. Ich muss mich dann trotzdem für einen Moment zurückversetzen und mich erinnern an die absolute Klarheit meines Handelns und daran, dass dieses Handeln alternativlos war und dass das Leben meiner Mutter Priorität hatte.

Ich hatte meine Mutter damals den entscheidenden Schritt weitergeschoben, sie hochgehoben, sie fühlte sich federleicht an, ich machte einen Ansatz zum Sprung. Dann krachte mir das Wasser in den Rücken und war überall.

Meine Mutter erlitt später, als das Wasser zum Stillstand gekommen war, eine Herzattacke. Ein junger Angestellter der Ayurveda-Klinik, der meiner Mutter in den zwei Wochen zuvor jeden Morgen ihre Medikamente gebracht hatte, war von der Strömung zu uns gespült worden und entschied sich, nicht aus dem Inferno zu fliehen, sondern uns zu helfen.

Ohne Dinesh – das ist sein Name, er ist heute Vater von drei Kindern – hätte meine Mutter nicht überlebt.

Als Typ-1-Diabetikerin brauchte meine Mutter dringend Insulin. Dinesh brachte in der folgenden Nacht welches, eine Ampulle ohne Etikett, mitsamt einer Spritze – doch da war meine Mutter schon bewusstlos. Drei Tage lang hat es gebraucht, die Hauptstadt Colombo und eine dortige Klinik zu erreichen. Auf dem Weg spritzte ich meiner Mutter Insulin im Trial-and-Error-Verfahren, sie wurde viel getragen, und wir fuhren auf verschiedenen Vehikeln. Die Menschen, die sich unserer angenommen hatten, die unser Überleben möglich machten, taten dies selbstlos. Sie hatten zum Teil selbst Tote zu beklagen. Nur einige wenige Touristen habe ich erlebt, die, von ihrer Angst getrieben, ohne Rücksicht auf andere in eigenem Interesse handelten und Essen, Kleidungsstücke oder Wasser an sich nahmen oder eine Verletzung fingierten, um von hilfsbereiten Einheimischen transportiert zu werden.

Unterdessen hatten wir alle die ganze Zeit Angst, das Meer würde wiederkommen – Angst, dass dies nur der Anfang von etwas gewesen war. Niemand wusste, was genau passiert war, nur, dass das, was hier geschehen war, auch anderen Küsten passiert sein musste. Erst in den Vororten von Colombo bekamen wir nach und nach Informationen über das Ausmaß der Katastrophe.

Auch die Ärzte in der Klinik in Colombo hatten Angst vor dem Wasser, Angst um Angehörige, die an der Küste lebten, Angst davor, dem Ansturm von Verletzten, die ununterbrochen gebracht wurden, nicht weiter standhalten zu können, Angst vor Seuchen. Die junge Ärztin, die meine Mutter in dem Chaos dieser Tage nach unserer Ankunft untersuchte, erzählte uns gerade von ihrer Tante, die vielleicht in dem Zug gesessen hatte, der die Westküste entlangfuhr und aus dem mehr als

1000 Menschen nicht entkommen konnten, als er von der Flutwelle erfasst wurde, als meine Mutter ihren zweiten Herzinfarkt erlitt.

Wir sind zwei Wochen später, nachdem die Rücktransportflüge für Touristen in ihre Heimatländer längst eingestellt waren, mit einem Sonderflug der LTU nach Hause geflogen. Das war die einzige Linie, die den Flugverkehr wieder aufnahm, um erste Hilfsgüter und freiwillige Helfer ins Land zu bringen. Wir flogen mit ärztlicher Betreuung, auch Freiwilligen, denen ich zutiefst dankbar bin. Erst als wir zu Hause angekommen waren und ich meine Mutter in einer Klinik in guter Obhut wusste, ließen meine Kräfte nach. Vor allem die meiner Nieren. Bis dahin hatten sie mich im Angstmodus mit den nötigen Hormonen versorgt, um all das zu schaffen, was man eben so schaffen muss während eines Tsunamis und danach, um wieder heimzukommem.

Ich bin meiner Angst bis heute überaus dankbar und betrachte sie seit diesem Erlebnis in Sri Lanka als eine verlässliche Freundin, die im Notfall auf mich aufpasst. Von den ersten, unfassbaren Momenten an, als sich das Meer mit seinen Wellen einfach anhob, einige Patienten der Klinik, die an diesem Morgen schon Anwendungen gehabt hatten, auf ihren Teakholzliegen wie auf Flößen vom Rasen mitnahm und uns im Frühstückspavillon überspülte, hatte ich – ich finde keinen anderen Ausdruck – »tumbe Angst«. Ich verstand nicht, was passiert war, und suchte mit den Angestellten der Klinik nach den anderen Patienten. Als alle vollzählig waren, trug ich Fische, die im Grass zappelten, zum Pool, der ja nun voll Meerwasser war. Dann ging ich am Strand nach nebenan und fragte, ob alle Fischer unverletzt seien, und erkundigte mich, ob sie so etwas hier schon einmal erlebt hätten. Als der Ozean sich dann – noch unvorstellbarer – zurückzog, übernahm eine ganz andere, archaische Angst die Leitung meines Systems und schärfte meine Sinne in unbeschreiblicher Weise. Ich folgte instinktiv nicht den vielen anderen Menschen, unter ihnen zahlreiche einheimische Fischer, die dem Wasser neugierig hinterherliefen, denn bereits da hatte mein Gehirn die erste überlebenswichtige Entscheidung getroffen. Angesichts dieses Naturschauspiels dachte ich oder etwas in mir: »Das Meer atmet ein.« Und im selben Augenblick war mir klar: Was einatmet, wird auch wieder ausatmen.

Ich sah, wie Menschen mittlerweile weit entfernt auf dem freigelegten Meeresboden immer weiter liefen. »Lemminge«, schoss es mir durch den Kopf. Eine mir bis heute unerklärliche Eingebung ersetzte einen Mangel an Wissen. Ebenso unerklärlich war die wortlose Kommunikation durch Blicke, die sich in den darauffolgenden Sekunden zwischen mir und einigen umstehenden Fischersfrauen entwickelte: Wir mussten hier weg! Sofort! Uns war glasklar, dass das, was geschehen war, nur der Anfang von etwas wirklich Schlimmem sein konnte, das uns bevorstand.

Im Verlauf unserer kurzen Flucht und während wir von den Wassermassen mitgerissen wurden, erwies sich mein Verstand als Meister verschiedener Disziplinen. Im Zusammenspiel mit den existenziellen Anteilen der Angst ließ er uns – so esoterisch das klingen mag – zum Teil des Wassers werden. Mein Gehirn war im Ausnahmezustand, half mir bei der Berechnung unserer Überlebenschancen und verlieh mir in den entscheidenden Phasen dieses real gewordenen Albtraums unfassbare Energie, enorme Kraft und nicht gekannte Fähigkeiten. Damals schien es mir, als könnte ich die Strömungen und Strudel erkennen und unser Verhalten und unsere Bewegungen entsprechend anpassen. Rückblickend glaube ich, dass ich in der Todesangst schlicht meinem tiefsten Wesenskern begegnet bin. Alles, was ich tat, und alles, was ich unterließ, entsprach der Essenz meines Seins. Und ich glaube, dass meine Seele mit mir Zwiesprache hielt – als ich, als alles nur noch Wasser war, mit einem Mal verstand, dass das, was uns widerfuhr, schon viele andere getroffen haben musste und noch viele weitere treffen würde. Ich dachte an Thailand, Indonesien, die Malediven, ich dachte an Indien und dass auch dort die Leute wahrscheinlich keine Warnung erhalten hatten oder jetzt noch gewarnt werden konnten. Gleichzeitig nahm ich wahr, das um uns herum keine Schreie mehr zu hören waren, nur das Rauschen des Wassers.

Die Erkenntnis darüber, dass so viele Menschen den Tod bereits gefunden haben mussten, gerade fanden und noch finden würden, begann mich, innerlich entzwei zu reißen. Am Ende dieses Reißens würde ich vor Schmerz aufgeben und sterben müssen. Als es soweit war und ich loslassen musste, hörte ich eine Stimme, die zugleich in mir und außerhalb meines Selbst sprach: »Wir sind schon viele Male gestorben, wir sind mit ihnen und anderen und ohne sie und andere gestorben, es ist gleich, ob wir jetzt sterben oder ein andermal, mit ihnen oder ohne sie, wir sind immer alle da.« Ich hatte noch immer Angst, aber ich war nun plötzlich von einem tiefen Frieden erfüllt, und dem unbedingten Willen, bis zum Ende alles zu geben, welcher Art dieses Ende auch sein würde. Die Stimme hat noch anderes gesagt, aber ich kann mich nur an diesen Teil gut erinnern. Ich weiß aber auch noch, dass ich in diesem Moment und noch lange danach meinte, Seelen um mich herum zu spüren. Der Schmerz ist nie vergangen.

Was all dies in einem Buch über Medizin und seltene Erkrankungen zu suchen hat, und das gleich am Anfang? Vielleicht ist es für manche unter uns, die wir eben auch von schlimmen Krankheiten erfasst werden können, letztlich tröstlich, dass es so etwas wie Frieden im Angesicht des Todes geben kann. Menschen sterben, nicht nur an Erkrankungen, sondern auch bei Katastrophen, in Kriegen, bei Haushaltsunfällen. Blätter fallen, Menschen fallen. »Wir alle fallen«, schreibt Rainer Maria Rilke in seinem Gedicht *Herbst*. »Diese Hand da fällt. Und sieh dir andre an: es ist in allen. Und doch ist Einer, welcher dieses Fallen unendlich sanft in seinen Händen hält.«

Als mein Mann 2017 an den Folgen einer Magenkrebserkrankung und deren Behandlung starb, war ich untröstlich über das Leid und die Pein, die er hatte durchleben müssen, bevor er, unerwartet und dagegen ankämpfend, an den Nachwirkungen einer Narkose starb. Ich schaffte es lange nicht, meine Erfahrung von Frieden und dem Einssein mit allen, die ich damals, beim Tsunami 2004, erlebt und überlebt habe, mit seinem Sterben zusammenzubringen. Aber besser spät als nie.

Ein Buch, das sich mit Krankheit und dem Gebrochenen im Menschen beschäftigt, kann den Tod nicht auslassen. Auch wenn wir für unseren Podcast meist Fälle auswählen, die einen guten oder zumindest hoffnungsvollen Ausgang erfahren, finden viele Patienten mit seltenen Erkrankungen den Tod.

Damals in Sri Lanka durfte ich, noch vor dem Tsunami, völlig unverhofft in der Ayurveda-Klinik, in der ich mir Hilfe für den Gesundheitszustand meiner Mutter erhoffte, Gerti und Buddy Elias, ein Schauspieler-Ehepaar, kennenlernen, wundervolle Menschen, die mich tief beeindruckt haben. Er war damals 79 Jahre alt und stand beim Yoga jeden Morgen immer noch Kopf. Sie war 70 Jahre alt. Buddy Elias war der Cousin von Anne Frank und hat bis zu seinem Tod 2015 ihr Erbe, die Rechte an ihrem Tagebuch, verwaltet. Er war ein großer Aufklärer und Friedensstifter. An Heiligabend 2004 lasen wir gemeinsam Weihnachtsgeschichten vor. Am zweiten Weihnachtsfeiertag – das war schon nach der ersten Welle – fürchteten wir um Gertis Leben, weil wir sie zuletzt am Strand gesehen hatten. Buddy war außer sich vor Sorge, aber wir fanden sie dann in einem Therapieraum, dessen Eingang von Treibgut versperrt war. Als mir zurück am Strand bewusst wurde, dass das Meer ausatmen würde, lief ich los, um meine Mutter zu suchen, und fand zunächst Gerti und Buddy, die an ihrem wenige Meter vom Strand entfernten Bungalow versuchten, die von der ersten Welle verbogenen Fenster zu schließen – eine Übersprungshandlung, wie Buddy dies später nannte. Ich rief »Lauft weg, das Meer kommt zurück!« Sie aber hielten nicht inne in ihrem Bemühen. Ich lief zu ihnen, verstand, dass sie nicht verstehen konnten, und bat sie, mir in die Augen zu sehen. Ich legte ihre Hände ineinander und sagte: »Lauft weg, so schnell ihr könnt, das Meer kommt zurück. Ich suche meine Mutter.«

Gerti erzählte mir später, sie beide hätten bei der anschließenden Flucht das Gefühl gehabt, gleichsam zu fliegen; mit ihren nackten Füßen hätten sie nicht einen Stein gespürt. Sie schafften es trockenen Fußes. Zwei junge singhalesische Ayurveda-Masseure liefen mit ihnen, hielten sie an den Händen und brachten sie auf einer Anhöhe in Sicherheit.

2015 starb Buddy. Seitdem lebt Gerti Elias, inzwischen 90 Jahre alt, ohne ihren geliebten Mann in Basel allein im gemeinsamen Haus. Wir haben uns immer mal wieder zur gemeinsamen »Online-Meditation« verabredet. Sie ist eine spirituell fest verankerte Frau von großer Herzensklugheit. Vor rund zweieinhalb Jahren wurde einer ihrer beiden Söhne, Patrick Elias, ein begeisterter Schauspieler, Vater von vier Kindern, mit Mitte 50 schwer krank. Als man nach langer Odyssee von Arzt zu Arzt im Sommer 2022 endlich vermeintlich zu einer Diagnose kam, konnte er schon kaum noch gehen. Man ging kurzfristig davon aus, dass er an NMOSD (Neuromyelitis-optica-Spektrum-Erkrankung) erkrankt sei, ließ diese Annahme aber als unbestätigte Verdachtsdiagnose bald wieder fallen. Die Erkrankung NMOSD, auch bekannt unter dem Namen Devic-Syndrom, ist eine seltene autoimmune Erkrankung des zentralen Nervensystems. Das bedeutet, dass das Immunsystem, das normalerweise den Körper vor Infektionen und Krankheiten schützt, fälschlicherweise Teile des eigenen Körpers angreift. Bei NMOSD richtet sich die Autoimmunreaktion hauptsächlich gegen zwei Bereiche des zentralen Nervensystems: das Rückenmark und den Sehnerv.

Im Sommer 2023 war ans Gehen dann gar nicht mehr zu denken, und im November desselben Jahres starb er ohne Diagnose. Gerti hat viel erlebt in ihrem Leben, aber der Tod ihres Sohnes ist das Schwerste, was sie zu tragen hat. Sie hat ihrem Sohn ins Leben geholfen und musste ihm auch aus dem Leben hinaus helfen. Sie begrüßt sehr, dass Martin und ich unseren Podcast machen und dieses Buch schreiben. Und ich habe sie sehr lieb.

Die Natur hat mich durch dieses einschneidende Erlebnisse Demut, Dankbarkeit, den Blick für die Schönheit dieser Welt mit all ihren Wundern und noch mehr Respekt vor ihrer gewaltigen Kraft gelehrt. Sie hat mir gezeigt, dass unter dem zivilisatorischen Firnis aus Asphalt und Beton noch heute die gleichen Urkräfte wirken wie vor Millionen von Jahren. Wir alle sollten mehr auf unser Bauchgefühl achten und darauf hören, was uns die Natur zu sagen hat. Das sollte uns nicht schwerfallen, sind wir doch ein Teil von ihr. Unser Körper selbst, in dem wir leben, ist ein Extrakt dieses Planeten. Alles, woraus wir bestehen, kommt aus dieser Erde.

Ich denke übrigens, es ist durchaus angebracht, Angst vor den Auswirkungen der Erderwärmung zu entwickeln, weil diese Angst uns den gebotenen Handlungsbedarf aufzeigt, uns sensibilisiert für Wetterphänomene und die Gefahren, die diese mit sich bringen und denen wir begegnen müssen.

Ich habe gelernt, dass Angst Menschen als füreinander einstehende Gruppe vereinen kann. Sie schenkt uns Mut und macht uns handlungsfähig. Ich habe Menschen in Extremsituationen erlebt, und in ihrer Mehrzahl wurden sie zu Helden, die sich für andere einsetzten. Ich bin also hoffnungsfroh, was unsere Zukunft – und damit meine ich auch die Zukunft unseres Planeten – angeht. Noch sprechen wir in der Mehrheit nicht aus Liebe zur Natur und anderen Lebewesen über das notwendige ökologische Bewusstsein, sondern weil wir das Leben unserer Nachkommen in Gefahr sehen, aus Angst also. Angst aber schafft umfassendes Bewusstsein, und am Ende wird allumfassende Liebe daraus werden – da halte ich es mit Fjodor Dostojewski, der von der Weltliebe als allumfassender Liebe sprach.

Angst ist tatsächlich eine ebenso komplexe und komplizierte wie dominante Emotion, die uns lähmen, aber auch motivieren kann. So kann Angst zu einer Triebfeder werden, die unser Verhalten positiv beeinflusst und uns stärker, engagierter und resilienter werden lässt. Beispielsweise kann die Angst vor einem Leben in Armut einen Menschen dazu antreiben, viel Zeit in seine Bildung zu investieren und durch Disziplin und Fleiß seine Chancen auf einen lukrativen Job zu erhöhen. Angst kann sogar – auf einer sehr archaischen Ebene – zur Retterin aus einer lebensbedrohlichen Notlage werden, wie Esthers Geschichte zeigt.

Es ist greifbar und auch berührend, welche sehr persönlichen Erfahrungen Esther in diesem Zusammenhang mit uns teilt. Ihre atemberaubende Geschichte ist nicht nur exemplarisch für unterschiedliche Erscheinungsformen der Angst, sie zeigt auch das beeindruckende Stressnotfallprogramm, das unser Gehirn in Situationen großer Furcht oder akuter Gefahr startet. Dies geschieht im Zusammenspiel mit dem sympathischen Nervensystem, dem Hypothalamus und der Nebenniere. Der Hypothalamus ist eine kleine, aber mächtige Region im Gehirn, die als Kontrollzentrum für das autonome Nervensystem und das Hormonsystem fungiert. Er spielt eine entscheidende Rolle bei der Regulation wichtiger Körperfunktionen wie Hunger, Durst, Schlaf und Emotionen wie etwa die Angst, indem er Hormone freisetzt oder ihre Freisetzung steuert. Die Nebennieren hingegen sind kleine Drüsen, die auf den Nieren sitzen und lebenswichtige Hormone wie Adrenalin (für die »Kampf-oder-Flucht«-Reaktion), Cortisol (wichtig für die Stressreaktion und den Stoffwechsel) und Aldosteron (reguliert den Blutdruck) produzieren. Hypothalamus und Nebennieren arbeiten eng zusammen, um sicherzustellen, dass der Körper auf Herausforderungen reagieren kann und im Gleichgewicht bleibt. Angst als Emotion ist also eine perfekte Teamleistung unserer Organe, die den Selbsterhalt und die körperliche Unversehrtheit als oberstes Ziel hat.

Neben der evolutionär entwickelten Schreckstarre, die Esther von den geschilderten Begegnungen auf Sri Lanka kennt und die man im Englischen bildlich mit dem Begriff »Freeze«, also »Einfrieren«, bezeichnet, gibt es noch zwei weitere Reaktionsmuster: »Fight«, also Kampf, und »Flight«, Flucht. Im Falle ihrer Reaktion auf die unmittelbare Lebensgefahr durch den Tsunami tippe ich bei Esther auf eine Mischung aus den letzten beiden Varianten. Denn neben dem aktiven Überlebenskampf hat sie damals natürlich auch versucht, mit ihrer

Mutter so schnell wie möglich aus der Gefahrensituation zu entkommen, was beiden ja glücklicherweise am Ende auch gelang.

Doch was hat Angst mit seltenen Erkrankungen zu tun, um die es in diesem Buch ja in erster Linie geht und die mein wissenschaftliches Spezialgebiet sind? Mir kommt spontan ein pathologisches Phänomen in den Sinn. Es handelt sich um eine seltene genetische Krankheit, die ich selbst allerdings nur aus Fachpublikationen und nicht aus meiner eigenen Praxis kenne. Kein Wunder, denn sie ist tatsächlich so selten, dass weltweit nur rund 100 Fälle bekannt sind. Beim sogenannten Urbach-Wiethe-Syndrom, das erstmals 1929 diagnostiziert wurde, wird in einigen Fällen die auch Mandelkern genannte Amygdala durch eine voranschreitende Verkalkung ihrer Gefäße sukzessive zerstört. Die Amygdala ist ein Hirnareal, das innerhalb des Limbischen Systems als Zentrum des Entstehens von Gefühlen, allen voran der Angst, bekannt ist. Das Resultat dieses Prozesses ist die schwindende Fähigkeit, Angst zu empfinden. Patienten ist es zudem nicht möglich, diese starke Emotion in den Gesichtern anderer Menschen abzulesen. Dadurch sind Betroffene in ihrem Alltag sehr eingeschränkt und brauchen die Unterstützung anderer Menschen, um sich und andere nicht in Gefahr zu bringen oder durch ihre mangelnde Sozialkompetenz als unkooperativ, gefühllos oder gar böswillig missverstanden zu werden.

Auch im folgenden Fall – damals war ich noch Leiter des Zentrums für Seltene Erkrankungen in der Bonner Uniklinik – zeigt sich eindrucksvoll, wie wichtig es ist, jedes noch so kleine Indiz oder vermeintlich unscheinbare Symptom einer seltenen Erkrankung ernst zu nehmen. Nur aus der Summe aller gewonnenen Erkenntnisse kann man, ähnlich wie ein Schüler

➤ Urbach-Wiethe-Syndrom (Lipoidproteinose)

Was?
Eine seltene genetische Erkrankung, bei der sich bestimmte Proteine (Hyalin) in Körpergeweben (Haut und Organe) ablagern.

Symptome:
Verdickte Haut, Narbenbildung, Heiserkeit, manchmal Beeinträchtigung des Gehirns.

Besonderheit:
Bei einigen Betroffenen kann die Amygdala geschädigt werden, ein Gehirnteil, der mit der Verarbeitung von Emotionen zu tun hat. Dies kann dazu führen, dass Betroffene keine Angst empfinden.

Ursache:
Mutation im ECM1-Gen.

Behandlung:
Symptomatische Behandlung; es gibt bisher keine Heilung.

Das Urbach-Wiethe-Syndrom ist insbesondere in Studien zur menschlichen Emotion und Angst interessant, da es tiefe Einblicke in die Funktion der Amygdala bietet.

des Meisterdetektivs Sherlock Holmes, ein mysteriöses Mosaik zusammensetzen und im Idealfall eine gesicherte Diagnose stellen.

Eines Tages erhielt ich eine E-Mail von meinem Münchner Arztkollegen Henry. Er hatte sich an einen Gastvortrag über seltene Erkrankungen erinnert, den ich am Ende seines Studiums in Bonn gehalten hatte. Damals hatte ich vor ihm und seinen Kommilitoninnen und Kommilitonen leidenschaftlich für den medizinischen Blick über den Tellerrand geworben. Ich wollte die Aufmerksamkeit einer neuen Generation von Medizinern auf die seltenen Erkrankungen richten. In Erinnerung geblieben war Henry vor allem das von mir im Vortrag erwähnte Zitat des amerikanischen Medizinforschers Theodore Woodward. Dieser hatte seinen Studenten die Faustregel mit auf den Weg gegeben: »Wenn du Hufschläge hörst, denke an Pferde und nicht an Zebras.« Damit wollte er zum Ausdruck bringen, dass auch in der Medizin die wahrscheinlichsten Erklärungen oftmals die richtigen sind. Für das Gebiet der seltenen Erkrankungen ist diese Annahme allerdings kontraproduktiv. Denn man begibt sich auf diesem Feld der Medizin ja gerade auf die Suche nach genau diesen raren Zebras inmitten einer riesigen Pferdeherde weitverbreiteter, gut erforschter und daher leichter diagnostizierbarer Krankheiten. Deshalb denke ich bei Hufgetrappel zuallererst an ein Zebra.

Henry schilderte mir in der erwähnten E-Mail den Fall einer Patientin mit so rätselhaften wie beunruhigenden Symptomen. So fanden sich unter den sogenannten Leitsymptomen auch Angstzustände und Panikattacken.

Wochen zuvor hatte das bereits länger andauernde Leiden der Patientin Angelika einen neuen, verstörenden Höhepunkt erreicht. Auf einer Busfahrt hatte sich ihr Körper schmerzhaft verkrampft, und sie hatte panische Angst verspürt, wie sie später berichtete. Angst, die sie fest umklammerte, ihr die Kehle zuschnürte und keinen klaren Gedanken zuließ. Ein junger Mann sprach sie besorgt an, sie hörte ihn, verstand aber nicht die Bedeutung seiner Worte. Gemeinsam mit dem Busfahrer half der Mann der am ganzen Leib zitternden 58-jährigen Frau auf die Beine und brachte sie aus dem Bus ins Freie. Ihr Herz raste, und ihr war schwindelig.

Nach einigen Minuten kam Angelika wieder zur Besinnung. Der junge Mann, der mit ihr im Bus gefahren war, saß neben ihr auf der Bank der Haltestelle und hielt ihre Hand. Angelika fühlte sich vollkommen erschöpft und zerschlagen. Schon seit Monaten wurde sie in alltäglichen Situationen immer wieder von plötzlichen Panikattacken und unerklärlichen Ängsten heimgesucht. Noch vor ein paar Tagen hatte ihr Mann sie im Supermarkt abholen müssen, weil sie sich nach dem Einkaufen nicht mehr auf die Straße getraut hatte. Aber noch nie zuvor waren die Anfälle von einer solch lähmenden Intensität wie an diesem Tag.

Auch für ihre Ehe wurden die überfallartige Angst und die damit verbundenen Einschränkungen immer mehr zur Belastung. An Sonntagsspaziergänge oder gar einen entspannten Urlaub war schon lange nicht mehr zu denken. Keine hundert Pferde bekamen Angelika in ein Flugzeug. Nach und nach wuchs die Liste der Verkehrsmittel, in die sie sich nicht mehr traute. Nun kamen also auch noch Busse dazu. »Am besten bleibe ich einfach zu Hause«, dachte sich die Sachbearbeiterin, die seit drei Wochen wieder einmal krankgeschrieben war.

Dabei war Angelika nach eigenen Aussagen immer abenteuerlustig gewesen und hatte Nervenkitzel jeglicher Art geliebt. Sie erzählte ihrem Arzt von waghalsigen Mutproben

➤ Panikattacke

Was?
Ein plötzlicher, intensiver Anfall von extremer Angst oder Panik, der oft ohne erkennbaren Auslöser auftritt.

Dauer:
Typischerweise Minuten bis zu einer Stunde.

Häufige Symptome:
Herzrasen, Schwitzen, Zittern, Kurzatmigkeit, Brustschmerzen, Übelkeit, Schwindel, Angst vor Kontrollverlust oder Tod.

Ursachen:
Nicht immer klar; kann durch Stress, genetische Faktoren, chemische Ungleichgewichte im Gehirn oder traumatische Ereignisse ausgelöst werden.

Behandlung:
Kognitive Verhaltenstherapie, Medikation, Entspannungstechniken.

Wissenswert:
Nicht schädlich für das Herz oder den Körper, obwohl es sich oft so anfühlt.

Eine Panikattacke kann sich wie ein Herzinfarkt anfühlen, ist aber psychologischer Natur. Wer regelmäßig Panikattacken hat, sollte professionelle Hilfe in Anspruch nehmen.

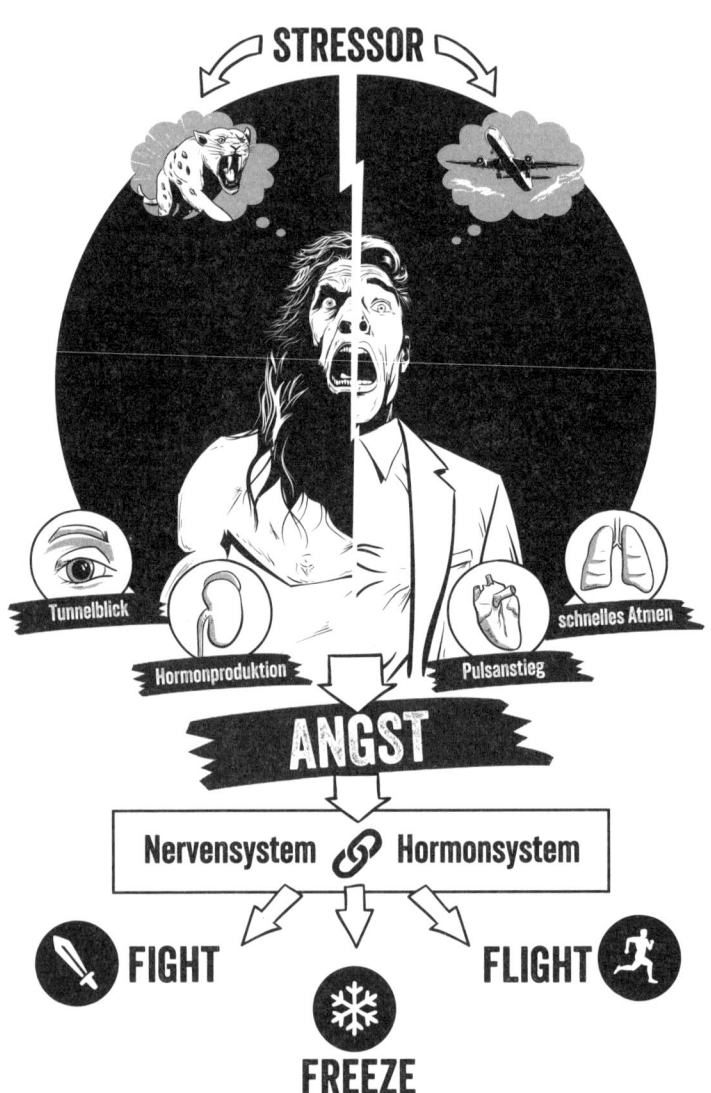

während der Kindheit in ihrem oberbayerischen Heimatdorf oder von dem Fallschirmtandemsprung, den sie zum fünfzigsten Geburtstag von ihrem erwachsenen Sohn geschenkt bekommen hatte. Zu vielem, was anderen eher als zu riskant erschien, hatte man Angelika in der Vergangenheit nicht lange überreden müssen. Doch nun saß sie außer sich vor Angst in einem Münchner Linienbus. Was war nur los mit ihr?

In den Augen ihres Hausarztes sah Angelika schon seit geraumer Zeit große Fragezeichen. Seine Patientin hatte lange an einer Hypertonie, also an erhöhtem Blutdruck, gelitten und klagte über einen empfindlichen Magen. Beides war angesichts von Übergewicht und Bewegungsmangel, die seine Patientin seit Jahren begleiteten, nichts Außergewöhnliches. Seit Angelika aber, motiviert vom eigenen Ehemann, einem ehemaligen Leistungssportler, mit dem Laufen und Wandern angefangen und so fast zehn Kilo Körpergewicht verloren hatte, war sie körperlich fit und ihr Blutdruck im Normbereich.

Vor zwei Jahren war ihr die Schilddrüse wegen einiger gutartiger Knoten, die Schluckbeschwerden ausgelöst hatten, entfernt worden. Damals bekam Angelika ihre erste Vollnarkose. Solche Eingriffe kommen ab einem bestimmten Alter häufiger vor. Die Blutwerte der Patientin waren, das hatten die Laborergebnisse gezeigt, bis auf einen leichten Kalziummangel vollkommen in Ordnung. Um diesen auszugleichen, hatte ihr Arzt ihr schon vor Längerem ein Kalziumpräparat verschrieben.

Auch die Psychologin, die Angelika seit einiger Zeit sah, um die Ursachen ihrer Panik zu ergründen, war mittlerweile mit ihrem Latein am Ende: keine erkennbaren Traumata, eine offensichtlich glückliche Kindheit, eine liebevolle Ehe, keine akuten Lebenskrisen. Woher kam also diese unerklärliche

Angst, die immer mehr Besitz von Angelikas Leben ergriff? Die Gründe lagen vollkommen im Dunkeln. Die erfahrene Psychologin hatte eine Agoraphobie diagnostiziert, eine Angststörung, bei der Menschen starke Angst oder Panik in Situationen empfinden, aus denen sie schwer entkommen können oder in denen sie im Falle einer Panikattacke keine Hilfe bekommen könnten. Dies betrifft oft öffentliche Plätze wie Einkaufszentren, öffentliche Verkehrsmittel oder überfüllte Orte. Sie empfahl Angelika den Aufenthalt in einer auf Angststörungen spezialisierten Klinik. Angelika schlug den Rat ihrer Psychologin in den Wind und brach ein halbes Jahr später entnervt die Behandlung bei ihr ab. Die Vertrauensbasis sei zerrüttet, erklärte sie damals auf Nachfrage im Brustton der Überzeugung.

Mittlerweile hatten sich Angelikas Angstzustände jedoch so zugespitzt, dass die städtische Angestellte arbeitsunfähig war. Ständig todmüde und kraftlos, stand sie nur noch selten vor dem Mittag auf, und das auch bloß, um von ihrem Bett auf das bequeme Sofa im Wohnzimmer umzuziehen. Zu ihrem massiven seelischen Leidensdruck hatten sich jetzt auch noch beängstigende körperliche Symptome hinzugesellt. So verspürte Angelika immer häufiger ein seltsames Taubheitsgefühl in Händen und Füßen und manchmal sogar auf ihrer Kopfhaut. Auch plagte sie am ganzen Körper ein quälender Juckreiz, der zu einem schier unstillbaren Verlangen führte, sich an den entsprechenden Stellen blutig zu kratzen. Außerdem fühlte sie sich oft stark benommen und hatte immer wieder Muskelkrämpfe, was ihr anfangs besorgter, mittlerweile jedoch gereizter Ehemann Joseph auf ihren akuten Mangel an Bewegung und Sauerstoff zurückführte.

Joseph war ein fleischgewordenes bayrisches Klischee: ein Naturbursche – groß, stark, stoisch. Aber die mal unbeholfen charmanten, mal recht handfesten Bemühungen, seine Frau aus dem Haus zu locken, blieben erfolglos. Immer öfter unternahm er jetzt an den Wochenenden allein Ausflüge und ließ Angelika daheim zurück.

Als Joseph an einem Sonntagabend von einer ausgedehnten Wanderung im Münchner Umland zurückkehrte, hörte er schon im Flur ein verzweifeltes Wimmern. Er fand Angelika zusammengekrümmt und mit schweißbedecktem Gesicht auf der Couch. Als er versuchte, seine Frau aufzurichten, schrie sie vor Schmerzen. Joseph wählte die 112. Nur wenige Minuten später hielt ein Krankenwagen vor dem Mietshaus. Der Notarzt stellte fest, dass Angelikas gesamte Bauchmuskulatur steinhart war. Er verabreichte ihr Magnesium und ein starkes Schmerzmittel, um die akuten Schmerzen zu lindern und den massiven Krampf im Unterleib zu lösen.

Zur Abklärung der Ursachen ihres schweren Krampfanfalls wurde Angelika umgehend ins nächstgelegene Klinikum gebracht, wo sie in der Notaufnahme mein Kollege, der junge Assistenzarzt Henry B., behandelte. Als Erstes legte er seiner Patientin eine Infusion, denn ein Mangel an Elektrolyten wie Magnesium, Natrium, Kalium oder Kalzium ist ein häufiger Grund für Muskelkrämpfe.

Als ihre Schmerzen etwas nachgelassen hatten, kam Henry mit der Frau ins Gespräch und zeigte sich erschüttert von ihrer langen Leidensgeschichte. Die Tatsache, dass es weder für ihre mittlerweile lebensbestimmende Angst noch für die sich kontinuierlich verschlimmernden körperlichen Symptome eine medizinische Erklärung gab, machte den ebenso idealistischen wie engagierten Mediziner fassungslos. Er beschloss, der Patientin auf ihrem Weg zu einer gesicherten Diagnose zu helfen, und wandte sich an mich.

Ein paar Tage nach seiner E-Mail kam ich endlich dazu,

ihm zu antworten. Trotz des enormen Arbeitspensums am Zentrum für Seltene Erkrankungen in Bonn wollte ich natürlich helfen und willigte ein, mir mit meinem Team in den folgenden Tagen die Krankenakte der mysteriösen Patientin anzuschauen. Erst dann würde ich entscheiden können, ob das ZSE, das ich zu dieser Zeit leitete, die richtige Adresse für Angelika wäre.

Drei Wochen nach Übersendung der Patientenakte war die Entscheidung gefallen: Angelikas unklare dramatische Symptome, die wir den Unterlagen entnahmen, ließen auch uns nicht kalt. Daher boten wir unsere Hilfe an und bestellten die Münchner Patientin ohne Diagnose in unsere Sprechstunde ein.

Bei der ausführlichen Anamnese war auch ein auf Psychosomatik spezialisierter Kollege zugegen, da die Angsterkrankung von Angelika neben den massiven körperlichen Beschwerden ein Leitsymptom ihres mysteriösen Krankheitsbildes darstellte. Für die geplanten umfangreichen Untersuchungen sollte Angelika am nächsten Tag stationär in die Bonner Uniklinik aufgenommen werden. Am Vorabend kam es in ihrem Hotel jedoch zu einem folgenschweren Unfall: Angelika rutschte unter der Dusche aus, schleppte sich aber, anstatt einen Rettungswagen zu rufen, mit starken Schmerzen in der Lendenwirbelsäule ins Hotelbett.

Am nächsten Abend im Bonner Krankenhaus, Hunderte Kilometer von zu Hause entfernt, weinte Angelika sich – so berichtete es mir am nächsten Morgen die Nachtschwester – leise in den Schlaf. Mit dem mittlerweile diagnostizierten Wirbelbruch, den sie sich beim Sturz in der Dusche zugezogen hatte, war sie vorerst nicht reisefähig und dazu verdammt, drei Wochen in der Bonner Klinik zu bleiben. Schlimm für sie, aber für mich und mein multidisziplinäres, aus allen relevanten medizinischen Bereichen stammendes Team gab es nun ausreichend Zeit, um nach den Ursachen für die vielfältigen Symptome der verzweifelten Patientin zu fahnden.

Doch mit ihr war alles anders als sonst. Statt langwieriger Fallkonferenzen und einer Vielzahl von Differenzialdiagnosen gab Angelika uns nur zwei Tage später selbst den entscheidenden Hinweis. Bei der Auswertung ihrer Laborergebnisse fiel uns ein enorm niedriger Kalziumwert auf, der auch die festgestellte schwindende Knochendichte erklärte. Diese beginnende Osteoporose hatte Angelika anfälliger für Frakturen wie den unter der Hoteldusche erlittenen Wirbelbruch gemacht. Ich war zunächst irritiert, denn ihr Medikationsplan führte unter anderem ein hoch dosiertes, von ihrem Hausarzt verschriebenes Kalziumpräparat auf.

Als ich sie darauf ansprach, erklärte Angelika mir selbstbewusst, sie habe das Kalzium schon seit Monaten nicht mehr eingenommen, da die Tabletten bei ihr heftige Verdauungsprobleme ausgelöst hätten. Dazu muss man wissen, dass der menschliche Körper ungefähr ein Kilogramm Kalzium enthält. 99 Prozent davon sind als Kalziumphosphat im Skelett und in den Zähnen eingelagert. Ein langfristiger Mangel macht sich deshalb oft vor allem durch poröse Knochen oder eine brüchige Zahnstruktur bemerkbar. Schlagartig erinnerte ich mich nun an einen Vortrag, den eine Kollegin aus der Nuklearmedizin wenige Wochen zuvor über die seltene Erkrankung mit dem komplizierten Namen Hypoparathyreoidismus, kurz Hypopara, gehalten hatte.

Vor meinem geistigen Auge setzte sich jetzt das zuvor unsortierte Puzzle zusammen. Die zurückliegende Schilddrüsenoperation von Angelika war hierbei ein entscheidendes Puzzlestück auf dem Weg zur Diagnose. Denn häufig wird ein Hypoparathyreoidismus durch einen chirurgischen Eingriff im Halsbereich ausgelöst. Daher sollten nach solchen Operationen und vor allem nach einer Entfernung der Nebenschilddrüsen unbedingt die Kalziumwerte im Auge behalten werden. Dies hatte Angelikas Hausarzt zwar getan, aber die Patientin hatte die Substitution durch die potenten Kalziumtabletten ja eigenmächtig eingestellt, und zwar ohne den behandelnden Kollegen davon in Kenntnis zu setzen.

Was war dann geschehen? Die – bei Angelika entfernten – Nebenschilddrüsen produzieren ein wichtiges Hormon namens Parathormon, abgekürzt PTH. Dieses hat vor allem die Aufgabe, den Kalzium- und Phosphat-Spiegel im Blut zu kontrollieren. PTH stimuliert in den Nieren die Bildung von aktivem Vitamin D, das der Körper braucht, um Kalzium und Phosphat aus der Nahrung über den Darm aufzunehmen. Darüber hinaus sorgt es dafür, dass nicht zu viel Kalzium über die Nieren den Körper verlässt und gleichzeitig in ausreichendem Maße Phosphat über die Nieren ausgeschieden wird. Des Weiteren regt PTH die Freisetzung von Kalzium und Phosphat aus den Knochen an, dem wichtigsten Kalziumspeicher des Körpers. Das jetzt erkannte Ungleichgewicht dieser wichtigen Mineralstoffe in Angelikas Körper passte zusammen mit ihren Panikattacken und dem Zittern, und auch die depressiven Verstimmungen der Patientin passten symptomatisch perfekt ins diagnostische Bild.

Der tiefer liegende Grund für Angelikas intensive Angstattacken und das Zittern ließ sich durch das grundlegende Verständnis von Nervenzellen und die Rolle des Kalziums im Körper erklären. Unser Gehirn und das gesamte Nervensystem sind aus Millionen von Nervenzellen aufgebaut, die durch elektrische Signale und chemische Botenstoffe miteinander kommunizieren, um zu steuern, wie wir denken, fühlen und auf unsere Umgebung reagieren. Kalzium spielt dabei eine Schlüsselrolle, da es die Freisetzung dieser Botenstoffe reguliert und die elektrischen Signale zwischen den Nervenzellen stabilisiert. Bei einem ausgewogenen Kalziumspiegel funktioniert diese Kommunikation reibungslos, und wir fühlen uns emotional ausgeglichen.

Durch den Hypoparathyreoidismus und Angelikas daraus resultierenden niedrigen Kalziumspiegel wurde die fein abgestimmte Kommunikation zwischen ihren Nervenzellen gestört. Sie reagierten daher überempfindlich, ähnlich einer zu scharf eingestellten Alarmanlage, die schon bei der kleinsten Bewegung ausgelöst wird. Diese Hyperaktivität der Nervenzellen sandte Fehlalarme im Gehirn aus, was zu einer unnötigen Aktivierung des »Kampf oder Flucht«-Mechanismus führte. Ohne eine tatsächliche Bedrohung führten diese Signale zu körperlichen und emotionalen Manifestationen wie Angstattacken, Herzklopfen, Schwitzen und immer wieder auch einem überwältigenden Gefühl der Angst.

Zusätzlich verursachte der niedrige Kalziumspiegel bei Angelika ein Zittern, das durch die unwillkürliche Aktivierung von Muskelkontraktionen hervorgerufen wurde. Diese Aktivierung war auf die gesteigerte Empfindlichkeit der Nervenzellen, welche die Muskelbewegungen steuern, zurückzuführen. In einem normalen Zustand reguliert Kalzium diese Nervenimpulse und sorgt für eine koordinierte Muskelbewegung. Bei Angelikas Hypokalcämie jedoch führte die Überempfindlichkeit der Nerven zu sporadischen, unkontrollierten Signalen an die Muskeln, was sich in sichtbarem Zittern äußerte. Dieses Zittern war somit ein weiteres direktes Ergebnis der gestörten chemischen Balance im Körper von Angelika, verursacht durch das vorliegende Defizit an Parathormon und den daraus resultierenden niedrigen Kalziumspiegel.

Die finale Bestätigung der Diagnose Hypoparathyreoidismus erfolgte durch eine wiederholte Laboranalyse der Kalzium- und Phosphatwerte im Blutserum und im Urin der Patientin. Die bei Hypopara typische Konstellation aus niedrigem Kalzium-, erhöhtem Phosphat- und niedrigem PTH-Spiegel in Angelikas Blutserum korrespondierte mit der verringerten Ausscheidung von Kalzium und Phosphat über den Urin. Um letzte Gewissheit zu erlangen, schickte ich die Patientin noch zu meiner erfahrenen Kollegin aus der Nuklearmedizin. Sie bestätigte die Diagnose, und wir waren nun sicher, dass Angelika wirklich unter Hypoparathyreoidismus litt.

Die Patientin erhielt eine neue, individualisierte Therapie mit Kalziumsupplementen und Vitamin D, die primär auf die Symptomatik und nicht nur auf die Korrektur der Laborwerte abzielte. Diese Medikamente sollten ihren Mineralstoffwechsel stabilisieren und den Kalziumspiegel im Blut erhöhen.

Leider trat unter dieser Standardtherapie auch nach sechs Wochen noch keine Besserung der Symptome ein, und Angelika Z. beklagte erneut Magenprobleme. Daraufhin empfahlen wir eine Therapie mit Parathormon. Das aus 84 Aminosäuren bestehende, synthetisch hergestellte Nebenschilddrüsenhormon injizierte sich Angelika einmal täglich selbst ins Fettgewebe unter der Haut ihres Oberschenkels. Die innovative Therapie schlug an, und die körperlichen Symptome der Patientin verschwanden zu unserer Erleichterung so rasch wie Schnee im Frühjahr.

Auch zur Fortsetzung ihrer Psychotherapie fühlte Angelika sich nun wieder imstande. Sie wollte ihren Ängsten, auch wenn diese mit der bei ihr diagnostizierten seltenen Erkrankung in Verbindung standen, endlich auf den Grund gehen und lernen, damit umzugehen.

Ein halbes Jahr nach der Diagnose erhielten mein Team

und ich eine Postkarte von der Zugspitze. In geschwungener Handschrift stand darauf nur ein einziges Wort: »Danke!« Unterschrieben war die Karte von Angelika und Joseph.

➤ Hypoparathyreoidismus

Was?
Ein Zustand, bei dem die Nebenschilddrüsen nicht genug Parathormon (PTH) produzieren.

Folgen:
Ein niedriger Kalzium- und hoher Phosphatspiegel im Blut.

Häufige Symptome:
Kribbeln in den Fingern, Muskelkrämpfe, Müdigkeit, trockene Haut, Haarausfall.

Ursachen:
Am häufigsten nach chirurgischen Eingriffen am Hals; kann auch durch genetische Störungen oder andere Erkrankungen verursacht werden.

Behandlung:
Kalzium- und Vitamin-D-Präparate und manchmal PTH-Ersatztherapie.

Wissenswert:
Es gibt auch Hyperparathyreoidismus, der durch eine zu hohe PTH-Produktion verursacht wird. Beide Formen dürfen nicht verwechselt werden!

> Hypoparathyreoidismus ist, als würde der »Kalzium-Manager« (PTH) des Körpers in den Urlaub gehen. Der Körper weiß nicht mehr, wie er Kalzium richtig regulieren soll.

Angstzustände, Krämpfe, beginnende Osteoporose. Woran dachte ich bei Angelikas Geschichte zuerst? Da ich mich ja viel mit natürlichen und Nahrungsergänzungsmitteln beschäftige, hatte auch ich direkt einen Mineralstoffmangel im Verdacht. Auf Platz 2 und Platz 3 möglicher Ursachen tippte ich auf einen zu geringen Östrogenspiegel, der ja gerade Frauen nach der Menopause anfälliger für Osteoporose macht, oder aber auf psychosomatische Ursachen. Zu keinem Zeitpunkt hätte ich allerdings an eine seltene Erkrankung gedacht. Und schon gar nicht an eine »hausgemachte« seltene Erkrankung. Ich bin vor allem darüber erstaunt, dass während Angelikas gesamter Leidensgeschichte niemand, auch nicht die Patientin selbst, an einen möglichen Zusammenhang mit der vorangegangenen Entfernung der Nebenschilddrüsen gedacht hat. Lag das an mangelnder Aufklärung oder an fehlender Eigeninitiative? Ist das Erlangen von medizinischen Informationen für die Patienten eigentlich eine Bring- oder eine Holschuld?

Das ist ja einer der Aspekte, der diese Krankheiten so schwer diagnostizierbar macht. Einzelne Symptome führen einen im ersten Moment vielleicht auf eine vollkommen falsche Fährte. Deshalb ist eine ausführliche Anamnese unerlässlich. Doch leider fehlt es in den meisten Hausarztpraxen heute viel zu oft an Zeit für längere Gespräche mit den Patientinnen und Patienten. Das ist ein großes

Problem, weil dadurch das Risiko steigt, dass wichtige Details schlichtweg unter den Tisch fallen. Aber zu deiner Frage: Selbstverständlich kann es nicht die Aufgabe der Patienten sein, die richtigen Schlussfolgerungen zu ziehen oder sich gar selbst zu diagnostizieren. Auch deshalb ist es so wichtig, dass wir als Ärzte noch mehr Verantwortung übernehmen. Wir müssen unseren akademischen Elfenbeinturm verlassen und durch verständliche Kommunikation mündige Patienten schaffen, die in der Lage sind, unsere Vorgehensweise und die durch Anamnese und Untersuchungen gewonnenen Erkenntnisse zu verstehen. Auch ich, sei es in meiner Bonner Praxis oder im Zentrum für Seltene Erkrankungen an der Uniklinik RWTH Aachen, treffe selten auf Anhieb den Nagel auf den Kopf. Vielmehr ist der Weg bis zur richtigen Diagnose meist gepflastert mit zahlreichen Differenzialdiagnosen aus ganz unterschiedlichen medizinischen Fachbereichen. Aber das ist auch die richtige Vorgehensweise, denn nur so können wir nach und nach deduktiv Erkrankungen ausschließen und die eigentliche Ursache immer weiter eingrenzen. Sich die Zeit zu nehmen für diese präzise und ja oft auch aufwendige Diagnostik ist ein Luxus, aber ich finde, diesen Luxus müssen wir uns in einer sozialen und wohlhabenden Gesellschaft leisten. Man darf nicht vergessen: Alle seltenen Erkrankungen zusammen besitzen die Relevanz großer Volkskrankheiten wie beispielsweise Diabetes oder Krebs. Selten ist also gar nicht so selten, wie man vielleicht denkt. Im vorliegenden Fall wird übrigens sehr deutlich, was wir meinen, wenn wir im Zusammenhang mit den »Seltenen«, wie wir die seltenen Erkrankungen liebevoll nennen, von einem Chamäleon sprechen, das sich in unterschiedlichsten Farben, Formen und Facetten zeigt und sich manchmal sogar hinter anderen Erkrankungen versteckt. Aber auch, dass seltene Krankheiten in ihren Erscheinungsformen äußerst heterogen sind und praktisch alle Organsysteme betreffen können. Panikattacken haben oft psychische Ursachen, Osteoporose ist eine Erkrankung des Skeletts, schmerzhafte Verkrampfungen im Bereich des Bauchs werden meist mit gastroenterologischen Erkrankungen assoziiert. Die Herausforderung beim Erkennen seltener Krankheiten besteht also vor allem darin, sich nicht von naheliegenden Vermutungen täuschen zu lassen. Womit wir wieder bei den Zebras inmitten der galoppierenden Pferdeherde angelangt wären.

 Was ich bei diesen Reisen, auf die du dich ja in jedem deiner Fälle aufs Neue begibst, sehr spannend finde, sind nicht zuletzt die Begegnungen mit Symptomen, die für sich genommen gar nicht immer dramatisch sein müssen. Insofern haben seltene Erkrankungen tatsächlich einen sehr aufklärerischen Aspekt – auch für gesunde Menschen. Denn diese Erkrankungen erzählen uns viel über die größeren Zusammenhänge und die Funktionsweise unseres Körpers. Und sie zeigen uns – auf anschauliche und eindringliche Weise – die oft feine Trennlinie zwischen Gesundheit und Krankheit auf. Das Ungewöhnliche, das Seltene, das Rätselhafte macht es uns somit leichter, das Gewöhnliche zu verstehen, oder?

Das sehe ich genauso. Deshalb ist es mir ein so großes Anliegen, mehr Menschen auf dieses Thema aufmerksam zu machen. Nicht um Angst zu schüren oder eine Gesellschaft ängstlicher Hypochonder zu befördern, sondern um Patienten zu Partnern auf Augenhöhe zu machen. Denn ein Arzt, der ein informiertes Gegenüber vor sich hat, kann sich glücklich schätzen. Und ob du es glaubst oder nicht, gerade bei den »Seltenen« wissen Betroffene häufig wesentlich besser Bescheid als ihre Hausärzte. Ich habe mehr als einmal Menschen in meiner Sprechstunde gesehen, die ihrer finalen Diagnose auf der Basis eigener intensiver Recherchen schon sehr nahe gekommen waren.

Einige Male haben unsere Untersuchungsergebnisse ihre Vermutung tatsächlich bestätigt. Doch dieser Umstand, so beeindruckend er auch erscheint, ist beschämend, denn diese Menschen verspüren enormen Leidensdruck und werden oft von unserem Gesundheitssystem im Stich gelassen. Es ist häufig dieser Mangel an Unterstützung, der sie notgedrungen zu Experten für ihre eigene Gesundheit macht. Doch ich finde, dieses Ziel, Experten für die eigene Gesundheit zu sein, sollten wir alle haben, idealerweise schon dann, wenn wir noch gesund und vital sind. So halte ich es für eine sinnvolle Überlegung, das Thema Gesundheit und Wissen über körperliche Zusammenhänge als eigenes Schulfach zu etablieren, statt sich im Zusammenhang mit unserem Körper und unserer Psyche nur auf die Fächer Biologie und kompakte Kurse zum Thema »Sexualkunde« für Teenager zu beschränken.

Das ist eine Idee, bei der ich sofort mitgehe, denn gibt es Wichtigeres als das Wissen über den eigenen Körper? Ein solches Schulfach würde Menschen im Idealfall früh zum Mitdenken und zum bewussten Umgang mit der eigenen Gesundheit anregen. Aber zurück zu Angelika und ihrer Angst. In ihrem Fall ging es ja auch sehr stark um die Auswirkungen der Erkrankung auf ihr soziales Leben: ein überforderter Ehemann, Arbeitsunfähigkeit, gesellschaftliche Isolation ... Du weißt, dass ich eine vehemente Verfechterin des Abbaus von Stigmata und Vorurteilen bin. Das Wort

Kränkung ist ja nicht umsonst mit dem Wort Krankheit verwandt, und gewissermaßen befinden sich beide Zustände in einer negativen Wechselwirkung. Krankheit kann kränken, Kränkungen wiederum können einen Menschen krank machen. Wie gehst du als Mediziner mit diesen quälenden seelischen Folgen seltener Erkrankungen um, die ja zu den oft ohnehin schon gravierenden körperlichen Beeinträchtigungen hinzukommen?

Auch hier liegt der Schlüssel in Aufklärung und der dadurch wachsenden Akzeptanz. Viele seltene Erkrankungen lassen sich nicht lange vor anderen verbergen, und es hilft den Patienten ungemein, offen mit ihrem Schicksal umzugehen – selbst wenn das natürlich aus meinem Munde einfacher klingt, als es für die Betroffenen ist. Aber uns allen muss eines klar sein: Auch wenn diese Erkrankungen selten auftreten, sind Patientinnen und Patienten ohne Diagnose nicht allein. Sie müssen sich halt Verbündete suchen. Das ist mitunter gar nicht so einfach, weil das Wissen über seltene Erkrankungen sowohl in der allgemeinen Bevölkerung als auch unter Fachleuten oft begrenzt ist. Viele Ärzte sehen bestimmte Krankheitsbilder im Laufe ihrer Karriere möglicherweise nie oder nur selten, was die Diagnosestellung erschwert und zu Verzögerungen in der Behandlung führen kann. Wir müssen also noch umfangreicher aufklären und möglichst viele Mediziner, Patienten, Angehörige, aber auch die Krankenkassen und die Politik erreichen, damit Patienten ohne Diagnose und von seltenen Erkrankungen Betroffene noch rascher und vor allem angemessener behandelt werden – medizinisch, aber gerade auch menschlich.

> Die Nützlichkeit von Dr. Google oder dem Internet

Zugang zu Informationen:

Das Internet bietet schnellen Zugang zu einer riesigen Menge an Gesundheitsinformationen. Das kann hilfreich sein, um ein grundlegendes Verständnis von Symptomen oder Erkrankungen zu erlangen.

Qualität und Zuverlässigkeit:

Die Qualität der gefundenen Informationen kann stark variieren. Einige Quellen sind von medizinischen Fachkräften und Forschungsinstituten geprüft, während andere irreführend oder falsch sein können.

Selbstdiagnose:

Eine Selbstdiagnose auf Basis von Online-Informationen ist riskant. Symptome können vielfältig und für verschiedene Erkrankungen ähnlich sein. Falsche Selbstbehandlung birgt gesundheitliche Risiken.

Ergänzung, kein Ersatz:

Informationen aus dem Internet sollten ärztlichen Rat ergänzen, nicht ersetzen. Bei gesundheitlichen Beschwerden ist es wichtig, einen Arzt aufzusuchen, der eine professionelle Diagnose stellen und eine geeignete Behandlung empfehlen kann.

Bewertung von Quellen:

Achten Sie auf die Glaubwürdigkeit der Informationsquelle. Websites von Gesundheitsinstitutionen, Universitäten oder bekannten medizinischen Organisationen bieten in der Regel verlässliche Informationen.

Psychologischer Effekt:

Die Onlinesuche nach Gesundheitsinformationen kann bei manchen Menschen zu unnötiger Angst oder zu einer sogenannten »Cyberchondrie« führen, bei der die Betroffenen überzeugt sind, eine ernsthafte Krankheit zu haben, basierend auf den gesuchten Symptomen.

Empfehlung:

Nutzen Sie das Internet und »Dr. Google« als Startpunkt für Ihre Informationssuche, aber lassen Sie Ihre Symptome immer von einem Facharzt beurteilen. Zuverlässige Diagnose und Behandlung können nur im persönlichen Gespräch und nach einer professionellen Untersuchung erfolgen.

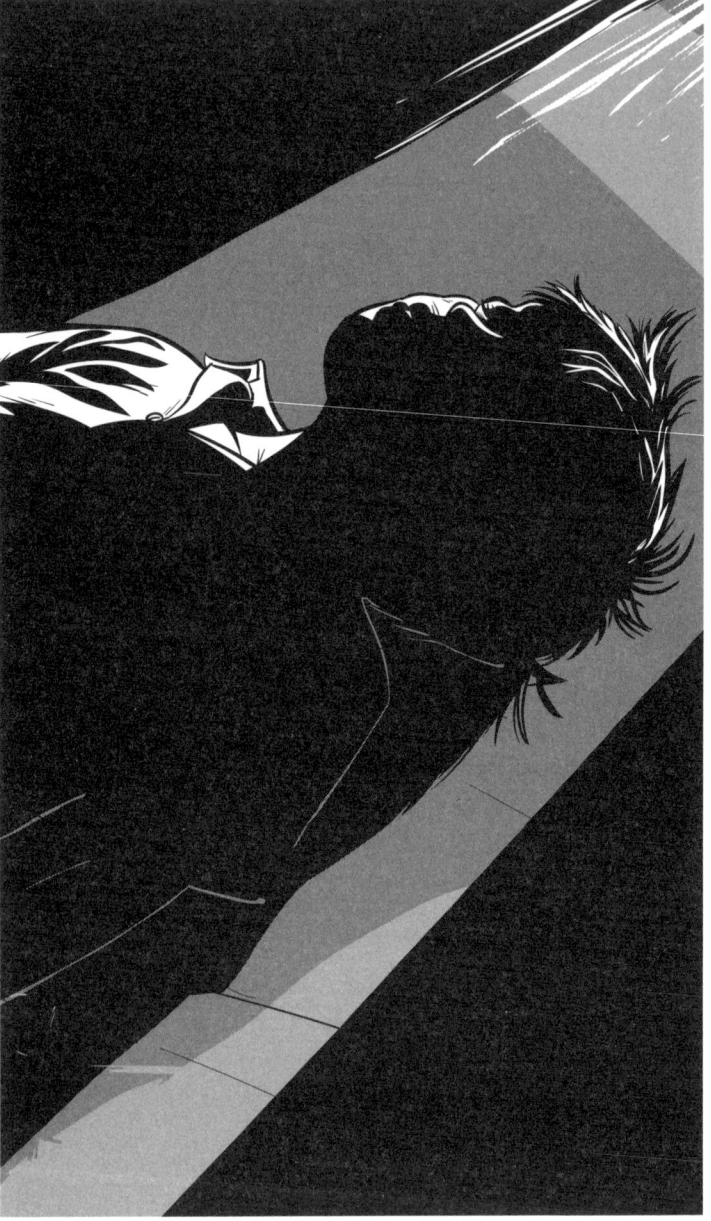

KAPITEL 2
Zu kurz gekommen

Dass das Leben voller Wendungen ist, habe ich schon oft erfahren dürfen und in einigen schmerzvollen Momenten auch erfahren müssen. Diese Momente sind es, die häufig alles von einer Sekunde auf die andere auf den Kopf stellen. Nicht selten machen sie uns bewusst, wie zerbrechlich unser Dasein ist. Eben noch ist man damit beschäftigt, was der nächste Tag bringen wird, und nur einen Atemzug später stellt sich die Frage, ob ebendieser Atemzug der letzte gewesen sein könnte.

Mitte der 1990er-Jahre hatte ich nach den Dreharbeiten für einen ziemlich schlechten Film immerhin die Freude und Ehre, die große Schauspielerin und Entertainerin Hildegard Knef für eine Zeitung interviewen zu dürfen. Für das Treffen in einem Münchner Hotel war eigentlich nur eine Stunde vorgesehen, und mein Plan war es, mich anschließend am frühen Nachmittag mit meinem in München gerade erst gebraucht gekauften Geländewagen auf den Weg ins Bergische Land bei Köln zu machen, wo ich damals wohnte.

Es sollte aber ganz anders kommen. Hildegard Knef und ich trafen uns nach dem Interview nämlich zufällig im Toilettenbereich des Hotels wieder und verbrachten dort spontan drei Stunden miteinander – vertieft in ein ebenso ungeplantes wie interessantes Gespräch. Sie stand, obwohl bereits erkältet, im kalten Windzug, der aus dem Parkhaus des Hotels hinaufzog; ich wiederum gab die Absicht, noch bei Tageslicht nach Hause zu fahren, bald auf. Warum auch nicht? Das Leben verschenkte sich gerade an uns, zwei Frauen verschiedener Generationen, und wir genossen die zu Stunden werdenden Momente einer tiefen, berührenden Begegnung.

Zum Abschied umarmte mich Frau Knef und sagte, sie wolle mir einen Schutzengel mitgeben. Es seien sicher fünfzig, die über sie wachten, sie könne daher einen entbehren, denn sie habe da »so ein Gefühl«, dass ich himmlische Unterstützung gebrauchen könne.

Nicht einmal zwei Stunden später, auf der Höhe von Nürnberg, im dichten Abendverkehr, hatte ich auch »so ein Gefühl«, kurz bevor es knallte. Bei 140 km/h auf der linken Spur einer regennassen Autobahn zog mein Wagen nach rechts, scherte aus, war nicht mehr zu halten. Dann – eine gespenstische Stille. Die Zeit dehnte sich. Die Leitplanke kam unaufhaltsam näher. Die Regentropfen im Scheinwerferkegel, direkt vor der Leitplanke, waren ebenso wunderschön und beeindruckend, wie das Gespräch mit Hildegard Knef gewesen war. Ich hätte gerne Mama und Papa davon erzählt. Was jetzt? »Entspann dich«, dachte ich, »lass locker, dann tut es nicht so weh.«

Ich würde im Nachhinein gerne behaupten, ein grandioser letzter Satz, lebensklug und sinnhaft, wäre mir in diesem Moment über die Lippen gekommen. Doch ich brüllte nur ein lang gezogenes »Scheiße« ins Nichts – und ließ das Lenkrad los. Die Angst war schlagartig weg. Der Moment, in dem das metallene Krachen des Aufpralls die Luft zerschnitt, währte scheinbar ewig. Er ist bis heute in meine Erinnerung eingeprägt.

Von den darauffolgenden 24 Stunden erinnere ich mich an drei Szenen, wie aus einem Film. Ich sitze auf der Autobahn, nahe der Leitplanke der linken Spur. Meine Lederhose ist zerfetzt. Meine Hände sind blutig, Blut auch in meinen Augen. Eine Blutlache vor mir auf dem Asphalt. In einiger Entfernung das, was einmal mein Geländewagen war. Dahinter, quer über die drei Spuren der Autobahn stehend, ein riesiger Lastwagen. Keine Vergangenheit, keine Zukunft, keine Vorstellung von dem Ort oder dem Geschehen.

Plötzlich höre ich eine Stimme, die zu mir spricht. Ich merke, dass jemand hinter mir sitzt und mich hält. »Mädchen, du bist geflogen! Mensch, Mädchen, du bist geflogen wie ein Engel!«

Schnitt – neue Szene: Neonlampen an der Decke, ich liege und werde hastig durch einen Gang gerollt. Im nächsten Augenblick nehme ich Ärzte wahr, die sich über mich beugen und an mir herumhantieren. »Ah, da sind Sie ja wieder bei Bewusstsein! Sie hatten Glück, dass sie erst mal bei uns gelandet sind und nicht in der Unfallchirurgie! Wir hatten gerade eine andere große OP abgeschlossen und eigentlich Feierabend, als Sie eingeliefert wurden. Daher waren wir noch steril und konnten direkt weitermachen. Ich bin plastischer Chirurg. Wir kümmern uns um Ihr Gesicht und machen das alles wieder schön. Sie sind schließlich Schauspielerin, Sie sollen ja wieder vor die Kamera können. Wir verpflanzen gerade ein bisschen Augenbraue.«

Als Drittes ein schlürfendes Geräusch, das mich weckt: ein Schlauch, der Blut in ein Gefäß saugt. Der Schlauch steckt in meinem Hinterkopf. Vom Scheitel bis zur Sohle: Schmerz.

Was war geschehen? Der linke Vorderreifen am vom Gebrauchtwagenhändler gekauften Geländewagen war geplatzt. Nach dem Kontakt mit der Leitplanke hatte das Fahrzeug sich überschlagen. Mehrere Male. Die Fahrertür des Wagens war abgerissen, die Fahrerin aus dem Auto geschleudert worden.

Das konnte ich später, während meiner Überführung in eine Klinik im Bergischen Land, dem Polizeibericht entnehmen.

Der Mann, der mich auf der Autobahn gehalten hatte, war ein Lastwagenfahrer. Er hatte mir das Leben gerettet, indem er geistesgegenwärtig, todesmutig und mit einer Vollbremsung seinen beladenen Lastzug auf der Autobahn quer gestellt hatte. So verhinderte er, dass die nachfolgenden Fahrzeuge das Unfallopfer, also mich, überfuhren.

Als mich der Krankentransport gen Heimat brachte, sah ich beim Halt an einer roten Ampel einen Zeitungskasten. Auf dem Titelblatt las ich die fett gedruckte Schlagzeile: »Bangen um Hildegard Knef! Lungenentzündung! Intensivstation! Wird sie es schaffen?« Sie war in der Nacht nach unserem Treffen mit hohem Fieber in ein Krankenhaus eingeliefert worden und musste, wie schon oft zuvor, gemeinsam mit den Ärzten um ihr Leben kämpfen. Den Schutzengel, den sie mir geschenkt hatte, bat ich sofort um seine Rückkehr zu ihr.

Viele Jahre später begegnete ich dieser großen Dame im Rahmen eines Interviews erneut und konnte mich endlich für ihre Zeit und die Geschichten, die sie mir in München geschenkt hatte, bedanken und natürlich meine dramatischen Erlebnisse nach dem letzten schicksalhaften Treffen mit den ihren abgleichen.

Warum ich das alles erzähle? Auch unsere nächste Krankheitsgeschichte beginnt mit einem schweren Unfall. Unser Körper ist ein Musterbeispiel biologischer Ingenieurskunst: ein organischer Verbund von Zellen, die perfekt zusammenarbeiten, sich aufeinander abstimmen, stets bestrebt sind, Balance zu halten und die Aufrechterhaltung oder aber die Wiederherstellung unserer Gesundheit sicherzustellen. Dieser überaus fein entwickelte Organismus schließt innere und äußere Wunden, lässt Brüche zusammenwachsen und übersteht selbst schwerste Quetschungen. Mein voller Respekt gilt diesem Wunderwerk – genauso wie allen Unfallopfern, die es wesentlich schlimmer erwischt hat als mich damals auf der regennassen Autobahn in der Nähe von Nürnberg. Menschen, die weitaus weniger Glück hatten und sich dennoch mithilfe körperlicher und seelischer Kraft, mit Geduld und Optimismus zurück ins Leben gekämpft haben.

Man sagt, ein solch einschneidendes Erlebnis hinterlasse Spuren in der Seele. Ich persönlich habe die Erfahrung gemacht, dass die Seele zu starke, zu schockierende physische Erlebnisse zu vermeiden sucht, dazu auf Distanz geht, ja regelrecht flieht und manchmal sogar Teile abspaltet, eine Dissoziation vollzieht, wenn ihr der allzu menschliche Schmerz zu groß wird.

Sicherlich wirft jedes Trauma Fragen auf, die man vorher nie in Betracht gezogen hat. Durch den Autounfall, der so unvermittelt in mein Leben hereinbrach, habe ich gelernt, dass es nicht nur um physische Heilung geht und die Frage »Werde ich jemals wieder einem fahrbaren Untersatz und mir als Autofahrerin trauen?« Mit der Zeit und durch Selbstreflexion, aber auch mit Unterstützung von außen fand ich Wege, durch diesen emotionalen Sturm zu navigieren. Unfälle sind unvorhersehbare Wendepunkte in unserem Leben. Sie zeigen uns unsere Verletzlichkeit, beweisen aber oft auch unsere Stärke und Widerstandsfähigkeit. Mit Hilfe und der richtigen Behandlung können wir nicht nur physisch, sondern auch psychisch und seelisch heilen und gestärkt aus solchen Situationen hervorgehen.

Der eigentliche Grund aber, warum ich dieser Geschichte so viel Raum in diesem Buch gebe, ist, dass ich mich zwar gut an die Stimme meines Lebensretters – des Lastwagenfahrers – erinnere, aber nie die Gelegenheit hatte, ihm für sein beherztes Eingreifen in mein Schicksal zu danken. Gerne würde ich ihm sagen: »Ich kann mich an Sie erinnern. Ich habe Sie nie vergessen. Sie machen einen Teil meines Mutes aus, wenn ich in einer bedrohlichen Situation meinen Befähigungen entsprechend Hilfe leiste.« Ich erfreue mich an dem Gedanken, dieses Buch könnte in seine Hände gelangen, oder jemand, der ihn kennt, würde ihn in diesen Zeilen erkennen und ihm davon erzählen. Dann könnte mein Dank ihn, wenn auch spät, aber hoffentlich wohlauf und bei guter Gesundheit erreichen.

Noch etwas ist mir wichtig: Ich habe noch lange mit den körperlichen Unfallfolgen zu kämpfen gehabt. Es ist nie zu spät, die Folgen eines Unfalls zu behandeln. Auch in diesem Zusammenhang vermisse ich häufig die ehrliche Aufklärung von Betroffenen durch ihre Ärztinnen und Ärzte. Nach einem Unfall braucht man eine Gebrauchsanweisung, ein Handbuch – nicht nur für die Verbandswechsel in den ersten Wochen, sondern auch für das Leben danach. Denn es gibt neben der akuten Behandlung, die sich meist auf die Wundbehandlung oder notwendige chirurgische Eingriffe beschränkt, und mittelfristigen Therapien (wie etwa dem Aufenthalt in einer Reha-Klinik) so viele hilfreiche therapeutische Maßnahmen und Behandlungen, die auch noch Jahre nach dem Unfall echte Gamechanger für das Wohlbefinden der Patienten sein können.

So erzählte mir ein Freund, dass ihm nach 35 Jahren mit teils massiven Beschwerden im Bewegungsapparat der linken Körperhälfte durch eine engagierte Physiotherapeutin ein Licht aufgegangen sei. Massive Nackenschmerzen, Probleme mit der Achillessehne und eine Unzahl von erfolglosen Arztbesuchen lagen hinter ihm, als sie ihn während einer Massage, fast schon beiläufig, auf eine Narbe ansprach – eine Narbe, die – passenderweise – in Form eines großen Fragezeichens unter seiner linken Fußsohle verläuft. 35 Jahre sind eine lange Zeit, um einen hitzigen Streit mit dem kleinen Bruder zu vergessen, in dessen Folge man barfuß in ein Trinkglas getreten war. Die damals durchtrennten Sehnen, Faszien, Blutgefäße und Nerven hatten diesen Unfall und das daraus resultierende Trauma allerdings nie vergessen. Der gesamte Körper des Freundes hatte über die vielen Jahre alles dafür getan, die im Teenageralter entstandenen Defekte, die damals ohne wirksame Anästhesie in einer Notaufnahme erstbehandelt worden waren, anschließend bestmöglich auszugleichen. Kein Arzt hatte ihm damals oder in den folgenden Jahren zu einer Nachbehandlung geraten. Nur bei Wetterumschwüngen hatte er seine Narbe manchmal schmerzhaft gespürt.

Nach lediglich acht Sitzungen Neuraltherapie bei der Physiotherapeutin war das Narbengewebe bereits so gelockert und entstört, dass blockierte Energien wieder ungehinderter fließen konnten. Die plagenden Fehlempfindungen und Schmerzen sind heute kaum noch spürbar, und die Lebensqualität meines guten Freundes bewegt sich auf einem vollkommen neuen Level.

Merken Sie sich diese Geschichte bitte, denn Ihr Leben geht schließlich auch noch weiter, nachdem der Schorf abgefallen und die Fäden Ihrer genähten Wunde gezogen wurden. Erinnern Sie sich und Ihre Ärzte daran. Seien Sie ein aufmerksamer Patient, hören Sie auf Ihren Körper und helfen Sie den Medizinern dabei, Ihnen zu helfen.

Viele Unfälle hinterlassen tatsächlich nicht nur physische, sondern auch psychische Narben. Narben, die von der Verletzlichkeit des menschlichen Lebens und der Unberechenbarkeit unseres Daseins zeugen. So kann ein Autounfall, wie von Esther beschrieben, genauso wie ein unglücklicher Treppensturz in den eigenen vier Wänden im Bruchteil von Sekunden das gesamte Leben verändern. Unfälle sind immer unerwartet und können uns alle jederzeit treffen wie aus heiterem Himmel.

Aber warum geschehen Unfälle? Häufig sind wir selbst der Auslöser. Ein kurzer Moment der Unachtsamkeit am Steuer, vielleicht weil man im falschen Moment einen Blick zu viel auf sein Mobiltelefon oder das Navi wirft. Oder ein falscher Griff an der Kreissäge – und der Finger ist ab. Maschinen und Geräte, die uns eigentlich helfen sollen, können uns im Stich lassen oder wenden sich sogar gegen uns. Eine defekte Steckdose verpasst uns einen Stromschlag, oder ein Eisenbahnwaggon entgleist. Natürlich haben auch unsere Umwelt und die Elemente eine gewaltige Macht und lösen Unfälle oder gar Naturkatastrophen aus, wie es sich in jüngster Zeit auch als Resultat des Klimawandels in Form von Fluten, Erdbeben und Waldbränden immer häufiger zeigt. Ein plötzlicher Starkregen auf der Autobahn oder eine eisglatte Straße können innerhalb eines Wimpernschlags Bedingungen schaffen, die selbst für den vorsichtigsten und routiniertesten Fahrer gefährlich werden. Hinzu kommt, dass nicht alle Menschen über das gleiche Wissen oder die nötige Erfahrung verfügen. Ein Snowboard-Novize, der bei Neuschnee den Berg herunterrast, oder ein Lehrling, der zum ersten Mal ohne Aufsicht eine komplexe Maschine bedient, hat naturgemäß ein wesentlich höheres Unfallrisiko als ein erfahrener Profi. Schaut man sich die Bandbreite unfallbedingter Verletzungen in der Notaufnahme einer deutschen Großstadtklinik an, reichen diese von kleinen Schnitten oder Prellungen bis hin zu offenen Knochenbrüchen, schwersten Verbrennungen oder sogar inneren Verletzungen, manche mit tödlichem Ausgang.

Denke ich an das Thema Unfall, ist mein erster Gedanke

der akute Schmerz, den man erfahren kann, und die unmittelbare Notwendigkeit medizinischer Hilfe. Aber es gibt auch langfristige physische Auswirkungen. Eine körperliche Verletzung kann viele Aspekte des alltäglichen Lebens beeinflussen. Ein gebrochener Oberschenkelknochen nach einem Sturz auf dem vereisten Gehsteig kann bedeuten, dass ein älterer Mensch nicht mehr selbstständig leben kann, also bei alltäglichen Dingen wie dem Einkauf oder dem Einsteigen in die Badewanne auf die Hilfe anderer angewiesen ist oder in letzter Konsequenz sogar seine komplette Autonomie verliert und in ein Pflegeheim ziehen muss.

Schwere Verletzungen durch einen Unfall ziehen darüber hinaus trotz optimaler Versorgung und Therapie nicht selten eine dauerhafte Behinderung nach sich. Und Menschen mit sichtbaren Wunden oder Behinderungen werden auch heute noch viel zu oft mit Vorurteilen, unerwünschtem Mitleid und Diskriminierung konfrontiert. Auch physische Entstellungen nach Unfällen – vor allem im Gesicht – können tiefgreifende Auswirkung auf das menschliche Selbstwertgefühl haben. Dann manifestiert sich Diskriminierung oft in Form von sozialer Ausgrenzung oder Benachteiligung im Berufsleben, was die Betroffenen zusätzlich zu ihrem körperlichen Leiden belastet.

Unfallfolgen sind also oft nicht nur äußerlicher Natur, sondern beeinflussen auch die innere Welt der Betroffenen, insbesondere bei Jugendlichen und Heranwachsenden. Deren psychische Entwicklung befindet sich noch in einem fragilen Stadium, und ein Unfall kann da eine lang anhaltende Verunsicherung hervorrufen.

Darüber hinaus kann sich durch einen Unfall die Dynamik der Beziehungen eines Menschen grundlegend wandeln. So fühlen sich Familienmitglieder und Freunde mitunter verpflichtet, nach einem schweren Unfall Unterstützung und Hilfe zu leisten, was unbeabsichtigt das Gefühl der Hilflosigkeit bei den Betroffenen verstärkt. Ebenso können alltägliche Vergnügungen und Aktivitäten, die zuvor selbstverständlich waren – Ausgehen, Reisen oder Sport –, zu großen Herausforderungen werden. Diese Einschränkungen führen im schlimmsten Fall zu Isolation und Einsamkeit.

Während der menschliche Körper, wie bereits von Esther erwähnt, über eine bemerkenswerte Symbiose aus Knochen, Muskeln und Sehnen verfügt, die sich von vielen Verletzungen erholen kann, erreicht er – trotz engagierter Zellforschung mit dem Ziel der physiologischen Regeneration beim Menschen – noch immer nicht die erstaunliche Regenerationsfähigkeit von Kreaturen wie dem optisch an ein Alien erinnernden Axolotl. Diese faszinierenden Tiere können verlorene Gliedmaßen aus eigener Kraft binnen weniger Wochen nachwachsen lassen, ein Phänomen, das uns immer noch Rätsel aufgibt und Teil der intensiven wissenschaftlichen Forschung ist. Bis der Code dieser auch in der Tierwelt erstaunlichen Fähigkeiten dechiffriert sein wird, haben Wissenschaftler aber noch einen langen Weg vor sich.

Nach einem Unfall denken die meisten Menschen zuerst an die sichtbaren Verletzungen, aber Unfälle können, wie gesagt, auch tiefe, unsichtbare Wunden und peinigende Unsicherheiten hinterlassen: psychische Verletzungen, die genau wie ein versehrter Körper medizinische Versorgung, Zeit und professionelle Hilfe benötigen, um zu heilen. Auch die Erfahrungen, die man in der Zeit nach einem Unfall macht, beeinflussen unser seelisches Gleichgewicht. So löst zum Beispiel der Verlust des Gefühls von Unverletzlichkeit mitunter schwerwiegende Zweifel an der eigenen Kraft und Fähigkeit aus, auf sich achtzugeben. Hat man, wie Esther, einen traumatischen Autounfall erlitten und dabei physikalische Kräfte hautnah erlebt, die Glas splittern lassen und Blech wie Papier zerknüllen, verwundert das kaum. Oft begleiten die während eines schweren Autounfalls erfahrenen Sinneseindrücke die Betroffenen für lange Zeit. Die lauten Geräusche, das Gefühl des Aufpralls oder die plötzliche Todesangst hallen im Kopf und der Psyche oft noch Jahre später nach.

Selbst wenn man körperlich unverletzt geblieben ist, kann die seelische Erschütterung nachhaltig zu der Scheu davor führen, sich wieder hinters Steuer zu setzen. Karl Lagerfeld, der mittlerweile verstorbene Modezar, erzählte in Interviews, seine große Begeisterung fürs Autofahren sei nach zwei schweren Autounfällen als junger Erwachsener erloschen. Bis zu seinem Lebensende setzte sich der exzentrische Hanseat nicht mehr ans Lenkrad und griff stattdessen auf das Privileg eines eigenen Chauffeurs zurück.

Schlafstörungen, Albträume, Angstzustände oder Depressionen können auch Symptome einer posttraumatischen Belastungsstörung sein (auf die wir in einem anderen Kapitel noch genauer eingehen), eine Störung, mit der Betroffene unterschiedlich umgehen. Während manche Menschen sich zurückziehen und Situationen oder Orte meiden, die sie an den Unfall erinnern, stürzen sich andere in die Arbeit oder suchen sonstige Ablenkung und Zerstreuung. Wieder andere scheinen direkt nach dem Unfall zunächst erstaunlich unbeeindruckt, zeigen aber später plötzlich Stimmungsschwankungen oder gleiten ab in einen permanenten Zustand von übersteigerter Wachsamkeit und Anspannung.

All diese Bewältigungsmechanismen sind vollkommen nachvollziehbar und verständlich, denn Körper und Geist haben ihre eigenen Wege, mit Extremsituationen umzugehen. Aber es ist kein Zeichen von Schwäche, Hilfe in Anspruch zu nehmen. Vielmehr zeigt es Stärke, sich selbst und seinen eigenen Bedürfnissen gegenüber achtsam zu sein. Es macht Sinn, die Ressourcen und Therapien, die unser – leider nicht immer reibungslos und patientenfreundlich funktionierendes – Gesundheitssystem bietet, zu nutzen, um sich aus seinem persönlichen Teufelskreis zu befreien. Auf Traumabewältigung spezialisierte Psychologen sind dafür ausgebildet, Menschen dabei zu unterstützen, derartige verstörende Erlebnisse zu verarbeiten. Unterstützende Netzwerke wie Selbsthilfegruppen, Rehabilitation, aber auch eine Sensibilisierung der Gesellschaft für die psychischen Folgen von Traumata sind entscheidend, um Betroffenen Hilfestellung zu geben. Denn ihr Schicksal erfordert das Erlernen neuer Strategien, um mit den emotionalen, körperlichen und sozialen Auswirkungen des Unfalls umzugehen. Sie müssen Wege finden, sich in ihrem Alltag zurechtzufinden, Beziehungen aufzubauen oder zu erhalten und weiterhin berufliche und persönliche Ziele zu verfolgen. All dies ist essenziell, damit die Betroffenen trotz der erlittenen Verletzungen ein erfülltes Leben führen können.

Auch die folgende Krankheitsgeschichte, die in ihrem Verlauf mehrere unerwartete Wendungen nimmt, beginnt mit einem dramatischen Unfall, der einen kleinen Jungen fast das Leben kostete. Die Aufzeichnungen der Ersthelfer am Unfallort und vor allem die Schilderungen der geschockten Eltern erzeugen bei mir, auch Jahre nach den Ereignissen rund um den kleinen Neo, noch immer Gänsehaut und einen flauen Magen. Und dies nicht nur, weil ich selbst Vater zweier Söhne bin.

Mit stummem Entsetzen blickte das junge Elternpaar Kira und Finn an diesem folgenschweren Nachmittag durch die geöffnete Kellertür. Am Fuße der kleinen steinernen Treppe lag regungslos ihr erst zweieinhalbjähriger Sohn Neo. Im Bruchteil einer unbeobachteten Sekunde war das agile Kleinkind mit seinem Laufrad kopfüber die Stufen heruntergesaust und mit einem dumpfen Aufprall auf den harten Boden aufgeschlagen.

Einen endlos langen Augenblick standen die beiden wie erstarrt nebeneinander. Als Kira einen panischen Schrei ausstieß, war Finn schon mit zwei großen Schritten bei seinem Sohn angelangt und suchte hektisch nach Lebenszeichen bei dem ohnmächtigen Jungen.

Nur wenige Minuten später waren eine Notärztin, ein Notfallsanitäter sowie ein Rettungsassistent vor Ort. Neo war mittlerweile wieder zu sich gekommen, doch er reagierte kaum auf die Außenwelt. Sein Gesicht war stark angeschwollen und sah auf seltsame Weise verschoben aus. Offensichtlich im Schock schaute der Kleine teilnahmslos in die schreckerfüllten Gesichter der Erwachsenen. Da der Verdacht auf eine Schädelverletzung und Wirbelbrüche bestand, wurde Neo behutsam in einer speziellen Rettungstrage immobilisiert und mit Blaulicht in die nächste Unfallklinik gefahren.

Erste Untersuchungen in der Notaufnahme und eine eilig durchgeführte Computertomografie ergaben, dass Neo, neben einem Armbruch und multiplen Rippenbrüchen, beim Sturz auch eine komplizierte Schädelfraktur und mehrere Brüche im Gesicht davongetragen hatte. Darüber hinaus zeigte sich auch eine leichte Schwellung des Gehirns, doch glücklicherweise ohne von den Medizinern anfangs befürchtete größere Hirnblutungen. Auch gravierende Verletzungen an der Wirbelsäule des Jungen waren zur Erleichterung der Eltern nicht erkennbar. Dennoch wurde Neo sofort in Narkose versetzt und in den Operationssaal geschoben.

Nach einem fünfstündigen Eingriff gab der leitende Oberarzt der Kinderchirurgie vorerst Entwarnung: Die Operation sei gut verlaufen, doch die Eltern hätten sich auf eine lange Reha ihres kleinen Sohnes vorzubereiten. Zudem würde sein Gesicht durch das massive Trauma erst einmal heilen müssen, und gerade zu Beginn wäre durch die Schwellungen und den Schweregrad der erlittenen Gesichtsverletzungen eine gewisse Entstellung unvermeidbar. Nach Abschluss des Heilungsprozesses könne man sich dann aber mit den plastischen Chirurgen und den Spezialisten aus der Mund-, Kiefer- und Gesichtschirurgie über möglicherweise notwendige Operationen zur Wiederherstellung Gedanken machen.

Drei Jahre später waren von Neos lebensgefährlichem Treppensturz in seinem Gesicht und an seinem Körper nur wenige Narben geblieben. Die plastischen Chirurgen hatten ganze Arbeit geleistet, und auch psychisch schien der Junge keine bleibenden Schäden davongetragen zu haben. Seine Knochen waren gut verheilt, und die Narben an Stirn, Schläfen und Kiefer fanden die anderen Kinder in der Vorschule, allesamt einen Kopf größer als Neo, sogar sehr cool – nicht zuletzt deshalb, weil sich der fantasievolle Junge immer wieder neue Geschichten über ihre Ursachen ausdachte: An einem Tag stammten sie vom Duell mit Piraten, am nächsten vom Ringkampf mit einem Grizzlybären. Auch wenn es seine Eltern besser wussten, auf den Kopf gefallen schien Neo nicht zu sein.

Der Unfall lag schon länger zurück, als der Junge an der Seite seines Vaters die Leverkusener Kinderarztpraxis von Dr. Andreas W. betrat. Ihre Laune war ausgezeichnet, denn nach dem Arztbesuch wollten die beiden in den Kölner Zoo. Doch erst stand für Neo die in seinem Alter obligatorische Vorsorgeuntersuchung U9 an. Um die altersgemäße Entwicklung des mittlerweile Fünfjährigen zu überprüfen, wurde er von Dr. W.

zuerst körperlich untersucht. Dabei machte dem Jungen dieses Mal vor allem der Sehtest Spaß, den er mit Bravour bestand.

Doch als der Kinderarzt Neos Körperhaltung in Augenschein nahm, bemerkte der seit dem Unfall seines Sohnes besonders aufmerksame Vater, dass Dr. W. skeptisch eine Augenbraue hochzog. Auch mit Neos Wachstumskurve schien der Mediziner, der den Jungen, seit er ein Säugling war, behandelte, nicht zufrieden zu sein. Neo hatte zwar auch in den vergangenen Jahren stets im unteren Bereich der als Perzentile bekannten Normkurve seiner Altersklasse gelegen, aber bisher hieß es immer, er würde schon noch aufholen. Nun war sein Vater für einen Moment verunsichert, doch als Neo dann mit der ihm eigenen, für ein Kind seines Alters recht tiefen, leicht heiseren Stimme eine Geschichte über römische Feldzüge zum Besten gab, war Finn stolz auf seinen schlauen Sohn, und seine Bedenken verflogen im Nu.

Am nächsten Morgen, nachdem er Neo in die Vorschule gebracht hatte, erhielt Finn einen Anruf aus der Praxis des Pädiaters. Der Arzt erklärte ihm, Neos Körpergröße sei deutlich zu gering. Seit der U8 vor über einem Jahr sei der Junge de facto kaum gewachsen. Bei der Durchsicht der Krankenakte war dem Arzt außerdem aufgefallen, dass Neo in den vergangenen Jahren überdurchschnittlich häufig unter Mittelohrentzündungen gelitten habe. Um Flüssigkeitsansammlungen und dadurch entstehende Infektionen in seinem Mittelohr zukünftig zu verhindern, waren dem Jungen vor einiger Zeit von einer HNO-Ärztin sogenannte Paukenröhrchen eingesetzt worden.

Finn verstand die erwähnten Zusammenhänge im ersten Moment nicht und reagierte irritiert. Worauf wollte der Kinderarzt hinaus? Dr. W. bat ihn, mit Neo in der darauffolgenden

Woche zu einem weiteren Untersuchungstermin in seiner Praxis zu erscheinen, um Unklarheiten ausräumen und offene Fragen gemeinsam erörtern zu können.

Als Finn seiner Partnerin Kira, die Filialleiterin eines kleinen Supermarkts war, am Abend vom seltsamen Telefonat mit dem Kinderarzt berichtete, konnte auch sie sich keinen Reim darauf machen. Was das Paar zu diesem Zeitpunkt nicht wissen konnte: Der Kinderarzt hatte einen konkreten Verdacht, von dem er die Familie in der nächsten Sprechstunde unterrichtete. Bei Neo erkannte er Symptome wieder, die er wenige Monate zuvor zum ersten Mal in seiner medizinischen Laufbahn bei einem anderen kleinen Patienten gesehen hatte. Nun vermutete er auch bei dem Fünfjährigen eine Form von Morbus Hunter – einer seltenen vererbbaren Stoffwechselerkrankung, von der fast nur Jungen betroffen sind. Die bei Neo vorliegende Kombination von Minderwuchs und häufigen Ohrentzündungen gehörte zu den Leitsymptomen dieser Erkrankung. Die signifikanten groben Gesichtszüge, die bei Morbus Hunter auftreten, lagen zwar bei Neo nicht vor, aber dies erklärte sich der engagierte Arzt mit den plastischen Operationen nach seinem dramatischen Unfall im Kleinkindalter. Außerdem vermutete der Mediziner eine milde Ausprägung der Krankheit. Dafür sprachen nicht zuletzt Neos kognitive und sprachliche Fähigkeiten. Denn schwerere Verläufe der lysosomalen Speichererkrankung, die nur einen von über 150 000 Menschen betrifft, gehen oft mit einer Bandbreite kognitiver Symptome einher, die von leichten Entwicklungsstörungen bis hin zu schweren geistigen Beeinträchtigungen reicht. Lysosomale Speichererkrankungen bilden eine Gruppe von seltenen Defekten, bei denen der Körper bestimmte Abfallstoffe nicht richtig abbauen kann. Das liegt daran, dass in den Lysosomen, gewissermaßen kleine »Müllentsorgungsstellen« in den Zellen, bestimmte Enzyme fehlen oder nicht richtig funktionieren. Dadurch sammeln sich diese Stoffe – dieser »Müll« – in den Zellen an und verursachen verschiedene Gesundheitsprobleme, abhängig davon, welche Substanz sich anhäuft und in welchem Teil des Körpers dies geschieht.

Nach der erneuten Untersuchung und einem Urintest nahm der Kinderarzt Neo Blut für eine Laboruntersuchung ab. Die Ergebnisse der Analysen sollten zwei bis drei Tage später vorliegen. Am Abend, als Neo eingeschlafen war, begannen die Eltern, im Internet zu recherchieren, was sich als Fehler erwies. Die nächsten zwei Tage schwankten Kira und Finn zwischen Sorge und Hoffnung. Sie versuchten, sich gegenüber ihrem Sohn nichts anmerken zu lassen, denn Neo hatte – wie die meisten Kinder seines Alters – feine Antennen und fragte ständig, »was denn sein Blut sagt«.

Inzwischen wurde im Labor auf Basis eines speziellen Bluttests (eines sogenannten Trockenbluttests, bei dem nur ein paar Tropfen Blut auf einem Papier getrocknet werden) ein bestimmtes Enzym namens Iduronat-2-Sulfatase in Neos Blutprobe ermittelt. Dieses Enzym hilft dem Körper, bestimmte Abfallstoffe abzubauen, die sich sonst in den Zellen ansammeln würden. Wäre dieses Enzym in Neos Blut reduziert oder nicht vorhanden, wäre dies ein Hinweis auf Morbus Hunter.

Doch genau dieser Nachweis konnte nicht erbracht werden. Da auch in Neos Urin keine erhöhte Ausscheidung der für Hunter typischen Mucopolysacchariden namens Dermatan- und Heparansulfat (also lange Zuckerketten, die der Körper für den Aufbau von Knochen, Knorpel, Haut und Blutgefäßen verwendet) festgestellt werden konnten, war nun klar, dass der Fünfjährige, der im nächsten Jahr eingeschult werden sollte, nicht an der von seinem Kinderarzt vermuteten seltenen Stoffwechselerkrankung litt. So glücklich seine Eltern auch über die erlösende Nachricht waren, das Rätsel seiner Wachstumsstörung blieb ungelöst.

Die Eltern gingen mit der Situation unterschiedlich um. Während Kira das Phänomen herunterspielte und nicht müde wurde, darauf hinzuweisen, dass gefühlt die Hälfte aller männlichen Hollywood-Stars keine 1,70 Meter groß sei, beschäftigte das Thema den selbst über zwei Meter großen Finn sehr. Er wusste nur zu gut, wie es war, als Kind und Jugendlicher aufgrund von außerhalb der Norm liegenden Körpermaßen gehänselt und getriezt zu werden. Diese Erfahrung wollte er seinem Sohn unbedingt ersparen. Als Orthopädiemechaniker kannte sich der gebürtige Berliner gut im deutschen Gesundheitssystem aus und wusste deshalb, dass es an einigen deutschen Kliniken spezielle Zentren für Seltene Erkrankungen gab, die auf Patienten ohne Diagnose, wie eben ihren Sohn Neo, spezialisiert waren.

Nach kurzer Recherche landete Finn auf der Website unseres Instituts an der Bonner Universitätsklinik. Der Vater schickte eine E-Mail an unsere Koordinatorin, in der er den Fall seines Sohnes und den ursprünglichen, jedoch mittlerweile ausgeräumten Verdacht auf die seltene Krankheit Morbus Hunter erwähnte. Bereits eine Woche später konnten wir der Familie einen Terminvorschlag unterbreiten. Zur ersten Sprechstunde zog ich als Leiter des Zentrums aufgrund der vorliegenden Symptomatik sowohl eine Fachärztin für Kinderheilkunde als auch eine Kollegin aus der Kinder-Endokrinologie, also eine ausgewiesene Hormonspezialistin, hinzu.

Beim Studium der Patientenakte war uns aufgefallen, dass man unmittelbar nach Neos Unfall zwar eine Computertomografie zur Diagnostik möglicher Knochen- und Schädelfrakturen und zum raschen Ausschluss von großen Einblutungen ins Gehirn des Jungen gemacht hatte, aber noch nie eine Bildgebung durch eine Magnetresonanztomografie durchgeführt worden war. Und dies, obwohl das MRT deutlich besser geeignet ist, weiche Gewebestrukturen wie die des Gehirns darzustellen. Diese versäumte Untersuchung wollten wir, sollte sich der Verdacht auf eine hormonelle Störung durch die endokrinologischen Untersuchungsergebnisse erhärten, unbedingt nachholen.

Tatsächlich ergab sich aus dem ersten diagnostischen Schritt bei unserem kleinen Patienten der begründete Verdacht auf einen vorliegenden Hormonmangel. Um diesen nachzuweisen, führten wir bei Neo zwei spezielle Tests durch: den Arginin-Test und den Insulin-Toleranz-Test. Damit wollten wir herausfinden, wie gut und umfangreich sein Körper das Wachstumshormon (auch Somatropin genannt) produziert. Arginin ist eine Art von Proteinbaustein, der dem Körper signalisieren soll, mehr Wachstumshormone freizusetzen. Der Insulin-Toleranz-Test wiederum überprüft, wie der Körper auf Insulin reagiert, ein Hormon, das den Zuckergehalt des Blutes reguliert. Beide Tests halfen uns, die Menge des Wachstumshormons in Neos Körper zu messen. Nachdem wir auch andere wichtige Hormone überprüft hatten, waren wir uns sicher, dass wir dem Problem endlich auf der Spur waren.

Nun war auch die Voraussetzung für die bereits geplante bildgebende Untersuchung im MRT erfüllt. Wir baten unsere versierten Radiologen, sich auf eine nur haselnussgroße endokrine Drüse zu fokussieren, die für die Produktion und Ausschüttung der menschlichen Wachstumshormone zuständig ist: die auch als Hirnanhangdrüse bekannte Hypophyse. Bei der Auswertung manifestierte sich unser Verdacht: Tatsächlich wurde eine leichte Deformation sichtbar. Wir vermuteten nun, dass der Druck des durch den schweren Sturz angeschwollenen Hirns des Jungen die Hypophyse nachhaltig in ihrer Funktion beeinträchtigt hatte.

Neos Eltern zeigten sich erleichtert, als wir ihnen die Diagnose mitteilen konnten und die Endokrinologin ihnen eröffnete, dass eine wirksame und erprobte Therapie zur Verfügung stünde. Der kleine Neo hatte tatsächlich eine seltene Erkrankung: Hyposomatotropismus, einen durch das Hirntrauma ausgelösten Wachstumshormonmangel, der unbehandelt unweigerlich zu anhaltenden Wachstumsstörungen und Minderwuchs führt. Dass er an ihr litt, kann man nicht unbedingt sagen.

Wir empfahlen den Eltern unseres jungen Patienten eine Behandlung mit dem gentechnisch erzeugten, dem menschlichen Wachstumshormon identischen Somatropin. Das synthetische Hormon muss mit einem dafür konstruierten Pen täglich injiziert werden, da es bis heute nicht möglich ist, das (durch die Insuffizienz der Hypophyse nicht ausreichend verfügbare) Proteohormon in Tabletten- oder Tropfenform herzustellen.

Ein Proteohormon ist ein Hormon, das aus Proteinen besteht. Hormone sind wie Boten, die im Körper Nachrichten von einem Teil zum anderen tragen. Proteohormone sind dabei spezielle Boten, die aus Eiweißstoffen gemacht sind und wichtige Aufgaben haben. Sie fördern das Wachstum, regulieren den Zuckerhaushalt oder unterstützen den Körper dabei, angemessen auf Stress zu reagieren. In der Regel ist diese Form der Behandlung beendet, wenn sich die Wachstumsfugen geschlossen haben, das Körperwachstum also abgeschlossen ist.

Im darauffolgenden Sommer wurde der mittlerweile sechsjährige Neo eingeschult. Durch die Behandlung war er in nur einem Jahr um sagenhafte elf Zentimeter gewachsen und gehörte damit jetzt sogar zu den größeren Jungen in seiner Klasse.

➤ Hyposomatotropismus

Was?
Eine seltene Störung, bei der der Körper nicht genug Wachstumshormon (Somatotropin) produziert.

Folgen:
Verzögertes Wachstum und Entwicklung bei Kindern; beim Erwachsenen verminderte Muskelmasse und Knochendichte.

Häufige Symptome:
Bei Kindern verringerte Wachstumsgeschwindigkeit, bei Erwachsenen möglicherweise vermehrtes Körperfett und verringerte Vitalität.

Ursachen:
Kann angeboren sein (genetisch) oder erworben durch Verletzungen, Tumore oder Strahlentherapie, die die Hypophyse betreffen.

Behandlung:
Ersatztherapie mit Wachstumshormonen, um normales Wachstum und Entwicklung bzw. bei Erwachsenen Erhaltung des Stoffwechsels zu fördern.

Wissenswert:
Eine frühe Diagnose und Behandlung sind entscheidend, um Entwicklungsverzögerungen zu minimieren und eine normale Körperentwicklung zu erhalten.

> Hyposomatotropismus ist vergleichbar mit einem Bauprojekt, bei dem der »Bauherr« (Wachstumshormon) nicht genügend Ressourcen liefert – die Entwicklung und das Wachstum des »Gebäudes« (Körper) werden dadurch erheblich beeinträchtigt.

Martin, ich habe mich viel mit dem Thema Wachstum beschäftigt, zum Beispiel hinsichtlich des körperlichen und geistigen Wachstums eines Kindes auf dem Weg zum Erwachsenen. Meine beiden Kinder sind ja gerade genau in dieser Phase: zwischen Baum und Borke, noch nicht ganz erwachsen, aber auch nicht mehr Kind. Warum, glaubst du, sind wir Menschen so fasziniert vom Wachsen?

Das Wachstum ist wirklich ein Wunder der Natur. Das erleben wir beide – du als Mutter zweier Teenager, ich als Vater von zwei Kleinkindern – gerade sehr intensiv und hautnah. Es ist aber nicht nur die physische Veränderung, die wir als Menschen durchlaufen, sondern auch die psychische und emotionale Entwicklung, die uns zu dem werden lassen, was wir dann als »ausgewachsene Exemplare« unserer Spezies sind. Im medizinischen Kontext und auch im Hinblick auf den Fall des jungen Patienten Neo ist das Wachstumshormon Somatotropin für das körperliche Wachstum ausschlaggebend und maßgeblich verantwortlich. Wobei »maßgeblich« hier wörtlich genommen werden sollte, denn nicht zufällig spricht man bei besonders großen Menschen auch von einem »Gardemaß«. Ein Mangel dieses wichtigen Hormons, wie er beim Hyposomatotropismus vorliegt, kann dazu führen, dass Betroffene wie Neo in ihrer körperlichen Entwicklung zurückbleiben. Aber die ausführliche Antwort auf die Frage nach der Faszination des Menschen für das Thema Wachstum und körperliche Entwicklung ist recht komplex. Vielleicht ist ein weiterer Grund dafür, dass Wachstum eine Metapher für unser Streben nach Erfolg, für all unsere Ambitionen ist. Möglicherweise hängt damit auch die Evolution unserer allen anderen Erdbewohnern überlegenen Spezies zusammen.

Na ja, ich würde sagen, in Teilen überlegen und in Teilen anmaßend. Nun muss ich aber auch an das Problem denken, das gerade viele Männer damit haben, vermeintlich zu kurz geraten zu sein und deshalb nicht dem geltenden Ideal zu entsprechen. Dieses Phänomen erinnert mich an das vom Psychologen Alfred Adler Napoleon-Komplex genannte Bedürfnis kleiner Menschen – auch hier sind eigentlich immer Männer gemeint –, ihren geringen Wuchs durch große, wenn nicht gar herausragende Leistungen zu kompensieren. Es wurde nämlich lange darüber spekuliert, ob Napoleons Ambitionen, durch unzählige Schlachten die Welt zu erobern, vielleicht ebenjener Versuch eines Ausgleichs seines angeblich kleinen Wuchses war. Fakt ist aber, dass dies historisch längst widerlegt ist.

Richtig, denn aus den Aufzeichnungen von Napoleons korsischem Leibarzt Francesco Antommarchi, der den Feldherrn in der Zeit seiner Verbannung auf der Insel St. Helena medizinisch betreute, ist eine Körpergröße von circa 1,68 Metern überliefert.

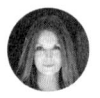 Der »petit caporal« besaß somit die damalige Durchschnittsgröße eines mitteleuropäischen Mannes. Wohingegen sein etwas früher wirkender, ebenfalls dem Kriegshandwerk, aber auch den schönen Künsten zugeneigter Kollege Friedrich der Große trotz seiner lediglich 1,60 Meter den Respekt einflößenden Beinamen trug und sorglos durch die Gärten seines Potsdamer Schlosses Sanssouci wandelte. Der wenig schmeichelhafte Mythos rund um Napoleon hat seinen Ursprung vermutlich in der damaligen Kriegspropaganda der Engländer, die den verhassten Franzosen im Angesicht der Geschichte für immer und ewig klein machen wollten. Offensichtlich ist ihnen das recht gut gelungen.

Alles in allem ein faszinierendes Beispiel dafür, dass unsere physische Statur zwar nicht immer unsere Lebensentscheidungen beeinflusst, aber augenscheinlich großen Einfluss darauf hat, wie die Außenwelt uns oberflächlich wahrnimmt. Das Napoleon-Syndrom oder auch »Kleinmann-Syndrom« können wir noch heute in der Gesellschaft beobachten. Und was den gar nicht so kleinen Napoleon und den »großen« Friedrich angeht: Es ist interessant, wie derartige Narrative entstehen und sich über Jahrhunderte verfestigen. Dies zeigt auch, wie empfänglich wir Menschen dafür sind, physische Eigenschaften wie Größe oder Körperkraft mit Charaktereigenschaften zu verknüpfen. Doch sicherlich bin ich selbst, mit meinem Gardemaß von 1,70 Meter, nicht völlig unvoreingenommen, was das Thema Körpergröße angeht.

 Wir wissen doch alle längst, dass es auf die Größe nicht ankommt. Aber ist gerade unsere westliche Kultur nicht besonders auf körperliche Größe fixiert?

Absolut. Die weitverbreitete Faszination für Körper- größe hat aber auch tief verwurzelte kulturelle, historische und vielleicht auch evolutionäre Gründe. Größere Individuen dürften früher als stärker oder dominanter und einflussreicher angesehen worden sein. Vergessen wir nicht, dass Menschen, wie Affen und Halbaffen, biologisch zur Ordnung der Primaten gehören. Diese Klassifizierung basiert auf gemeinsamen Merkmalen wie zum Beispiel höher entwickelten Gehirnen im Vergleich zu anderen Säugetiergruppen oder der Fähigkeit, die Augen nach vorn zu richten, was zu einem besseren räumlichen Sehen führt. Wir nennen uns zwar selbst Menschen, sind aber Teil der Familie der Menschenaffen (Hominiden), zu der auch Schimpansen, Gorillas und Orang-Utans gehören. Bei unseren nahen Verwandten lässt sich ja besonders gut beobachten, dass Größe und Kraft einen nicht zu unterschätzenden Stellenwert einnehmen. Man kann wohl weder als Affe noch als Mensch ganz aus seiner Haut beziehungsweise aus seinem Fell. Das ändert aber nichts daran, dass es auf unserem Planeten Kulturen gibt, in denen zum Beispiel Weisheit, Erfahrung und geistige Größe stärker geschätzt werden als hoher Wuchs. Aber unabhängig von der Kultur, aus der wir stammen, finde ich es wichtig zu erkennen, dass wahre Größe am Charakter gemessen werden sollte.

 Das ist wahr und erinnert mich an ein Zitat von A. A. Milne, dem Autor des weltbekannten Kinderbuchs *Pu, der Bär,* das er für seinen Sohn Christopher schrieb: »Du musst nicht groß sein, um Großes zu vollbringen.« Sowohl in der Welt der Literatur als auch in der realen Welt sollten wir uns stets daran erinnern, dass Größe viele Ausprägungen hat und das Wachstum des Geistes und der Persönlichkeit mindestens so wichtig ist wie das des Körpers.

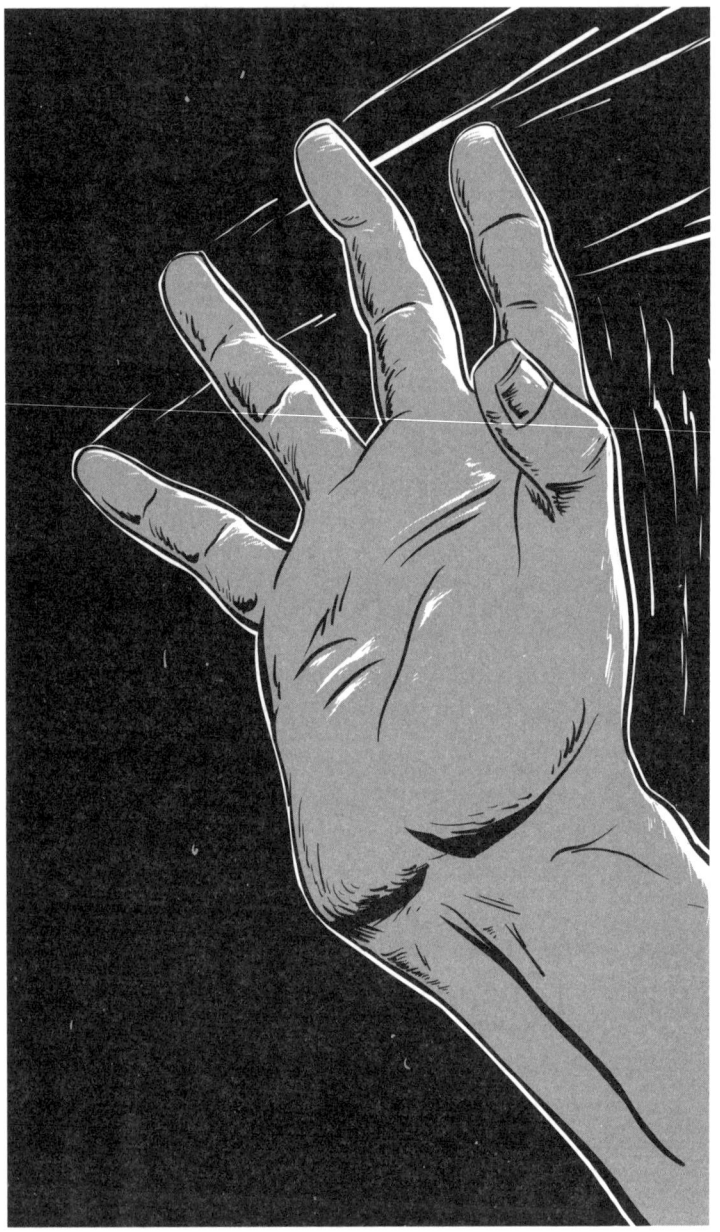

KAPITEL 3
Ein paar Drinks zu viel?

Vom römischen Dichter Juvenal ist der Ausspruch »mens sana in corpore sano« überliefert, was in der Übersetzung bedeutet: »Ein gesunder Geist in einem gesunden Körper«. Dieses antike Zitat war sicherlich zu seiner Zeit schon ein gesundheitspolitisch relevantes Statement. Ob es jedoch in der zur Dekadenz neigenden Oberschicht Roms auf Resonanz stieß, sei dahingestellt – zumal sich die Römer mit Bacchus sogar einen nur für die Ressorts Wein, Rausch und Ekstase zuständigen Gott leisteten.

Ich bin definitiv im »Team Juvenal«. Für mich ist ein ausgeruhter und ausgewogen ernährter, beweglicher Körper das Fundament eines gesunden, gut geölten Geistes. Die moderne, alltagstaugliche Umsetzung dieser Einstellung sieht so aus: Jeden Morgen trinke ich mindestens einen Liter abgekochtes heißes Wasser. Ich praktiziere Yoga, führe yogische Atemübungen, auch Pranayama genannt, aus, laufe mit Nordic-Walking-Stöcken – egal, wie albern es aussehen mag –, verzichte weitgehend auf tierische Nahrungsmittel, und ich meditiere.

Während ich dies schreibe, muss ich lächeln. Denn mir wird bewusst, dass das klingt wie die Klischee-Antwort einer Schauspielerin auf die Standard-Journalistenfrage »Was ist das Geheimnis Ihrer Ausstrahlung?« Aber wenn man lange genug auf diesem Planeten weilt, gewinnt man irgendwann unweigerlich die Erkenntnis, dass die Realität fast jedes noch so kitschige Klischee übertrifft. Also was soll's?

Der eigentliche Schlüssel für mein persönliches Lebensglück sind allerdings meine Familie und meine Freunde. Denke ich an unser Leben auf Mallorca, dann kommt mir neben dem klugen Römer Juvenal auch noch eine alte Volksweisheit in den Sinn, die sicher viele von uns schon einmal gehört haben. Sie lautet: »Kinder und Betrunkene sagen die Wahrheit.« Auch dieser Satz hat für mich seine Berechtigung, denn obwohl oder gerade weil ich Wert auf eine gesunde Lebensweise lege, gibt es kaum etwas Schöneres, als eine laue Sommernacht inmitten von Olivenbäumen und Wahlverwandten zu verbringen, erquickt von gut gekühltem spanischem Rosado und untermalt vom Zirpen der balearischen Zikaden. Und tatsächlich reden wir in der Weinseligkeit solcher Momente offener, geben mehr preis, schämen uns weniger, und manche tief verborgene Wahrheit kommt ans Licht, wird wortreich ausgeschmückt und emotional diskutiert.

Irgendwo zwischen den beiden Polen von Abstinenz und Trinkfreude spielt eine Patientengeschichte, die ich beim ersten Lesen kaum glauben konnte. Es ist eine Geschichte, die mich an die Novelle *Der seltsame Fall des Dr. Jekyll und Mr. Hyde* des schottischen Schriftstellers Robert Louis Stevenson erinnert, die ich das erste Mal als Schauspielschülerin gelesen habe. In ihrem Zentrum steht der kultivierte, gebildete und gesellschaftlich angesehene Dr. Jekyll, der durch die Einnahme eines dubiosen, selbst gebrauten Tranks sein archaisches Alter Ego, den brutalen und skrupellosen Mr. Hyde, zum Leben erweckt. Unter dem Einfluss der Droge begeht das dem Doktor innewohnende Monster zahlreiche Untaten, die am Ende in einem grausamen Mord gipfeln. So weit kommt es in unserem Patientenfall glücklicherweise nicht, doch droht auch hier die persönlichkeitsverändernde Wirkung der Droge Alkohol die Reputation und letztlich sogar die Existenz eines zuvor unbescholtenen Mannes zu zerstören.

Wie sich das Wesen eines Menschen durch den übermäßigen Konsum von Alkohol verändern kann, hat der Schöpfer des persönlichkeitsgespaltenen Wissenschaftlers Jekyll in seiner Jugend selbst erlebt. Offensichtlich hat ihn diese Erfahrung damals nicht kaltgelassen. So ereiferte sich der junge Stevenson in einem überlieferten Brief an seine Mutter über einen betrunkenen Wüstling, der des Nachts in seinem Hotel randaliert und ihm so den Schlaf geraubt hatte. Dieser Verstoß gegen die Regeln des Anstands war für Stevenson offensichtlich so prägend, dass er ihn Jahre später in seinem Klassiker der Literaturgeschichte verarbeitete.

Mit Manieren und Regeln des Anstands ist es bei einer kleinen Gruppe meiner deutschen Landsleute, die Mallorca unter dem Motto »Sauf-Trip« mehr heim- als besuchen, nicht weit her. Leider sinken mit steigendem Alkoholpegel im Blut nicht selten Benehmen und Niveau in den Promillebereich, und das bei den ganz Hartgesottenen schon im Abflugbereich, bevor die Reise überhaupt angefangen hat. Ich bin unfreiwillig schon von fast jedem deutschen Flughafen und zu jeder Uhrzeit mit ihnen abgeflogen, diesen »Hardcore-Malle-Fans« – voll wie die Eimer (aus denen am Ballermann mittlerweile zum Glück keine Sangria mehr getrunken werden darf), oft grölend und rülpsend. Gut nur, dass sich die waschechten Ballermänner und -frauen nicht aus dem wirklich kleinen Örtchen unweit von Palma wegbewegen. Das kleine Örtchen heißt El Arenal und schmiegt sich an die Playa de Palma. Der sechs Kilometer lange Strand ist in 15 Abschnitte unterteilt, die sogenannten »Balnearios«. Nur am Balneario 6, dem von den deutschen Touristen liebevoll in Ballermann unbenannten überschaubaren Strandabschnitt, steppt der Bär. Da gehen sie steil, bevor sie oft genug mit einer veritablen Alkoholvergiftung bewusstlos in eins der Krankenhäuser der Insel gebracht werden müssen. Was hätte wohl der gute alte Stevenson zu den Zuständen in El Arenal auf einer nur 450 Meter langen Partymeile gesagt, die für viele das Image einer ganzen Insel ausmacht? Zu einer ganzen Armada von Mr. und Mrs. Hydes, die halt- und rücksichtslos bis in die Morgenstunden feiert und Anwohnern, aber auch einigen Tourismus-Anbietern schon lange ein Dorn im Auge ist? Wo verläuft die Grenze zwischen gesellschaftlich akzeptiertem Rausch und dem Verlust der Selbstkontrolle? Diese Frage stellt sich auch in unserem Fall, der den Titel »Ein paar Drinks zu viel?« trägt.

Als Schauspielerin ist mir wenig fremd. Auch ich habe im Laufe der Jahrzehnte Menschen gekannt, die sich durch Alkohol und andere Drogen zugrunde gerichtet haben: begabte, sensible Männer und Frauen, harte und weiche. Die Sucht macht keine Unterschiede, und sie zu romantisieren, sie gar zum festen Bestandteil eines kreativen Künstlerlebens hochzustilisieren, ist naiv und dumm. Ich hatte auf der Schauspielschule alkoholkranke Dozent:innen, habe auf der Bühne und vor der Kamera mit suchtkranken Kolleg:innen, Regisseuri:innen und Produzent:innen gearbeitet, und jede einzelne Erfahrung ist eine, die ich lieber nicht gemacht hätte.

Damit das, was der Zuschauer auf dem Bildschirm, der Leinwand oder der Bühne im Ergebnis zu sehen bekommt, entstehen kann, brauchen alle Teammitglieder einen »Safe Space«, einen sicheren Raum. In diesem sicheren Raum wird für gewöhnlich freudvoll gearbeitet und respektvoll miteinander umgegangen – alle für einen, einer für alle und alle für dasselbe Ziel. Ein großes Füreinander also, wenn es gelingt. Schauspielkolleginnen oder Regisseure aber, die die Kontrolle über ihren Konsum verloren haben, können dann zu nicht einschätzbaren Gegnern werden, die bizarres Verhalten an den Tag legen. Unzuverlässigkeit, Aggression, Manipulation oder Übergriffigkeit sind dann an der Tagesordnung und für alle Beteiligten nur schwer auszuhalten. Ich schreibe bewusst »aushalten«, weil gerade beim Entstehen eines Stücks- oder Films »aufgeben« nicht als Option angesehen wird. Als würde die Kunst rechtfertigen, die Würde eines Schauspielers oder eines Mitarbeiters anderer Gewerke zu verletzen. Mag gesunde und spontane Wut hilfreich sein, um sich selbst und andere vor dem irrationalen und egozentrischen Verhalten eines Suchtkranken zu schützen; wenn eine Situation eskaliert, summiert sich das Ganze doch jedes Mal zu einer Tragödie, bei der man miterleben muss, wie die Sucht die Oberhand über ein Leben gewinnt und am Ende davon nicht viel übrig lässt. Von Menschen, die einmal voll Energie waren, beseelt von Idealen und großen Träumen, bleiben die seelischen Wunden, die sie sich selbst und anderen zugefügt haben.

Unser nächstes Kapitel ist drehbuchreif, und das meine ich nicht ohne Empathie. In dem ihm zugrunde liegenden Patientenfall handelt es sich nicht um die Schilderung eines Rollenspiels, sondern um ein menschliches Schicksal. Eine Kette von Erschütterungen, deren Gründe jahrelang im Dunkeln liegen, entwickelt sich zu einem nervenaufreibenden Medizinkrimi und eröffnet einen Blick in den Abgrund menschlichen Verhaltens. Die Ursprünge dieser zeitgenössischen Tragödie liegen zufälligerweise auf meiner Heimatinsel Mallorca.

Martin

Schon als junger Student der Humanmedizin hat mich das Thema Sucht fasziniert. Die Motive, die aus Neugier und Verlangen eine unwiderstehliche, oft fatale Abhängigkeit werden lassen, sind so komplex wie individuell. Sucht ist, zumindest für nicht Betroffene, irrational und daher schwer zu begreifen. Denn sie wird von biochemischen Prozessen, dem Zusammenspiel zwischen Rezeptoren und Botenstoffen (etwa Dopamin) innerhalb des Gehirns gesteuert. Hier befindet sich das Belohnungszentrum, das »auf Schlau« mesolimbisches System heißt und ausschlaggebend für die Entstehung und die unterschiedliche Ausprägung von Süchten ist.

In diesem Areal werden biochemisch Glücksgefühle hergestellt, die wiederum einen direkten Einfluss auf die Ausprägung und den Erhalt von menschlichen Verhaltensmustern haben. Man denke zum Beispiel an das Hochgefühl nach dem Sport, an die berühmten »Schmetterlinge im Bauch«, wenn wir verliebt sind, aber auch an soziale Medien, die ihre Nutzer mit einem einfachen System aus virtuellem Lob in Form von »Likes« an sich binden. Dies gleicht übrigens in seiner ebenso simplen wie perfiden Versuchsanordnung den Methoden der klassischen Konditionierung, mit denen in der Hundeerziehung gearbeitet wird. Hierbei wird durch eine positive Verstärkung in Form von Leckerbissen oder Streicheleinheiten ein gewünschtes Verhalten bei den Vierbeinern etabliert und gefestigt. Auch in Spielhallen, Wettbüros und Casinos wird der Kampf um Gewinnmaximierung im mesolimbischen System der Menschen geführt, weshalb Spielsucht längst und vollkommen zu Recht in den Katalog der Suchterkrankungen aufgenommen wurde.

Doch anfängliche Kicks, die durch schier grenzenlose Euphorie gekennzeichnet sind, weichen im weiteren Verlauf einer Suchterkrankung bald Gleichgültigkeit und automatisiertem Konsum. Auf der Suche nach der erlebten Euphorie steigen die Dosen der stimulierenden Substanz oder des die Belohnung auslösenden Verhaltens immer weiter. Können auch höhere Dosen die gewünschte Wirkung nicht mehr hervorrufen, kommen nicht selten härtere Drogen ins Spiel, die den durch die Gewöhnung nachlassenden Effekt verstärken und neue Kicks und Thrills auslösen sollen.

Das Belohnungssystem ist ein ambivalenter biologischer Mechanismus. Auf der einen Seite würden wir ohne unser Belohnungssystem wahrscheinlich weitgehend untätig bleiben: keine Arbeit ohne die Aussicht auf Gehaltserhöhungen und Karriere, keine Fortpflanzung ohne die Ekstase der Liebe und das Glücksgefühl beim Anblick des Neugeborenen. Doch die dunkle Seite dieser effizienten Motivationsmaschinerie ist, dass sie das Einfallstor für Drogen, die selbstzerstörerische Jagd nach dem Rausch und die dadurch entstehende Sucht ist.

Aber seien wir ehrlich: Auch wenn die Meisten von uns das Glück haben, nicht wirklich nach etwas süchtig zu sein, kennen viele Menschen das Verlangen nach sogenannten Genussmitteln, richtig? Wobei man in diesem Kontext noch einmal grundsätzlich über den Begriff »Genuss« nachdenken sollte. Denn sowohl Tabakpflanzen als auch Kaffeebohnen werden nicht ohne Grund mit Unmengen von Zusatzstoffen behandelt, bevor wir Menschen uns einbilden, sie zu mögen. Aber warum verändern wir den Geschmack dieser sogenannten Genussmittel überhaupt, anstatt einfach auf sie zu verzichten, wenn sie uns in ihrer Rohform zum Würgen bringen? Weshalb überlisten wir die Natur, die uns über den abstoßenden, meist sehr bitteren Geschmack etwa von Kaffeebohnen sehr deutlich zu verstehen gibt: »Stopp, das gehört nicht in deinen Körper! Bitte weitergehen!«

Richtig: Diese Produkte geben uns ein gutes Gefühl. Die in ihnen vorhandenen Substanzen heften sich an die Rezeptoren unseres Belohnungssystems wie die rote Zuckerschicht an einen Kirmes-Apfel. Und sie suggerieren uns, dabei hilfreich zu sein, den beschwerlichen Alltag mit mehr Lust und Resilienz zu bestreiten. Oder, um beim Rummelplatz-Obst zu bleiben: Es soll uns das Leben »versüßen« – sei es der Kaffee nach dem Aufstehen, der uns dabei hilft, in Fahrt zu kommen und im Job leistungsfähiger zu sein, die durch riesige Mengen fetter Kakaobutter zartschmelzende und überzuckerte Schokolade, die uns tröstet oder belohnt, wenn wir einsam sind oder uns mal wieder ungerecht behandelt fühlen, oder die Zigarette, deren giftiger Rauch uns angeblich beruhigt und in stressigen Momenten entspannen lässt.

Wir unterliegen dabei jedoch einem bewusst in Kauf genommenen Selbstbetrug. Denn wie gesagt, der Grund für den Konsum ist keineswegs der von Natur aus hervorragende Geschmack dieser »Genussmittel«. Schon Schokolade mit hohem Kakaoanteil ist gewöhnungsbedürftig, und 96-prozentiges Ethanol, also Alkohol in Reinform, entfaltet bereits in kleiner Menge eine verheerende Wirkung, die tödliche Folgen haben kann.

Die Tabakpflanze sondert sogar eine besonders toxische Substanz ab, um sich potenzielle Fressfeinde vom grünen Leib beziehungsweise von den Blättern zu halten. Der Name dieses potenten Nervengifts ist nicht nur Wissenschaftlern geläufig – ich spreche von Nikotin. Und wer jetzt glaubt, Tabak sei doch längst kalter Kaffee, den muss ich leider mit dem Ergebnis einer Düsseldorfer Studie beunruhigen, die besagt, dass sich der Trend zum Rauchen in der Gruppe der 14- bis 17-Jährigen seit der Corona-Pandemie verdoppelt hat. Und dies, obwohl längst bekannt sein sollte, dass Rauchen wahrlich kein Gesundheitsbooster ist, sondern, so das Bundesministerium für Gesundheit, »das größte vermeidbare Gesundheitsrisiko in Deutschland«. Fakt ist, dass Rauchen wahnsinnig schnell abhängig macht und sogar ein höheres Suchtpotenzial als Heroin hat. Jeder Dritte, der das erste Mal eine Zigarette probiert, bleibt beim Rauchen. Aber stellt man Rauchern die Frage nach dem »Warum«, wird das Qualmen oft mit Grundbedürfnissen wie Essen oder Schlafen verglichen. Das ist in meinen Augen bereits die Definition von Abhängigkeit.

Als Grund für den beachtlichen Anstieg der jugendlichen Erstkonsumenten von nikotinhaltigen Produkten wird die Sehnsucht vermutet, nach den Lockdowns der Corona-Pandemie wieder in Gruppen Gleichaltriger zusammen sein zu können. Dieser Trend kann unter anderem durch eine Studie des Center for Disease Control and Prevention (CDC), einer führenden nationalen Gesundheitsbehörde in den Vereinigten Staaten, untermauert werden, die zeigt, dass Jugendliche bereits während der Pandemie – ironischerweise durch einen Virus ausgelöst, der schwere Lungenerkrankungen hervorruft – vermehrt zu nikotinhaltigen Produkten griffen, möglicherweise als Methode, mit dem außergewöhnlichen Stress und der Isolation umzugehen. Das Rauchen oder Vapen in Gruppen könnte also nicht nur den Wunsch nach sozialer Nähe widerspiegeln, sondern auch ein Versuch sein, die durch die Pandemie erfahrenen Gefühle von Einsamkeit und Angst zu bekämpfen. Selbstverständlich spielt aber auch die Neugier auf neue Produkte, darunter etwa Einweg-E-Zigaretten, Liquids oder Shisha-Tabak in knallbunten Verpackungen und mit verführerischen Geschmacksrichtungen (wie Kirsch-Cola oder Marshmallow) eine wesentliche Rolle für die Faszination und den wachsenden Konsum von Jugendlichen und jungen Erwachsenen. Dass diese Scheußlichkeiten ganz oft zu Taschengeldpreisen verkauft werden, besorgt mich nicht nur als Arzt, sondern auch als Vater zweier kleiner Söhne.

Aber was hat das Thema »Sucht« mit einer seltenen Erkrankung zu tun? Diese Frage habe auch ich mir gestellt, als vor ein paar Jahren ein wirklich mysteriöser Patient bei mir auftauchte. Ich war schockiert, als mir der Mann, nur ein paar Jahre älter als ich, auf die Initiative seiner verzweifelten Familie hin im Zentrum für Seltene Erkrankungen vorgestellt wurde. Mir war bereits nach den ersten Minuten der Anamnese klar, dass seine augenscheinliche Alkoholsucht ihn unbehandelt das Leben kosten würde, denn zu diesem Zeitpunkt waren bereits einige Organe durch die dauerhafte Intoxikation massiv geschädigt.

Doch wie sollte ich ihm helfen? Ich war junger Allgemeinmediziner und hatte mich auf die Chamäleons der Medizin, die seltenen Erkrankungen spezialisiert, nicht auf Suchterkrankungen wie den Alkoholmissbrauch. Aber genau das war der ausschlaggebende Punkt, denn der Mann hatte, so glaubte ich damals, alle relevanten Untersuchungen durchlaufen. Er war sogar stationärer Patient in einer Spezialklinik für Suchterkrankungen gewesen. Dennoch blieb er dauerhaft alkoholisiert und war dadurch mittlerweile todkrank und am Tiefpunkt seines Lebens angekommen.

Nur seine Mutter und seine Schwester glaubten noch an diesen Mann, der wie ein lebender Toter vor mir saß. Die verwaschenen Worte, in denen er mir gegenüber immer wieder gebetsmühlenartig wiederholte, keinen Tropfen Alkohol zu trinken, waren kaum zu verstehen, ließen mir aber keine Ruhe. Mein detektivischer Ehrgeiz und meine Empathie waren geweckt. Ich musste herausfinden, was aus einem allseits beliebten Familienvater in Rekordzeit ein bedauernswertes Wrack hatte werden lassen. Wo war das Chamäleon? Was verschleierte es in seiner sichtbaren Erscheinungsform? Irgendetwas musste in all den Jahren seiner medizinischen Behandlung übersehen oder fehlinterpretiert worden sein. Nur was? Auf Basis unserer Anamnese sowie der Berichte der früheren behandelnden Ärzte und der Familie des Patienten lässt sich dessen über drei Jahre dauernde Leidensgeschichte rückblickend erstaunlich detailreich rekonstruieren.

Als die Symptome von Hagen P. zum ersten Mal auftraten, äußerte sich dies eruptiv in einem massiven Tabubruch. Entsetzt schaute sein Schüler seinen Klassenlehrer an und Tränen der Scham und des Schmerzes schossen dem Jungen in die Augen. Schlagartig war es in der Klasse 10b mucksmäuschenstill. Niemand konnte fassen, was gerade passiert war. Zwar hatten sich die Teenager schon seit Wochen über den manchmal schwankenden Gang und die undeutlichen Sätze ihres Lehrers amüsiert, aber nun hatte der beliebte Pädagoge eine rote Linie übertreten: Die Ohrfeige, die Hagen P. seinem Schüler verpasst hatte, würde unweigerlich Konsequenzen für ihn haben.

Auch dem Lehrerkollegium des Essener Gymnasiums waren die unerklärlichen Aussetzer und plötzlichen Wesensveränderungen des beliebten und sehr engagierten Sport- und Englischlehrers nicht verborgen geblieben. In einem Gespräch mit dem Direktor hatte Hagen die Frage nach einem möglichen Alkoholproblem empört von sich gewiesen. Nun jedoch blieb der Schulleitung keine andere Möglichkeit, als den 39-Jährigen mit sofortiger Wirkung vom Dienst zu suspendieren. Dass er daraufhin lauthals fluchend das Schulgebäude verließ, steigerte seine Glaubwürdigkeit nicht und löste im Kollegium fassungsloses Kopfschütteln aus. Nur die mit ihm befreundete Chemielehrerin Annika R. blieb geistesgegenwärtig und versuchte Hagen mit ruhiger Stimme daran zu hindern, in seinem desolaten Zustand ins eigene Auto zu steigen. Doch ihre Beschwichtigungsversuche scheiterten, und der Lehrer brauste mit quietschenden Reifen vom Gelände.

Nur wenige Minuten später ging bei der Leitstelle der Essener Polizei ein Notruf ein. Ein Pkw hatte mit überhöhter Geschwindigkeit zwei rote Ampeln überfahren, bevor er von einem geparkten Auto gestoppt worden war. Als ein Streifenwagen und der Notarzt eintrafen, fanden sie Hagen bewusstlos, aber äußerlich unversehrt im Wrack seines Fahrzeugs. Der Gymnasiallehrer hatte Glück im Unglück, denn sein Airbag hatte Schlimmeres verhindert, und wie durch ein Wunder waren durch den schweren Verkehrsunfall keine Unbeteiligten zu Schaden gekommen.

Bereits im Krankenwagen kam Hagen wieder zu sich und beschimpfte die Rettungssanitäter lallend aufs Übelste – für die erfahrenen Ersthelfer ein klarer Fall von Alkohol am Steuer. Im Krankenhaus wurde ihm auf polizeiliche Anordnung hin unter seinem lautstarken Protest Blut abgenommen und ein Alkoholtest durchgeführt. Das Ergebnis ließ nicht lange auf sich warten: Der Mann hatte einen Blutalkoholspiegel von 2,3 Promille.

Als der Vater einer achtjährigen Tochter nach drei Tagen aus dem Krankenhaus entlassen wurde und mit dem Taxi vor seinem Einfamilienhaus vorfuhr, waren die Jalousien heruntergelassen. Von seiner Familie fehlte jede Spur. Auf dem Küchentisch fand Hagen eine Notiz seiner Frau: »Sind bei meinen Eltern in Duisburg. Wie konntest du uns das nur antun?«

Hagen brach in Tränen aus und verstand die Welt nicht mehr. Was hatte er denn falsch gemacht? Er, ein liebevoller

Familienvater und engagierter Lehrer, der es beim letzten Stadtmarathon unter die ersten drei seiner Altersklasse geschafft und sich aus Bier, Wein und Schnaps nie etwas gemacht hatte, sollte heimlich Alkoholiker sein? Hagen war am Boden zerstört. Er konnte sich seine Verfassung nicht erklären, doch zugleich spürte er deutlich, dass etwas mit ihm ganz und gar nicht stimmte.

Als Hagen den Briefkasten öffnete, traf ihn der nächste Schock: ein Brief der Staatsanwaltschaft. Zu allem Überfluss hatten ihn auch noch die Eltern des von ihm geohrfeigten Jungen wegen Körperverletzung angezeigt. Langsam wurde ihm das Ausmaß seiner Misere bewusst. Denn das nächste Kuvert, das er hastig aufriss, enthielt eine Vorladung zur Anhörung im schulbehördlichen Disziplinarverfahren, das über seinen weiteren Verbleib an dem von ihm so geliebten Stadtgymnasium entscheiden würde.

Bei dieser wichtigen, über sein Berufsleben entscheidenden Anhörung, die ein paar Wochen später stattfand, wirkte Hagen erstaunlicherweise wieder schwer angetrunken. Kurz darauf erfolgte die fristlose Kündigung. Sein Leben lag nun vollends in Trümmern – Familie und Job waren auf einen Schlag weg, und die nächste Rate fürs Haus war noch nicht bezahlt. Seine Mutter lieh ihm 10 000 Euro, damit er zumindest die nächsten Monate finanziell überstehen konnte. Obwohl sie ihren Sohn als ehrlich und zuverlässig kannte, war auch sie jetzt davon überzeugt, dass er trank und sich selbst belog. Unter Tränen versprach er ihr hoch und heilig, eine Therapie zu machen, und fand sich schließlich in einer Suchtklinik zwischen Drogenabhängigen und Alkoholikern wieder.

Erst dort, im Gespräch mit seinem Therapeuten, erinnerte sich Hagen an die Chronologie seines Wirklichkeit gewordenen Albtraums. Begonnen hatte alles mit einem Wochenendtrip auf die sonnige Baleareninsel Mallorca. Der Junggesellenabschied seines besten Freundes Martin stand auf dem Programm. Party-Action und verkaterte Tage am Strand waren also vorprogrammiert. Hagen wunderte sich deshalb nicht, dass die zwei exzessiven Tage nicht folgenlos blieben und ihn nach seiner Rückkehr ein hartnäckiger Durchfall plagte. Es folgte ein Besuch bei seinem langjährigen Hausarzt, der ihm jovial auf die Schulter klopfte und ihm ein Antibiotikum verschrieb. Mit dem Versprechen, in zehn Tagen sei wieder alles beim Alten, und einer Krankschreibung schickte er ihn nach Hause.

Nach zehn Tagen war Hagen dann wirklich wieder der Alte. Bis zu dem Abend, als er nach dem Training mit zwei Kumpeln vom Lauftreff seinem Heißhunger nach Hamburgern, Pommes und einem riesigen Erdbeer-Shake nachgab. Am nächsten Morgen wachte er mit Sehstörungen auf. Er vermutete als Ursache die neue Lesebrille, an die er sich erst noch gewöhnen musste. Das waren wohl die ersten lästigen Begleiterscheinungen des Alters, aber solange er zehn Kilometer noch unter fünfzig Minuten lief, gab es keinen Grund zu ernsthafter Besorgnis. Hagen war ein rationaler Mensch, der immer zuerst vom Naheliegenden ausging und mit dieser Strategie bisher immer gut gefahren war. Nach nur vier Tagen in der Suchtklinik setzte man ihn vor die Tür: Er sei anscheinend noch nicht bereit zu einem Entzug und solle zurückkommen, wenn der Leidensdruck groß genug sei, gab der Leiter der Klinik ihm zum Abschied mit auf den Weg.

Anderthalb Jahre später war der einzige Ausdauersport, den Hagen noch ausübte, ein Ärztemarathon. Mit aufgeblähtem Bauch und schier unerträglichen Schmerzen lag er in seinem ehemaligen Kinderzimmer. Seiner Mutter, seiner

Schwester und ihm selbst wurde klar, dass etwas geschehen musste, sonst würde sein frühes Grab nicht mehr fern sein. Längst plagten ihn massive Leberprobleme und seit Neuestem auch neurologische Ausfälle. Über einen befreundeten Arzt hatten die Mutter und Schwester Kontakt zum Zentrum für Seltene Erkrankungen am Universitätsklinikum Bonn aufgenommen und bereits einen Termin erhalten. Das erste Mal seit langer Zeit hegten sie wieder etwas Hoffnung: Das war vielleicht die letzte Chance, dass ihrem Sohn und Bruder geholfen wurde. »Der letzte Strohhalm – wie passend« hatte Hagen gemurmelt, als er von dem Termin erfuhr, und dabei voller Bitterkeit gegrinst. Dann setzten wieder die teuflisch hämmernden Kopfschmerzen ein.

Als ich Hagen Wochen später in meiner Sprechstunde empfing, war ich schockiert. Dieser Mann sollte nach Aussagen seiner Angehörigen noch vor knapp drei Jahren an einem Gymnasium unterrichtet und regelmäßig Sport getrieben haben? Schier unvorstellbar, denn vor mir saß ein Mann, der zehn Jahre älter wirkte, als er tatsächlich war.

Längst hatte ich mir gemeinsam mit meinem multidisziplinären Team anhand der übersandten Epikrise, also der kritischen Bewertung des bisherigen Krankheitsverlaufs durch Hagens Hausärztin, erste Gedanken gemacht. Nachdem er mit unserer Hilfe den speziellen Fragebogen für Patienten ohne Diagnose ausgefüllt hatte, der Hinweise auf das mögliche Vorliegen seltener Erkrankungen geben soll, wurde er stationär in die Uniklinik Bonn aufgenommen.

Der erste Schritt, dem Geheimnis auf die Spur zu kommen, war eine 24-stündige Abstinenzphase, in der wir streng überwachten, dass unser Patient keinen Alkohol zu sich nahm. So konnte ein Alkoholmissbrauch als Ursache seiner Symptome sicher ausgeschlossen werden. Rückblickend wundere ich mich bis heute, dass auf diese so naheliegende Idee offensichtlich vor uns niemand gekommen war.

Die darauffolgende Blutanalyse ergab trotz seiner überwachten Abstinenz einen alarmierenden Blutalkoholgehalt von fast zwei Promille. In der Fallkonferenz des Zentrums herrschte nach dieser spektakulären Neuigkeit allgemeine Ratlosigkeit. Dann eröffnete unser erfahrener Neurologe die Diskussion über mögliche Differenzialdiagnosen, bei der Erkrankungen mit gleichem oder sehr ähnlichem Erscheinungsbild als Ursache in Betracht gezogen werden. Er tippte als Quelle einer Vielzahl von gravierenden Symptomen auf eine ischämische Läsion des Kleinhirns, das heißt eine Schädigung, die zum Beispiel durch einen unbemerkten Schlaganfall ausgelöst werden kann. Denn nicht selten treten nach Schlaganfällen degenerative Krankheitsmerkmale wie verwaschene Sprache, Gangunsicherheit und Persönlichkeitsveränderungen auf, ausnahmslos Symptome, die Hagen aufwies. Doch diese vermutete Ursache erklärte nicht den hohen Alkoholspiegel im Blut des rätselhaften Patienten. Eine Computertomografie am nächsten Tag widerlegte die Schlaganfall-Hypothese.

Im Folgenden kam mir ein »alter Bekannter« namens Morbus Gaucher in den Sinn – eine tückische, aber durch medikamentöse Einstellung bei erwachsenen Patienten kontrollierbare Erkrankung, die oft mit Funktionsstörungen der Leber und weiteren Symptomen wie einem aufgeblähten Bauch und neurologischen Komplikationen einhergeht, die allesamt bei Hagen vorlagen. Ein spezifischer Bluttest räumte jedoch auch diesen Verdacht aus.

Der Fall ließ mir bald auch nach Feierabend keine Ruhe. Bei einer nächtlichen Recherche in medizinischen Datenbanken und Selbsthilfeforen für seltene Krankheiten fand ich schließlich Hinweise auf eine Erkrankung, die sowohl die vorliegenden Symptome als auch Hagens permanenten Alkoholpegel erklären könnte: das extrem seltene »Eigenbrauer-Syndrom«. Seine Erreger sind Hefepilze, welche die – zum Beispiel durch Antibiotikaeinnahme oder eine falsche, sehr glukosehaltige Ernährung – geschwächte Darmflora eines Menschen befallen. Diese Pilze vermehren sich unbehandelt so stark, dass sie einen überhandnehmenden Prozess alkoholischer Gärung im Körperinneren auslösen. Geschieht dies, entstehen leberschädigende Alkohole, die – neben Alkoholisierungserscheinungen und der daraus resultierenden sozialen Ausgrenzung und Stigmatisierung als Alkoholiker – längerfristig zu Zirrhosen oder Krebserkrankungen führen können.

Ich folgte dieser Spur. Zuerst war ein oraler Glukosetest am nächsten Morgen positiv, und mit der Entdeckung der Hefepilze Candida und Saccharomycetes in Hagen P.s Stuhlprobe fügten sich alle Teile des Puzzles zusammen. Es wurde deutlich, dass die ungewöhnlichen Symptome des Lehrers aus Essen nach einer Antibiotika-Behandlung und seinem reichhaltigen Fast-Food-Konsum begannen. Diese Antibiotika hatten die natürliche Balance der Mikroorganismen in Hagens Darm gestört, was den Hefepilzen ermöglichte, sich übermäßig zu vermehren. Die von Hagen erwähnte üppige Fast-Food-Mahlzeit, reich an Zucker und einfachen Kohlenhydraten, lieferte den Hefepilzen dann die »Nahrung«, die sie für die Fermentation zu Alkohol benötigten.

Die Behandlung unseres Patienten erforderte daher einen mehrschichtigen Ansatz. Zunächst musste Hagen seine Ernährung umstellen, um den Hefepilzen ihre »Nahrung« zu entziehen. Eine kohlenhydratarme Diät war hier entscheidend. Unterstützend verschrieben wir ihm zur Reduzierung der Hefepilz-Population in seinem Darm spezielle antimykotische Medikamente (Anti-Pilzmittel). Die Einnahme von Probiotika half abschließend dabei, das Gleichgewicht der Darmbakterien wiederherzustellen und die Gesundheit des Verdauungssystems zu unterstützen. Wir klärten Hagen darüber auf, dass er zukünftig möglichst auf die Einnahme weiterer Antibiotika verzichten solle, um das Gleichgewicht der Darmflora nicht erneut zu stören. Dieser integrative Behandlungsansatz half relativ schnell dabei, Hagens Symptome zu lindern und ihm wieder ein normales Leben zu ermöglichen.

➤ Eigenbrauer-Syndrom (Auto-Brewery-Syndrom)

Was?
Eine seltene medizinische Erkrankung, bei der Zuckersorten und Stärken in unserer Nahrung (fermentierbare Kohlenhydrate) im Darm durch Bakterien und Hefen in Alkohol umgewandelt werden.

Folgen:
Die unbeabsichtigte Alkoholproduktion im Körper führt ohne Alkoholkonsum zu ähnlichen Symptomen wie bei Alkoholkonsum.

Häufige Symptome:
Rauschzustände, Verwirrtheit, Schwindel, Müdigkeit, Verdauungsstörungen.

Ursachen:
Kann verbunden sein mit chronischen Darmerkrankungen und übermäßigem Wachstum von Hefe im Darm nach Antibiotika-Therapie oder bei gestörter Darmflora.

Behandlung:
Anpassung der Ernährung, um die fermentierbaren Kohlenhydrate zu reduzieren; Medikamente zur Pilzbehandlung (antimykotische Medikamente) und Probiotika können ebenfalls eingesetzt werden.

Mögliche körperliche Schäden durch Alkoholmissbrauch

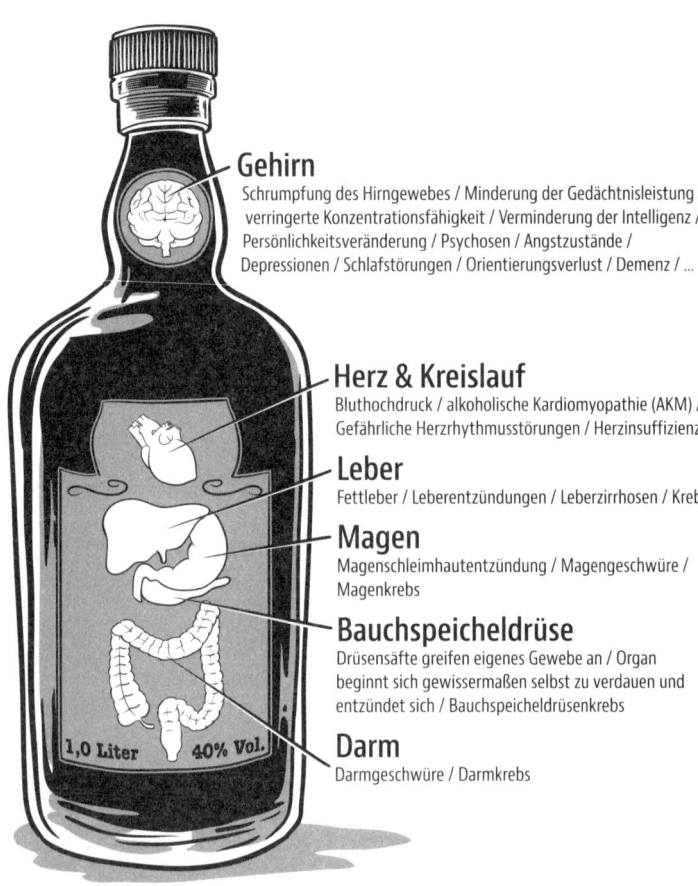

Gehirn
Schrumpfung des Hirngewebes / Minderung der Gedächtnisleistung / verringerte Konzentrationsfähigkeit / Verminderung der Intelligenz / Persönlichkeitsveränderung / Psychosen / Angstzustände / Depressionen / Schlafstörungen / Orientierungsverlust / Demenz / ...

Herz & Kreislauf
Bluthochdruck / alkoholische Kardiomyopathie (AKM) / Gefährliche Herzrhythmusstörungen / Herzinsuffizienz

Leber
Fettleber / Leberentzündungen / Leberzirrhosen / Krebs

Magen
Magenschleimhautentzündung / Magengeschwüre / Magenkrebs

Bauchspeicheldrüse
Drüsensäfte greifen eigenes Gewebe an / Organ beginnt sich gewissermaßen selbst zu verdauen und entzündet sich / Bauchspeicheldrüsenkrebs

Darm
Darmgeschwüre / Darmkrebs

Sonstige Risken
Bei Frauen erhöhen bereits geringe Mengen Alkohol erwiesenermaßen das Risiko für Brustkrebs. Auch das Krebsrisiko für den Mund- und Rachenraum steigt. Doch auch Potenzstörungen können, neben Abhängigkeit, einem größeren Risiko für Diabetes und andere Erkrankungen weitere negative Auswirkungen von übermäßigem Alkoholkonsum sein.

Zuallererst brennt mir eine Frage auf der Seele: Wie in aller Welt kann es sein, dass ein junger Mann so lange an einer derart zerstörerischen Pilzbesiedlung seines Darms leidet und ihm einfach niemand glaubt, wenn er beteuert, keinen Alkohol zu trinken?

Diese Frage bringt ein häufiges Dilemma im Zusammenhang mit seltenen Erkrankungen auf den Punkt. Der Mensch ist ein Gewohnheitstier. Das gilt natürlich auch für mich und meine Kolleginnen und Kollegen. Dinge, die wir noch nie gesehen haben oder die so unwahrscheinlich sind, dass sie selbst in medizinischen Fachjournalen höchstens als kuriose Randnotiz auftauchen, spielen daher in unseren Überlegungen selten eine Rolle. Das ist im Umgang mit seltenen Erkrankungen eine fatale Einstellung, die maßgeblich für die oft jahrelang erfolglosen Behandlungen verantwortlich ist.

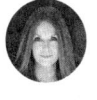 Davon abgesehen, dass ich mir beim besten Willen immer noch nicht vorstellen kann, dass es über einen so langen Zeitraum hinweg niemanden gab, der an eine psychische Erkrankung oder ein Anfallsleiden gedacht hat und niemand dem armen Mann Glauben schenkte, habe ich mich, in Vorbereitung auf dieses Kapitel, einmal mehr mit dem Thema Sucht beschäftigt. Hier natürlich insbesondere mit dem Alkoholismus, der in unserer Gesellschaft noch immer verharmlost und bagatellisiert wird. Aber auch vor meinem geistigen Auge taucht das berühmte Glas Wein nach einem anstrengenden Arbeitstag, das Feierabendbier und, für die Hipster unter uns, der Sundowner in Form eines Aperol Spritz oder eines Cocktails auf. Spätestens seit Corona ist nun aber auch das sogenannte »Daydrinking« en vogue,

bei dem man schon vormittags im Café mit dem ersten alkoholischen Getränk startet – übrigens in mallorquinischen Bars, Baumarkt-Cafeterias oder an Tankstellentresen nichts Neues, sondern ein übliches Bild. Am frühen Morgen gibt es Carajillo, Kaffee oder Espresso mit Schnaps, und bei der Merienda, also der Frühstückspause gegen zehn Uhr, sieht man neben den Bocadillos, diesen deftigen belegten Baguettes, Bier, Schnaps und Wein auf den Tischen. Dort wie hier gilt: In den wenigsten Fällen bleibt es bei einem Glas, eigentlich ist man den ganzen Tag angeschickert und fährt Auto. Ein ziemlich sorgloses Trinkverhalten, das nach meiner Erinnerung zumindest in der Mitte der Gesellschaft früher den Sonn- und Feiertagen vorbehalten war. Mit dem Daydrinking ist eine neue Dimension des gesellschaftlich akzeptierten Trinkens erreicht. Ich bin weiß Gott weder eine Moralapostelin noch ein Kind von Traurigkeit, doch gilt es nicht zu vergessen, um welch ernst zu nehmende Erkrankung es sich handelt, wenn erst einmal die Grenze zur Sucht überschritten ist. Im Zuge der Geschichte haben wir schon einiges über die verheerenden Langzeitfolgen von Alkoholismus erfahren und welch komplexe und zerstörerische Prozesse zu viel Alkohol im Körper in Gang setzt. Aber letztendlich geht es in Hagens Geschichte ja um eine sehr exotische Erkrankung, nämlich das »Eigenbrauer-Syndrom«, nicht um Sucht. Wobei der Name noch das Spaßigste an dieser Krankheit ist, klingt er doch ein wenig nach einem schnauzbärtigen Bierbrauer mit roten Bäckchen und Knollennase.

Vorneweg: Alkoholismus ist eine ernsthafte Suchterkrankung. Punkt. Der regelmäßige Konsum von Alkohol kann verschiedene Organsysteme beeinträchtigen: die Leber, das Herz, das Gehirn und das Verdauungssystem. Wir haben das bei Hagen erlebt: Zwei, drei Jahre mit zu hohem Alkoholpegel im Körper, und die Leber kann irreversiblen Schaden nehmen. Leberzirrhose und sogar Leberkrebs sind im schlimmsten Fall die furchtbaren Folgen. Aber auch das Herz wird durch regelmäßigen hohen Alkoholkonsum in Mitleidenschaft gezogen. So können zum Beispiel gefährliche Herzrhythmusstörungen auftreten. Last but not least freut sich auch die Schaltzentrale unseres Körpers, unser wunderschönes Gehirn, ganz und gar nicht über ein paar Drinks zu viel. Alkoholismus führt mittel- und langfristig zur Einschränkung kognitiver Funktionen unseres Gehirns und begünstigt außerdem Persönlichkeitsveränderungen wie wachsende Unberechenbarkeit, Aggressivität oder auch Depressionen. Ganz davon zu schweigen, dass die Sucht unweigerlich soziale und berufliche Probleme hervorruft. Der Rückzug seiner Frau und der Verlust seines Jobs waren ja auch im Fall von Hagen die Beschleuniger einer Abwärtsspirale. Es gibt also eine Menge guter Gründe, schnellstmöglich Hilfe zu suchen, wenn man selbst oder jemand im eigenen Umfeld Symptome von Alkoholismus aufweist.

Eine Rolle spielt wohl auch die Doppelmoral, mit der unsere Gesellschaft zwischen legalen und illegalen Drogen unterscheidet und dabei nicht im Blick hat, welche Droge unserer Gesundheit Schaden zufügt. Wir erleben das aktuell an der oft unsachlichen und sehr erhitzt geführten Diskussion um die Legalisierung von Cannabis. Es fehlt an Aufklärung und Jugendarbeit. Darüber hinaus wird auch gerne der Maßstab der Funktionstüchtigkeit angelegt: Hat ein Mensch seine Sucht unter Kontrolle – das heißt zynischerweise: Konsumiert er im Stillen, erledigt ordentlich seine Aufgaben und fällt nicht durch absonderliches Verhalten auf –, dann lässt man ihn gewähren, obwohl er längst Hilfe bräuchte. Auch was bestimmte Berufsgruppen angeht – allen voran Künstler –, hält sich hartnäckig das Klischee, Sucht und Exzess seien integrale Bestandteile eines freien, kreativen, sprich bohèmen Lebens – »Sex and Drugs and Rock'n'Roll« eben. Die wunderbare, oft grelle Farbgebung Vincent van Goghs wird gern augenzwinkernd seinem Absinthgenuss zugeschrieben. Dass der Mann seit seiner Jugend unter schweren Depressionen litt, jahrelang in der Psychiatrie behandelt wurde, sich im Wahn selbst verstümmelte und am Ende sein weitgehend unglückliches Leben mit einer Revolverkugel beendete, gehört zum ewigen Mythos von Genie und Wahnsinn. Nicht anders verhält es sich mit den Musikern des legendären Club 27, die allesamt vor ihrem 28. Geburtstag das Zeitliche gesegnet haben, mehrheitlich durch Alkohol, Tabletten oder Heroin. Vom Sänger der Doors, Jim Morrison, über den Gitarrengott Jimi Hendrix bis hin zu Janis Joplin oder Amy Winehouse: Bei ihnen allen galt der Drogenkonsum als akzeptierte Begleiterscheinung, wenn nicht gar als Voraussetzung ihrer künstlerischen Schaffenskraft. Aber sie alle haben gelitten, unter Erfolgsdruck, Selbstzweifeln und dem Verlust der Privatsphäre. Ist nicht auch diese bigotte, äußerst makabre Faszination und Sensationslust ein nicht zu unterschätzender Faktor in der unterschiedlichen Bewertung von Sucht?

Ich halte dies für eine zutreffende Beobachtung, die sich mit meiner Erfahrung als Arzt deckt. Es herrscht in Bezug auf Suchterkrankungen eine erschreckende Doppelmoral. Und manchmal, du hast es gerade im Zusammenhang mit Rockstars und anderen Ikonen aus unterschiedlichen Bereichen der Popkultur erwähnt, wird Sucht sogar glorifiziert, was ich für ebenso pervers wie gefährlich halte. »Live fast, die young!« bedeutet nämlich fernab jeglicher Coolness immer noch vor allem eins: zu früh zu sterben. Doch noch einmal zurück zur Sucht unter medizinischen Gesichtspunkten.

Du möchtest wohl noch auf das Belohnungssystem zu sprechen kommen, das uns antreibt. Warum tun wir überhaupt irgendetwas, das darüber hinausgeht, unseren Hunger, Durst und unsere Bedürfnisse nach Sicherheit zu erfüllen? Was treibt uns an?

Die Hirnforschung hat darauf eine so schlichte wie einleuchtende Antwort: weil gewisse Aktivitäten das Lustzentrum unseres Gehirns, den sogenannten »Nucleus accumbens«, anregen. Vorstellen müssen wir uns dieses Areal als eine Ansammlung von Neuronen, also Nervenzellen, die tief in unserem Vorderhirn liegen. Wird diese Kernstruktur mithilfe des Neurotransmitters Dopamin von einer weiteren Struktur im Mittelhirn stimuliert, löst sie positive Empfindungen wie Euphorie oder Zufriedenheit aus.

Und was ist dann die Aufgabe der Droge? Inwieweit greift sie in diese komplizierten, körpereigenen biochemischen Abläufe ein?

Das ist recht einfach zu erklären. Die Droge ist eine Abkürzung auf dem Weg zur heiß ersehnten Belohnung. Je nach chemischer Beschaffenheit des Suchtmittels werden die Dopamin-Rezeptoren intensiver und länger aktiviert. Diese vielfache Verstärkung des Gefühls einer Belohnung machen Drogen zu einer solch wirkmächtigen

➤ Neurotransmitter am Beispiel von Dopamin

Was sind Neurotransmitter?
Chemische Botenstoffe, die Signale zwischen Nervenzellen (Neuronen) im Gehirn übertragen.

Dopamin, der »Wohlfühl«-Bote:
Ein spezieller Neurotransmitter, oft mit Belohnung, Motivation und Vergnügen in Verbindung gebracht.

Funktionsweise:
1. Ein Neuron produziert und speichert Dopamin.
2. Bei Aktivierung gibt dieses Neuron Dopamin in den synaptischen Spalt (den Raum zwischen zwei Neuronen) frei.
3. Dopamin bindet an spezielle Rezeptoren des empfangenden Neurons und übermittelt so das Signal.
4. Überschüssiges Dopamin wird wieder aufgenommen oder abgebaut.

Bedeutung:
Reguliert Stimmung, Antrieb, Aufmerksamkeit und motorische Kontrolle.

Störungen:
Zu viel oder zu wenig Dopamin kann zu Erkrankungen wie Parkinson, Schizophrenie oder Sucht führen.

Dopamin agiert wie ein Postbote im Gehirn, der »Gute-Laune-Briefe« zwischen den Häusern (Neuronen) zustellt. Je nachdem, wie viele Briefe geliefert werden, fühlen wir uns unterschiedlich.

Substanz. Durch harte Drogen wie beispielsweise Kokain und Heroin entwickelt sich extrem schnell eine gefährliche Abhängigkeit, da sie bereits bei einmaligem Konsum massiv auf unser Belohnungssystem einwirken und dort entsprechende Synapsen nachhaltig verändern.

Sucht ist ein so umfangreiches Themengebiet. Wir könnten damit ein ganzes Buch füllen. Doch kommen wir zurück zu unserer spektakulären Patientenakte. Wie wäre es Hagen ergangen, wenn du nicht das Eigenbrauer-Syndrom diagnostiziert hättest?

Menschen, die mich gut kennen, wissen, dass ich nicht zu Übertreibungen neige, aber Hagen P. wäre meiner Einschätzung nach innerhalb der nächsten zwölf bis achtzehn Monate an den Folgen der dauerhaften Alkoholvergiftung seines gesamten Organsystems gestorben. Nach der Vernichtung der Pilze, der strengen kohlenhydratarmen Diät und der Darmsanierung mit Probiotika wurde dann endlich kein Alkohol mehr in seinem Blut nachgewiesen. Es war also eine Rettung in letzter Minute. Hagen hält bis heute ein strenges Ernährungsregime ein, um die Spätfolgen der jahrelangen Intoxikation zu behandeln und seinen Körper zu schonen. Er ist einer der Patienten, die mir immer in Erinnerung bleiben werden, nicht nur, weil er der einzige »Eigenbrauer«-Fall in meiner bisherigen medizinischen Laufbahn ist, sondern weil mir Hagens Schicksal besonders nahegegangen ist.

Du erwähntest, dass Hagen anschließend mit Probiotika behandelt wurde. Du weißt, wie sendungsbewusst ich bei diesem Thema bin – nicht zuletzt deshalb, weil ich in der Vergangenheit viel zu oft die Erfahrung machen musste, dass es von der Schulmedizin recht stiefmütterlich behandelt wird. Häufig ist die Devise: Aus allen Rohren mit Antibiotika schießen und die Patienten danach mit vollkommen runtergerockter Darmflora ihrem Schicksal überlassen. Dabei wissen wir schon länger, wie elementar wichtig unser Mikrobiom ist, also alle auf und in unserem Körper lebenden Mikroorganismen. Hieran wird aktuell intensiv geforscht, und wir können in Zukunft noch viele bahnbrechende Erkenntnisse auf diesem Gebiet erwarten. Im Übrigen sind es ja nicht nur hoch dosierte Antibiotika, die diese wertvollen Mitbewohner in der Wohngemeinschaft namens Körper vernichten; ein Liter Cola Light hat einen ähnlich verheerenden Effekt in unserem Darm wie Mikroplastik auf ein Korallenriff. Aspartam ist ein künstlicher Süßstoff, zweihundertmal süßer als Zucker, der unter anderem Brausen mit dem Label »Light« und »Zero« süß macht. Unsere Bauchspeicheldrüse produziert daraufhin Insulin, das nicht gebraucht wird und die Fettverbrennung hemmt, außerdem killen derartige Süßstoffe auch wertvolle Darmbakterien. Und was kann sich im Darm ansiedeln, wenn die schützenden Bakterien nicht mehr vorhanden sind? Alles, was nicht in einen gesunden Darm gehört, zum Beispiel Pilze. Im Fall von Hagen P. geht es um eine Fehlbesiedlung des Darms mit ebensolchen Pilzen. Was ist daran besonders, und was muss man in einer solchen Situation als Patient beachten?

Das Mikrobiom kann man sich wie ein komplexes Ökosystem vorstellen, das von unzähligen Mikroorganismen, hauptsächlich Bakterien, Viren, Pilzen und Einzellern (sogenannten Protozoen), bewohnt wird. Es findet sich in verschiedenen Teilen unseres Körpers, vor allem aber in unserem Darm. Die erwähnten Mikroorganismen spielen für unsere Verdauung, die Produktion von Vitaminen und die Stärkung des Immunsystems eine zentrale Rolle. Das Gleichgewicht dieses Ökosystems ist also entscheidend für unsere Gesundheit.

Während sich jedoch die meisten Diskussionen über das Mikrobiom auf Bakterien konzentrieren, bilden auch Pilze, hier insbesondere Hefepilze, eine vielfältige Gruppe von Untermietern, die in unserem Darm leben. Unter normalen Umständen existieren dort auch Pilze in einem gesunden Gleichgewicht und einer friedlichen Koexistenz mit den anderen Mikroben. Probleme entstehen dann, wenn, wie im extremen Fall des Eigenbrauer-Syndroms, diese sensible Balance gestört wird.

Ein häufiger Vertreter der Pilze im menschlichen Darm ist Candida, insbesondere die Art Candida albicans. Dieser Erreger war es ja auch, den wir neben einem Pilz der Klasse Saccharomycetes in Hagens Stuhlprobe gefunden haben. Auch in seinem Fall war das Gleichgewicht durch die hoch dosierte Gabe von Antibiotika zerstört worden. In Verbindung mit der Leib- und Magenspeise von Pilzen, der etwa in Weißmehl enthaltenen Hefe und Zucker, können diese mikroskopisch kleinen Übeltäter überhandnehmen und zu einer Vielzahl von Gesundheitsproblemen führen. Erinnern wir uns an Hagens Heißhunger nach Hamburgern, Pommes und Erdbeer-Shake – ein wahres Festmahl für Candida & Co. Doch nicht jeder entwickelt so schwere und mysteriöse Symptome wie unser Patient. Gesundheitliche Folgen eines unausgeglichenen Pilzwachstums können auch »nur« Verdauungsprobleme, Müdigkeit und Stimmungsschwankungen sein. Daher ist die Aufrechterhaltung und, im Fall einer Fehlbesiedlung, die Wiederherstellung eines gesunden Mikrobioms so entscheidend. Dazu gehört, neben der Vermeidung unnötiger Antibiotika-Einnahmen, eine ausgewogene Ernährung, die reich an Ballaststoffen und fermentierten Lebensmitteln ist. Hier wären beispielsweise Joghurt, Kefir, aber auch Sauerkraut zu nennen. Auf diese Weise können wir das Gleichgewicht unseres inneren Ökosystems bewahren, Krankheiten vorbeugen und auch unser allgemeines Wohlbefinden erhöhen.

 Danke für die Steilvorlage, und großartig, dass du als Schulmediziner eine Lanze für fermentierte Lebensmittel brichst. Ich selbst kann mir ein Leben ohne einige dieser biologischen Wunderwaffen gar nicht mehr vorstellen, weder was ihre positive Wirkung noch was ihren ausgezeichneten Geschmack angeht. So koche ich gerne mit Miso, einer aus Japan stammenden Würzpaste, die aus fermentierten Sojabohnen besteht und außerdem viel Eiweiß, Vitamin K, aber auch Kupfer und Zink enthält. Auch Kefir, den du ja schon erwähntest, ist ein tolles probiotisches Produkt, das man am besten selbst hergestellt, weil in den Plastikbechern tatsächlich selten lebende Bakterien zu finden sind. Bei seiner Produktion wird Milch mit sogenannten Milchkefir-Knöllchen versetzt, die sich aus bis zu 150 verschiedenen Arten von Bakterien und Hefen zusammensetzen. Diese nützlichen Helfer verwandeln die Laktose, also den Milchzucker, in Milchsäure und sorgen für den säuerlichen Geschmack und die Dickflüssigkeit. Ich könnte ein ganzes Rezeptbuch darüber schreiben, angefangen mit köstlichem frischen Joghurt über knusprig angebratenes Tempeh, koreanisches Kimchi oder urdeutsches Sauerkraut – eine echte Vitamin-C-Bombe. Fast alle Gemüsesorten lassen sich fermentieren, wobei Wurzelgemüse und Kohlsorten sich besonders anbieten. Der eigentliche Gärungsprozess, die Fermentation, findet unter Ausschluss von Sauerstoff in einer Salzlake oder im eigenen Saft statt.

Und das macht die Lebensmittel zum einen – aufgrund des Absinkens des PH-Werts ins saure Milieu – haltbarer, zum anderen verändern sich Geschmack und Textur des so behandelten Produkts. Ein weiterer positiver Nebeneffekt ist die Entstehung zusätzlicher Vitamine, die zusammen mit den erhaltenen Pflanzenstoffen und Mineralstoffen die Darmgesundheit erheblich fördern. Daher gelten fermentierte Produkte als probiotisch wirkende Lebensmittel, denn sie boostern die Darmflora mit frischen, lebenden Mikroorganismen, die schlechten Bakterien den Platz streitig machen und das Immunsystem stärken. Außerdem dient der Vorgang des Fermentierens als eine Art »Vorverdauung« und entlastet so den Verdauungstrakt.

Jetzt ist der Moment gekommen, im Zusammenhang mit unserem dramatischen »Eigenbrauer«-Schicksal die entscheidende Frage zu stellen: Wie geht es Hagen heute?

Ich kann nur so viel sagen: Hagen ist in eine andere Stadt gezogen. Er musste sich natürlich trotz der Unfreiwilligkeit seiner Alkoholerkrankung einer Entgiftung unterziehen. Für den Rest seines Lebens wird er Wein, Bier und Spirituosen ausnahmslos meiden müssen, um seine bereits stark angegriffenen Organe nicht weiter zu strapazieren und einen potenziell tödlichen Kollaps durch weitere Alkoholintoxikationen zu verhindern. Mittlerweile arbeitet Hagen meines Wissens halbtags an einer Schule in der Nachbarstadt. Nach wie vor ist er von seiner Frau getrennt, sieht seine Tochter aber regelmäßig. Bei der letzten Nachuntersuchung hatten sich seine Leberwerte weiter verbessert, und er hat bei anhaltender Alkoholabstinenz eine normale Lebenserwartung.

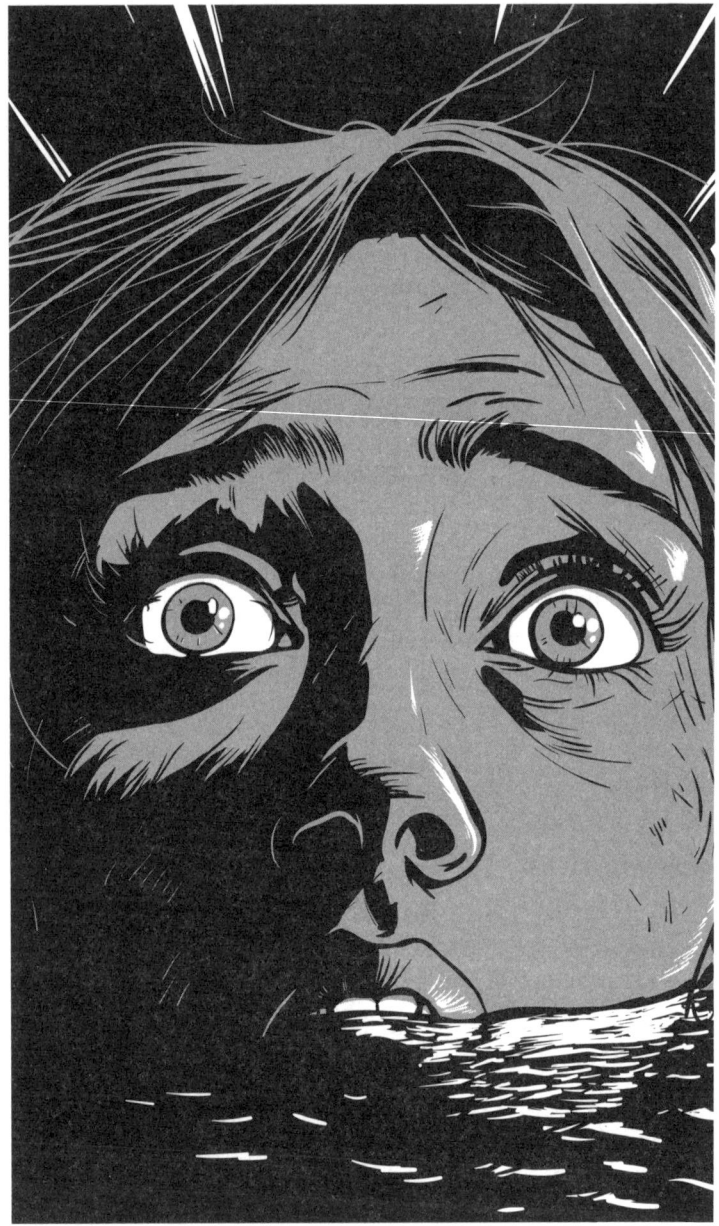

KAPITEL 4
Quälende Erinnerungen

Apokalyptische Nachrichten aus aller Welt scheinen nicht nur zuzunehmen, sondern, beginnend mit der vergangenen Covid-Pandemie, auch immer näher zu kommen. Kriege, Terror und verheerende Naturkatastrophen, die früher weit weg erschienen und deshalb, wenn man wollte, gut ausgeblendet werden konnten, bahnen sich nun unaufhaltsam ihren Weg in unsere Lebenswirklichkeit. Globale und regionale Krisen besetzen inzwischen unsere ganz persönliche Komfortzone und letztlich auch die Rezeptoren unserer Gehirne. Sie entern unser Unterbewusstsein und säen Angst, Unsicherheit und das Gefühl von Ohnmacht. Es scheint, als sei die »Zeit der Unschuld« – ehrlicherweise nur ein Euphemismus für eine weitverbreitete Ignoranz aus Selbstschutz gegenüber dem Leid von weniger privilegierten Mitmenschen –, unwiederbringlich vorüber.

Manche begegnen dieser neuen, zuweilen brutalen Realität mit Eskapismus, mit Ausflügen in die Welt romantischer Hollywood-Komödien oder seichter Serienkost. Der Bildschirm, der die schlimmen Nachrichten bringt, darf die emotionalen Wogen dann wieder glätten. Andere leben in einem Zustand dauerhafter, nahezu pausenloser Anspannung und negativer Erregung, die auch dann noch Schaden anrichtet, wenn das

Handy bereits auf dem Nachttisch liegt und der Fernseher längst ausgeschaltet ist. Düstere Geschichten und äußerst polarisierende Social-Media-Kommentare verfolgen uns manchmal bis in unsere Träume; das nimmt dem Schlaf seine erholsame, regenerierende und überlebensnotwendige Kraft. Mit gravierenden Folgen für unsere Gesundheit.

Rund um die Uhr lassen wir uns online befeuern. Aber nicht nur durch Werbung für die neueste Abnehm-App oder die heute wirklich allerletzte Chance, beim Black-Sunday-Cyberweek-Final-Sale ein Schnäppchen zu machen, sondern ebenso durch abscheuliche Propaganda sowie kaum zu ertragende Hassausbrüche und Gewaltaufrufe. Der fast ungefilterte Zugang zu fragwürdigen, meist ungeprüften Informationen hat ein neues Phänomen entstehen lassen: das sogenannte Doomscrolling, womit das exzessive Konsumieren schauderhafter Inhalte und News im Internet gemeint ist. Unterstützt durch ausgeklügelte Algorithmen, steigen wir immer tiefer in das Rabbit Hole, den weit verzweigten virtuellen Kaninchenbau des Internets, und klicken uns von einem gruseligen Link zum nächsten. Pessimismus, Angst und Paranoia nehmen dabei zu, und vor allem labile Menschen tragen nicht selten seelischen, aber auch psychophysiologischen Schaden davon. Die Psychophysiologie befasst sich mit dem Zusammenspiel zwischen psychischen Prozessen und körperlichen Vorgängen. Sie untersucht beispielsweise, wie Gedanken, Gefühle und bestimmte Verhaltensweisen mit körperlichen Reaktionen zusammenhängen. So kann etwa Stress das Herz beeinflussen oder gezielte Entspannung den Blutdruck senken. Kurzum, es ist wissenschaftlich erwiesen, dass psychische Vorgänge wie beispielsweise Furcht oder das Gefühl von Kontrollverlust direkte Auswirkungen auf körperliche Funktionen wie unsere Gehirntätigkeit, unseren Hormonhaushalt, unseren Kreislauf oder unsere Atmung haben.

Doch wenn schon mediale Berichte und passiver Konsum von Hiobsbotschaften schädliche Auswirkungen auf die psychische und physische Gesundheit haben, wie geht es dann erst den Opfern oder unmittelbaren Zeugen realer Gewalt und Zerstörung?

Hier stoßen wir unweigerlich auf ein psychisches Krankheitsbild mit langer Historie. Denn die mittlerweile als posttraumatische Belastungsstörung – kurz: PTBS – bezeichnete Erkrankung ist vermutlich so alt wie die Menschheit selbst. So berichtet bereits der englische Staatssekretär Samuel Pepys im 17. Jahrhundert in seinen geheimen Tagebüchern über ein nicht nur für ihn traumatisches Ereignis. In Erinnerung an den verheerenden Großbrand in London, der im September 1666 vier Fünftel der Stadt zerstörte und 100 000 Einwohner obdachlos machte, schreibt Pepys ein halbes Jahr nach der Katastrophe: »Wie merkwürdig, dass ich bis zum heutigen Tag keine Nacht schlafen kann, ohne von großer Angst vor dem Feuer erfasst zu werden.« Und weiter berichtet er: »[I]n dieser Nacht lag ich bis fast zwei Uhr morgens wach, weil mich die Gedanken an das Feuer nicht losließen.«

Auch wenn sich Gewalt, Tod, Kriege, Katastrophen, Grausamkeit und Zerstörung wie ein roter Faden durch die Menschheitsgeschichte ziehen, wurden lange nur die sichtbaren Wunden verarztet, während die seelischen Folgen wissenschaftlich weitgehend unerforscht blieben. Auch ich trage, wie die meisten von uns, einige mein Leben prägende Traumata in mir. Über den Tsunami habe ich bereits berichtet. Aber ich erinnere mich auch an meinen Vater. Er war ein äußerlich sehr starker, stabiler, schwerer Mann; doch in sein Inneres ließ er sich selten blicken. Er war, wie so viele Männer seiner Generation, ein Kriegsheimkehrer, ein Mann, der von den Schlachtfeldern Europas zurückkam, aber in den Jahren danach nie wirklich aus dem Krieg herausfand. Seine Erinnerungen ließen ihn nicht los. Aber für ihn wäre es undenkbar gewesen, sich einen Psychotherapeuten zu suchen und sich ihm gegenüber zu öffnen. Er hat mir in den letzten Jahren vor seinem Tod viel erzählt, aber ich konnte ihm nicht wirklich helfen, ich konnte nur zuhören.

Meine Erfahrungen im Umgang mit meinem Vater und die vermuteten Qualen unter seiner harten Schale öffneten mir erstmals die Augen für unsichtbare Wunden, die tief in der menschlichen Seele schlummern können. Es sind Wunden, die von allein, ohne die liebevolle Unterstützung anderer Menschen, oft nicht heilen können. Wenn wir es aber nicht schaffen, relativ autonom von vergangenen Erlebnissen und den dazugehörigen schmerzhaften Emotionen zu werden, dann sind alle unsere Reaktionen im Jetzt immer auf die Vergangenheit ausgerichtet. Dann empfinden wir überkochende Emotionen, die in keinem Verhältnis zum gegenwärtigen Geschehen stehen und uns hindern, im Hier und Jetzt ein freudvolles Leben zu führen. Wir sind nicht unsere Vergangenheit, unser Leben entfaltet sich in der Gegenwart. Heute war gestern die Zukunft.

Während meiner medizinischen Laufbahn, sei es im Bereich der palliativmedizinischen Behandlung von Sterbenden, sei es im Angesicht schwerer Verlaufsformen seltener Erkrankungen, wurde ich schon häufig mit menschlichen Tragödien und seelischen Traumata konfrontiert. Daher interessiere ich mich seit Langem für die Auswirkungen extremer Erfahrungen auf die psychische Gesundheit. Dabei stieß ich unweigerlich auf die oft missverstandene Erkrankung der posttraumatischen Belastungsstörung (PTBS).

Wir wissen bereits, dass das menschliche Gehirn eine hoch entwickelte, aber auch empfindliche Schaltzentrale ist, die unter normalen Umständen das Kommen und Gehen von Gedanken, Gefühlen und Erinnerungen regelt. Im Kern der PTBS steht die Überwältigung des Gehirns durch Ereignisse, die so disruptiv sind, dass sie seine normale Verarbeitungskapazität übersteigen. Es geschieht also etwas so Erschütterndes, dass die sorgfältig konstruierte Ordnung im Gehirn durcheinandergebracht wird. Das ist dann so, als würde das traumatische Ereignis den Betrieb der alles steuernden Schaltzentrale wie ein plötzlich wütender Gewittersturm überlasten. Die PTBS ist das Echo dieses Sturms: ein anhaltendes Donnergrollen, das nicht mehr verstummen will.

Dieses Grollen äußert sich beispielsweise in Form von Flashbacks, unerwünschten Zeitreisen in die Vergangenheit, in denen die Betroffenen immer wieder unfreiwillig in die dunkelsten Momente ihres Lebens zurückkatapultiert werden. Albträume können den nächtlichen Schlaf und die notwendige Regeneration des Gehirns erschweren, Vermeidungsverhalten und erhöhte Wachsamkeit zu im Wachzustand ständigen Begleitern werden. Wobei der Begriff Begleiter sehr passend erscheint, denn die genannten Symptome treten tatsächlich wie überambitionierte Bodyguards auf und versetzen den Betroffenen in einen Zustand ständiger Alarmbereitschaft.

Eigentlich besteht die Aufgabe solch adaptiver Reaktionen – also des Anpassens des eigenen Verhaltens an Umgebungsveränderungen – darin, das Überleben in gefährlichen Situationen zu sichern. Bei einer PTBS geraten sie aber außer Kontrolle und werden zur quälenden Dauerbelastung im Alltagsleben der Patienten. Das führt auch dazu, dass sich die

Art und Weise ändert, wie das Gehirn auf Erinnerungen, Reize und Stress reagiert. Ähnlich wie das Belohnungszentrum des Gehirns, das ja, wie in einem anderen Kapitel beschrieben, bei Süchten eine entscheidende Rolle spielt, sind bei der PTBS bestimmte Gehirnareale wie die Amygdala, der Hippocampus und der präfrontale Cortex betroffen. Diese Bereiche sind zuständig für die Verarbeitung von Emotionen, für das Gedächtnis, aber auch für die Entscheidungsfindung. Statt wie im Falle einer Sucht nach einer Belohnung zu streben, versucht das Gehirn bei einer PTBS, Schmerz und Trauma zu vermeiden oder zu bewältigen.

➤ Posttraumatische Belastungsstörung (PTBS)

Was?
Eine psychische Störung, die nach dem Erleben oder Beobachten von traumatischen Ereignissen wie Krieg, Naturkatastrophen, schweren Unfällen, Missbrauch oder anderen lebensbedrohlichen Situationen auftreten kann.

Folgen:
Betroffene können anhaltende, stressbezogene Symptome erfahren, die ihre tägliche Funktionsfähigkeit beeinträchtigen. Dazu gehören das Wiedererleben des Traumas, Vermeidungsverhalten, negative Veränderungen in Gedanken und Stimmung sowie erhöhte Reizbarkeit und Wachsamkeit.

Häufige Symptome:

Flashbacks, Alpträume, starke Angstgefühle, Depressionen, Schlafstörungen, Gereiztheit oder Wutausbrüche, Konzentrationsschwierigkeiten, sozialer Rückzug und eine erhöhte Schreckhaftigkeit.

Ursachen:

Die Entstehung von PTBS ist mit der Exposition gegenüber einem oder mehreren traumatischen Ereignissen verbunden. Nicht jeder, der ein Trauma erlebt, entwickelt PTBS; individuelle Faktoren, etwa frühere traumatische Erfahrungen, vorhandene psychische Störungen und das Fehlen eines unterstützenden Umfelds, können das Risiko erhöhen.

Behandlung:

Die Behandlung der PTBS zielt darauf ab, Betroffenen zu helfen, ihre traumatischen Erlebnisse zu verarbeiten, ihre Symptome zu lindern und ihre Lebensqualität zu verbessern. Es gibt verschiedene Ansätze:

1. *Trauma-fokussierte kognitive Verhaltenstherapie (TF-KVT):* Bei dieser Therapieform lernen Betroffene, ihre Gedanken und Gefühle bezüglich des Traumas zu verstehen und zu verändern. Der Therapeut hilft dabei, die Erinnerungen an das Trauma sicher wiederzuerleben, damit sie weniger belastend werden. Ziel ist es, die Gedankenmuster, die zu Angst und Vermeidung führen, zu identifizieren und zu ändern.

2. *Eye Movement Desensitization and Reprocessing (EMDR):* Diese Methode kombiniert das Erinnern an traumatische Ereignisse mit gezielten Augenbewegungen. Unter Anleitung eines Therapeuten folgen die Betroffenen mit den Augen den Handbewegungen des Therapeuten, während sie sich gleichzeitig an das Trauma erinnern. Dies soll helfen, die Art, wie das Gehirn die Erinnerungen speichert, zu verändern, wodurch die belastenden Erinnerungen an Kraft verlieren.
3. *Medikamente:* Bestimmte Medikamente, insbesondere sogenannten Selektive Serotonin-Wiederaufnahme-Inhibitoren (SSRIs), können helfen, die Symptome zu kontrollieren. Diese Medikamente wirken auf Botenstoffe im Gehirn, die bei der Regulation von Stimmung und Angst eine Rolle spielen, und tragen so dazu bei, Gefühle von Angst, Traurigkeit und Unruhe zu verringern.

Zusätzlich zu diesen Hauptbehandlungsformen kann die Unterstützung durch Selbsthilfegruppen oder familientherapeutische Angebote für Betroffene und ihre Angehörigen hilfreich sein.

Wissenswert:

PTBS kann in jedem Alter auftreten und betrifft Menschen unabhängig von Geschlecht oder Hintergrund. Frühe Intervention und Unterstützung sind oft entscheidend, um die Langzeitfolgen der Störung zu mindern und die Lebensqualität zu verbessern.

Die Behandlung einer solch komplexen Erkrankung wie der PTBS erfordert maßgeschneiderte Lösungen, denn jedes Trauma ist so individuell wie der Mensch, der es erleidet. Es darf daher nicht nur um Symptomlinderung gehen, sondern auch darum, die zugrunde liegenden psychischen Prozesse zu verstehen und adäquat zu behandeln. Eine Kombination aus Psychotherapie, einem möglichen Einsatz von Medikamenten und auch innovativen Methoden wie der EMDR-Therapie (*Eye Movement Desensitization and Reprocessing*, siehe Merkkasten) können die schmerzhaften Erinnerungen entmachten. Diese Behandlungselemente sind erprobte Werkzeuge, mit denen auf Traumabewältigung spezialisierte Mediziner und Therapeuten ausgerüstet sind, um Betroffenen effizient zu helfen.

Auch in einem Fall, der mir von einer Ärztin geschildert wurde, die ich aus dem multidisziplinären Team am Zentrum für Seltene Erkrankungen in Aachen kenne, wiesen die Symptome der Patientin anfänglich glasklar in Richtung einer schweren posttraumatischen Belastungsstörung. Das war nicht verwunderlich, wenn ich mir die vorliegende Patientenakte heute, mit zeitlichem Abstand, noch einmal anschaue. Besonders eindrücklich wird dort ein Albtraum protokolliert, der seelische Qualen in all ihrer Drastik und plastischen Eindringlichkeit klar werden lässt.

Die Patientin Lana schilderte diesen Traum und ihre Reaktionen darauf wie folgt: »Eine Salve von Maschinengewehrschüssen zerriss bellend die nächtliche Stille.« An dieser Stelle, so der Bericht, schreckte Lana schweißnass aus dem Schlaf hoch und ließ sich instinktiv aus dem Bett rollen. Sie wollte vermeiden, »ein Ziel für den Heckenschützen abzugeben«. Dieser Schütze glich in ihrem Traum einem Phantom, das im Dunkel des nahen Waldes lauerte und ihr nach dem Leben trachtete. Zitternd auf dem Schlafzimmerteppich kauernd, hielt Lana ihre Hände schützend über dem Kopf verschränkt und hatte Todesangst. Als ihr Mann Jens sie vorsichtig an der Schulter berührte, schlug sie wie ein in die Enge getriebenes Tier um sich.

Das Veilchen rund ums linke Auge, sichtbares Resultat des Nachtmahrs seiner Frau, nahm Jens mit Humor; den Vorfall selbst allerdings nicht. Lana klassifizierte diesen nächtlichen Horror als ungewohnt realistisch, lebensnäher und beängstigender als alle Albträume zuvor. Doch wie hatte alles angefangen?

Es war ein humanitärer Einsatz im westafrikanischen Krisengebiet Mali, der Lanas Leben vollkommen aus den Angeln hob. Direkt nach ihrer Rückkehr hatten die Flashbacks und Albträume begonnen. Seitdem war die Mitarbeiterin einer internationalen NGO arbeitsunfähig und dauerhaft krankgeschrieben. Die Diagnose ihres Psychiaters lautete kurz und knapp PTBS. Vier Buchstaben, hinter denen sich für Lana, wie für andere von einer posttraumatischen Belastungsstörung Betroffene, die Hölle auf Erden verbirgt. Beim Bau einer Trinkwasseranlage war sie ein Jahr zuvor Zeugin eines Terroranschlags geworden. Ein Pick-up streifte schlingernd ein anderes Auto. Rauchend war das Fahrzeug danach zum Stehen gekommen, alle vermuteten im ersten Moment einen Unfall. Als sich einige Helfer näherten, zündete der Fahrer den Sprengstoff und verwandelte einen zuvor friedlichen Tag in ein apokalyptisches Inferno aus Feuer, Blut und Schmerz.

Lana hatte wie durch ein Wunder nur leicht verletzt überlebt. Außer Prellungen vom panischen Sprung in ein Wasseraufbereitungsbecken und ein paar Tagen Übelkeit durch das dort geschluckte Wasser war sie damals scheinbar unversehrt geblieben. Andere hatten weniger Glück gehabt: An jenem Tag verloren in dem abgelegenen Dorf vier Einheimische ihr Leben, darunter ein Kleinkind.

13 Monate nach ihrer Rückkehr aus dem westafrikanischen Land lag das bisherige Leben der Ingenieurin in Scherben. Anfangs hatte sie immer wieder mit Jens über das unvorstellbare Grauen des fürchterlichen Anschlags gesprochen und sich außerdem in psychiatrische Behandlung begeben. Doch gerade als sie glaubte, alles hinter sich gelassen zu haben, und ihre Albträume ausblieben, kehrte der Horror mit voller Wucht in ihr Leben zurück. Alles begann an einem Nachmittag im Hochsommer. Die Temperaturen waren ungewöhnlich hoch für das hessische Offenbach, in dem sie zusammen mit Jens lebte. Der Küchenchef der Großküche einer nahe gelegenen JVA war, so erzählte es mir Lana bei unserem ersten Treffen, die Liebe ihres Lebens.

Es waren unbedeutend wirkende Erinnerungen an Details, die sich rückblickend als Vorboten eines massiven Flashbacks entpuppten. Bei einem Besuch im Supermarkt hatte Lana Jens eine Flasche vom Brombeer-Eistee kaufen wollen, den er so mochte. Bei den Tiefkühltruhen hörte sie auf einmal ein hohes, fast kreischendes Geräusch. Genauso hatte der Pick-up in Mali geklungen, als er in das andere Auto fuhr.

Dieser urplötzliche Laut war, so beschreibt es die Akte, ein unheilvoller Trigger für Lana. Augenblicklich erstarrte die junge Frau und begann, stark zu zittern. Als zwei irritierte Supermarktkundinnen sie ansprachen, begann Lana zu schreien. Sie war erst zu beruhigen, als der eilig gerufene Notarzt ihr ein starkes Beruhigungsmittel verabreichte.

Jens holte sie später in der Notaufnahme ab. Lanas Blick war leer und verzweifelt. Was beide zu diesem Zeitpunkt nicht ahnen konnten: Dies war für Lana erst der Beginn einer unfassbaren, lang anhaltenden, sich in ihrer Intensität steigernden Tortur. Jens blieb klaglos und stark an ihrer Seite, nahm sich sofort nach dem Vorfall im Supermarkt unbezahlten Urlaub und kümmerte sich rührend um sie.

Um Lana den permanenten Stress und die Geräuschkulisse der Stadt zu ersparen, zogen sie vorübergehend in den idyllischen Hunsrück. Dort hatten Jens' Eltern einen Gasthof und mehrere Ferienwohnungen. In einer dieser ruhigen, direkt am Waldrand gelegenen Apartments kam Lana langsam zur Ruhe. Die zweiwöchentlichen Onlinetermine mit ihrem Psychiater schienen zudem erste Fortschritte anzustoßen.

Doch eines Morgens ging es Lana plötzlich auch körperlich sehr schlecht. Über Nacht hatte sie einen juckenden Hautausschlag an den Oberschenkeln und der rechten Wade entwickelt, war vollkommen gerädert und klagte über starke Übelkeit und Schwindel. Die beiden letzten Symptome, das hatte sie gegoogelt, konnten Nebenwirkungen des Antidepressivums sein, das sie nach ihrer Panikattacke im Supermarkt verschrieben bekommen hatte. Der schuppige Ausschlag aber sah wirklich seltsam aus, das fand auch Jens, als er am Nachmittag von seinem ersten Arbeitstag nach der Beurlaubung zurückkehrte. Gegen seinen Vorschlag, sie zum Hautarzt im Nachbarort zu fahren, sträubte Lana sich zwar anfänglich und versuchte das Ganze herunterzuspielen, sie gab ihren Widerstand aber nach einiger Überzeugungsarbeit auf. Jens erinnerte sich im schriftlich dokumentierten Anamnesegespräch daran, dass der erfahrene Dermatologe beim Anblick des heftigen Hautauschlags eine seiner Augenbrauen skeptisch hochgezogen und Lana dann eine antibiotische Salbe verschrieben hatte, von der er sich schnelle Linderung versprach.

Doch die Salbe schien ihre Wirkung zu verfehlen. Schon

am folgenden Tag nahmen die schuppigen, unangenehm juckenden, optisch an Neurodermitis erinnernden Stellen noch größere Areale von Lanas Hautoberfläche ein. War das ein weiteres körperliches Anzeichen ihrer PTBS? Noch dazu war Lana an diesem Tag derartig schwindelig, dass sie sich nach ein paar unsicheren Schritten ins Badezimmer der Ferienwohnung direkt wieder hinlegte und einschlief. Als Jens sie am Abend weckte, hatte sie Fieber und schlief nach ein paar Schlucken Wasser sofort wieder ein.

Mitten in der Nacht wurde Jens, so beschreiben es die Aufzeichnungen eindringlich, durch das Wimmern seiner Freundin geweckt. Im ersten Moment glaubte er an eine erneute Panikattacke oder einen weiteren durch die Belastungsstörung ausgelösten Albtraum. Doch als er in das vor Fieber glühende Gesicht seiner Freundin blickte, wurde ihm klar, dass es diesmal nicht um Lanas Psyche ging, sondern um eine ernst zu nehmende körperliche Symptomatik. Als er ihre schweißdurchtränkte Bettdecke zurückschlug, stockte sein Atem in einer Mischung aus Schreck und Ekel: Die vorher rötlich schuppigen Hautstellen an den Oberschenkeln hatten sich in offene, münzförmige Wunden verwandelt, die stark nässten, während an der Wade ein golfballgroßer Abszess entstanden war.

Dem geschockten Jens gelang es nur mit Mühe, seine Freundin wachzurütteln. Immer wieder fielen ihr die Augen zu, und sie murmelte Unverständliches. Jens rief den Notdienst oder Rettungsdienst. Knapp zwanzig Minuten später trafen eine erfahrene Notärztin und der Rettungswagen ein. Bei Lana wurde noch vor Ort eine Körpertemperatur von 40,6 Grad gemessen und ihr Kreislauf daraufhin zunächst einmal medikamentös stabilisiert. Erst eine halbe Stunde später attestierte die Notärztin Lanas Transportfähigkeit, und sie wurde mit dem Rettungswagen auf direktem Weg in die nächstgelegene Klinik gebracht.

Nach einer ersten Untersuchung in der Notaufnahme und der Verabreichung eines Breitbandantibiotikums wurden Blutkulturen angelegt. Hierunter versteht man einen Test, bei dem Blut entnommen und in einem speziellen Nährmedium kultiviert wird, um festzustellen, ob im Blut Bakterien, Viren oder andere Mikroorganismen vorhanden sind, die eine Infektion verursachen könnten. Aufgrund der Größe und des verhältnismäßig schnellen Wachstums ihres Abszesses wurde Lana dann umgehend in den Operationssaal gebracht. Der diensthabende Oberarzt befürchtete nicht zuletzt angesichts des hohen Fiebers eine beginnende Sepsis, also eine lebensbedrohliche Blutvergiftung. Würde der aus Bakterien, Abwehrzellen und abgestorbenem Gewebe bestehende Eiter im Abszess nicht operativ abgeleitet werden, könnten hochinfektiöse Erreger in die Blutbahn und von dort bis ins Gehirn gelangen, wo sich unter Umständen weitere wesentlich gefährlichere Abszesse bilden würden. Deshalb hält sich die Ärzteschaft weltweilt heute noch an den so weisen wie pragmatischen Spruch von Hippokrates, der schon vor fast 2500 Jahren empfahl: »Wo Eiter ist, dort entleere ihn.«

Nach einer erfolgreichen Inzision, also der chirurgischen Öffnung des Abszesses an Lanas Wade unter lokaler Anästhesie, behandelten die Ärzte die offene Wunde ihrer Patientin erneut mit einem Antibiotikum und deckten sie im Anschluss mit Verbandsmull steril ab. Lana wurde auf die Intensivstation gebracht, wo ihr die Mediziner ein starkes Antipyretikum (fiebersenkendes Mittel) verabreichten. Doch trotz all dieser Maßnahmen sank Lanas Körpertemperatur nicht unter 40 Grad. Sie litt unter schwerem Schüttelfrost und war nach wie vor in besorgniserregendem Zustand.

Am nächsten Morgen war Lanas Temperatur auf 39 Grad abgesunken. Es hatte sich zum Glück kein weiterer Abszess gebildet, und ihre offenen Wunden zeigten erste Anzeichen einer Abheilung. Doch auf der Oberseite von Lanas rechtem Fuß hatte sich nun eine mysteriöse Blase gebildet, die auf den ersten Blick aussah, als wäre sie durch eine Verbrennung verursacht. Zusätzlich war an Lanas Beinen Zellulitis entstanden, eine Art Hautinfektion, die auftritt, wenn Bakterien (meist durch eine Wunde oder einen Riss in der Haut) in den Körper eindringen und eine Entzündung der Haut und des darunter liegenden Gewebes verursachen. Dies führt zu Rötungen, Schwellungen, Schmerzen und manchmal zu einem Gefühl von Wärme im betroffenen Bereich.

Erneut waren die behandelnden Klinikärzte ratlos und wiesen die zuständige Krankenschwester an, das Phänomen sorgfältig zu überwachen. Dann meldete das Labor, dass weder die Blutkulturen noch der Eiterabstrich Hinweise auf die Ursache von Lanas rätselhaften Symptomen erbracht hatten.

Mittlerweile lag Lana nicht mehr auf der Intensivstation. Jens war an ihrer Seite. Als sie starke Schmerzen rund um die neu gebildete Blase auf ihrem Fußrücken beklagte, legte die Krankenschwester zur Kühlung eine mit kaltem Wasser getränkte Mullkompresse auf die betroffene Stelle. Zusätzlich brachte sie ihr eine starke Schmerztablette, und nach den strapaziösen letzten 24 Stunden im Krankenhaus schlief Lana bald ein. Auch ihr Mann Jens nickte in seinem Sessel am Fußende des Krankenbettes ein, ohne zu ahnen, dass die fürsorgliche Krankenschwester unbeabsichtigt einen Prozess in Gang gesetzt hatte, der das Mysterium um die peinigenden Symptome seiner Partnerin bald aufklären würde.

»Morgenstund hat Gold im Mund« lautet eine populäre Redewendung, aber am nächsten Morgen zeigte sich etwas vollkommen anderes an Lanas Körper. Als eine Schwesternschülerin gegen sieben Uhr in der Früh nach der Patientin schaute, schliefen Lana und Jens noch, doch jemand anderes war bereits putzmunter. Als die Auszubildende die feuchte Mullbinde von Lanas Fuß nahm, stieß sie einen spitzen Schrei aus. Wo sich am Vorabend noch die »falsche Brandblase« befunden hatte, war nun eine zwei Cent große offene Stelle zu sehen, in deren Mitte ein weißer Wurm durch das Gewebe gebrochen war und sich in schlängelnden Bewegungen weiter nach draußen vorzuarbeiten schien. So etwas hatte auch der umgehend alarmierte Stationsarzt noch nie gesehen. Eine längere telefonische Beratung mit einem Marburger Tropenmediziner verdichtete den Verdacht, dass es sich um den auch in Mali noch nicht vollständig ausgerotteten parasitären Wurm Dracunculus medinensis handeln könnte.

Nach gezieltem Nachfragen bei der ebenfalls vollkommen schockierten Lana begann sich der Nebel rund um eine äußerst seltene Erkrankung zu lichten: die sogenannte Drakunkulose. Die erneute Rekonstruktion des traumatischen Anschlags ergab, dass Lana vor über einem Jahr nicht nur an ihrer Seele, sondern auch am Körper erheblichen Schaden genommen hatte. Wahrscheinlich hatte die junge Frau beim Sprung ins Wasserbecken mit sogenannten Copepoden (Kleinkrebsen) oder auch Wasserflöhen kontaminiertes Wasser geschluckt. Diese im Wasser lebenden Organismen fungieren als Zwischenwirte für die infizierenden Parasitenlarven der Gattung Dracunculus medinensis. Mit der Aufnahme der Copepoden oder Wasserflöhe in Lanas Magen-Darm-Trakt wurden die Larven freigesetzt, die dann ins Unterhautgewebe ihres Körpers wanderten, wo sie sich paarten, vermehrten, woraufhin aus ihnen schließlich Fadenwürmer schlüpften.

Die klinischen Symptome des Parasitenbefalls treten in der

Regel zehn bis vierzehn Monate nach der Infektion auf. Sie waren deckungsgleich mit Lanas Krankheitszeichen. Nach der schmerzhaften Blasenbildung beim betroffenen Wirt, in unserem Fall die bemitleidenswerte Lana, bricht der weibliche Wurm, der bis zu 100 Zentimeter lang werden kann, beim Kontakt mit Wasser durch die Blase und legt in freier Wildbahn wiederum seine Larven ab. Dort werden sie von den bereits erwähnten Copepoden – oder alternativ auch von Wasserflöhen – gefressen, und der Kreislauf beginnt von Neuem. Wird der Wurm nicht vollständig entfernt, kann er zu einer starken Entzündungsreaktion führen, welche die Schmerzen, die Schwellung und die auftretende Zellulitis weiter verschlimmert.

Um diese Entwicklung zu verhindern, musste sich Lana nun einer archaisch wirkenden, aber bewehrten Prozedur unterziehen: Ähnlich einer langen Nudel wurde der bereits aus ihrem Fuß ragende Parasit mit einem Holzstäbchen aufgedreht und so vorsichtig und langsam extrahiert. Während der gesamten Behandlung wurde eine begleitende Schmerztherapie durchgeführt, die mit einer Wundreinigung und dem anschließenden Verbinden der Wunde nach Auftragen einer antibiotischen Wundsalbe kombiniert wurde, um sekundären bakteriellen Infektionen vorzubeugen. Da man pro Tag allerdings maximal zehn Zentimeter aus dem Fleisch ziehen kann, um das Reißen des Wurms zu vermeiden, dauerte Lanas Behandlung quälend lange neun Tage. Der vollständig resektierte Wurm wies am Ende die stolze Länge von 87 Zentimetern auf. Der Parasit wurde in ein tropenmedizinisches Institut eingesandt und dort begutachtet, wodurch die Diagnose Drakunkulose schließlich unzweifelhaft verifiziert werden konnte.

Lana erholte sich nach diesem Schock körperlich schnell.

Nur wenige kleine Narben an den Beinen und am Fuß erinnern sie an ihre unheimliche »Untermieterin«. Währenddessen gehen in Mali die Bemühungen weiter, den Parasiten *Dracunculus medinensis* auch in den letzten abgelegenen Dörfern, in denen er noch endemisch, also örtlich begrenzt, vorkommt, endgültig auszurotten.

Ein Jahr später schienen auch Lanas seelische Wunden weitestgehend verheilt. Sie begann eine traumafokussierte kognitive Verhaltenstherapie, und schon bald gehörten Panikattacken und Flashbacks der Vergangenheit an.

➤ Drakunkulose
(Medina- oder Guinea-Wurm-Krankheit)

Was?
Eine parasitäre Infektion, die durch den Medina- oder Guinea-Wurm (Dracunculus medinensis) verursacht wird.

Folgen:
Einmal infiziert, wächst der weibliche Wurm innerhalb des Wirtskörpers bis zu einem Meter lang und verursacht Schwellungen und Geschwüre, wenn er sich einen Weg nach außen bahnt.

Häufige Symptome:
schmerzhafte Blasen und Geschwüre auf der Haut, Fieber, Übelkeit und Erbrechen, wenn der Wurm durch die Haut austritt.

Ursachen:

Der Lebenszyklus beginnt, wenn Personen Wasser aus stehenden Gewässern schlucken, das mit kleinen Krebsen (Copepoden) oder auch Wasserflöhen kontaminiert ist, die die Larven des Wurms in sich tragen.

Behandlung:

Es gibt keine spezifische Medikation oder Impfung; die Behandlung besteht darin, den Wurm vorsichtig über mehrere Tage oder Wochen hinweg aus der Wunde zu ziehen. Alternativ können chirurgische Eingriffe zur schnelleren Entfernung des Wurms durchgeführt werden.

Wissenswert:

Drakunkulose ist dank internationaler Bemühungen zur Verbesserung der Wasserqualität und Aufklärungskampagnen stark rückläufig und nahe der Ausrottung.

Lebenszyklus des Medina-Wurms (Dracunculus medinensis)

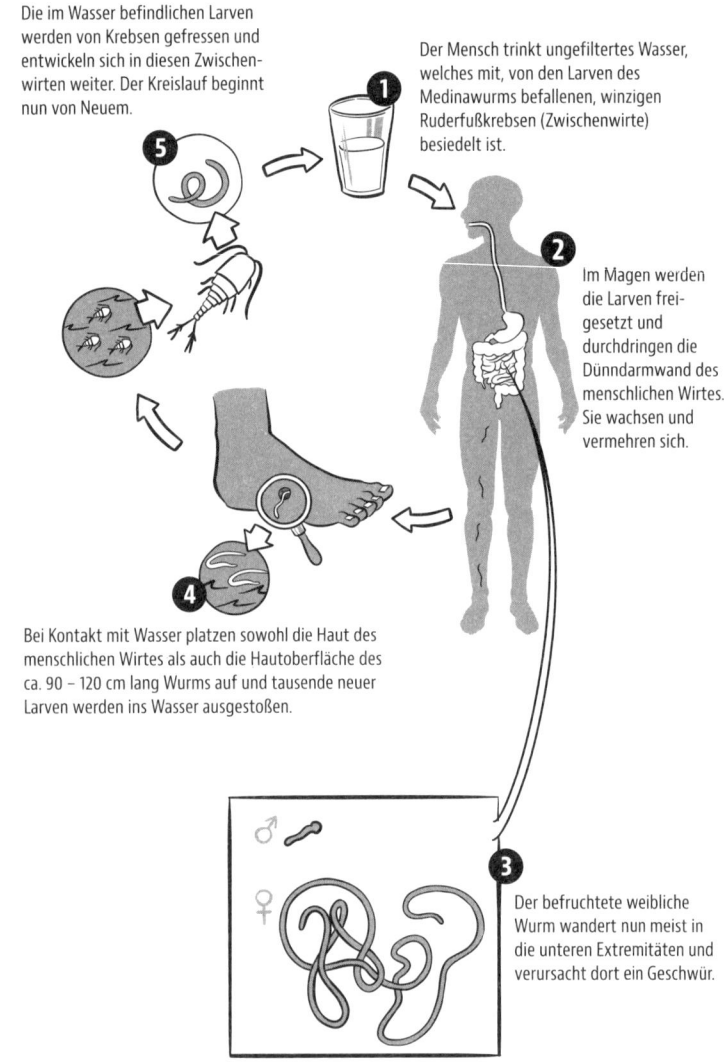

Ich habe in meiner Arbeit als Schauspielerin immer wieder Charaktere dargestellt, die tiefgreifende emotionale Traumata durchlebt haben. Die Wahrheit ist, dass ich dabei auf meinen eigenen Erfahrungsschatz zurückgreifen kann. Auch wenn ich meinen Figuren andere Ausdrucksformen verleihe, sie sozusagen auf einer anderen Klaviatur spielen als ich, sind diese Figuren mir die nächsten, und ich behandele sie liebevoll und behutsam. Selbst dann, wenn sie sich jenseits meiner persönlichen Vorstellungen vom Menschsein bewegen. Denn wir haben eins gemeinsam: einen Knacks. Knacks, so hätte meine Großmutter eine posttraumatische Belastungsstörung genannt. Die Kriegsgeneration meiner Eltern und Großeltern, all die Menschen die aus Krisengebieten, vor kriegerischen Auseinandersetzungen zu uns fliehen, der Taxifahrer, der mich letzte Woche zum Flughafen brachte, die Frau, die heute in der Bäckerei neben mir stand – die meisten von uns haben ihre Knackse, ihre traumatischen Erlebnisse, tragen ihr Kreuz. Wie erklärst du diese Knackse medizinisch?

Eine posttraumatische Belastungsstörung tritt auf, wenn jemand ein schweres traumatisches Ereignis erlebt hat und daraufhin anhaltende und intensive Symptome entwickelt, die sein tägliches Leben nachhaltig beeinträchtigen. Es ist etwa so, als bliebe die Psyche des Betroffenen im Trauma gefangen und wäre nicht in der Lage, darüber hinwegzukommen.

 Also ein Mensch als Geisel einer zutiefst verstörenden psychischen Verwundung. Ich denke, dass Menschen nach schlimmen Erlebnissen oft mit Unverständnis konfrontiert werden. In unserer Gesellschaft gilt leider noch oft die Vorstellung, man solle »stark« sein und »sich zusammenreißen«. Auch wegen dieses ungewollten Unverständnisses fühlte ich mich nach dem Tsunami 2004 lange Zeit in Sri Lanka, am Ort des Geschehens, besser und beheimateter als in meinem ehemaligen Zuhause Deutschland.

Das war für einen Teil meines damaligen Umfelds nicht nachvollziehbar. »Wie willst du darüber hinwegkommen, wenn du die Folgen der Katastrophe ständig vor Augen hast?« Diese der westlichen Tradition entsprechende Denkweise, man müsse »vergessen«, mit dem Erlebten »abschließen« und wieder »die Alte werden«, war mir schlicht unmöglich. Alle Singhalesen, mit denen ich bis zu unserer ersehnten Heimreise nach dem Tsunami in Kontakt gekommen war, sagten ein und dasselbe zum Abschied: »Vergiss uns nicht.« Ich habe sie nicht vergessen. Sie brauchten Hilfe. Und ich fühlte mich geborgen unter Menschen, die den gleichen Schrecken wie ich erlebt und noch dazu oft grausame Verluste erlitten hatten. Menschen, denen ich nun eine Stütze sein konnte. Helfen und Verantwortung für andere übernehmen zu können ist heilsam. Und wenn du da in die Knie gingst wegen einer Erinnerung, die dich überflutete, einem Flashback, dann wusste jeder, welche Art Bilder und Gefühle dich gerade überwältigte. Ich war nicht als Einzige nachts wach und in jeder Sekunde und Situation in Alarmbereitschaft, allen ging es so wie mir. Mein Hirn ist heute noch bereit, mögliche Gefahren, etwa aufziehende Stürme, die wahrscheinliche Zeit bis zu ihrem Eintreffen und geeignet erscheinende Präventionsmaßnahmen und Fluchtmöglichkeiten zu errechnen. Auch wenn in Deutschland damals engste Freunde und Familie sich bemühten, meiner Gefühlslage zu folgen, fühlte ich mich unter ihnen alleine und auch unnütz. So viele hatten ihr

Leben verloren an diesem Tag. Ich dankte in jedem Moment für mein Überleben, aber anstelle von Glück empfand ich lange Zeit Überlebensschuld. Ich musste erst mal in diesen neuen Menschen hineinwachsen, den das Erlebte aus mir gemacht hatte, denn wie soll sich jemand zusammenreißen, den es schier zerreißt?

Du hast absolut recht. Leider sind Stigmatisierung und Missverständnisse im Zusammenhang mit PTBS weit verbreitet. Viele Menschen begreifen nicht, dass es nicht einfach eine Frage des »Darüber-Hinwegkommens« ist. Das Gehirn eines traumatisierten Menschen reagiert anders auf Reize, und die Erinnerungen an das Trauma können überwältigend sein. PTBS ist eine ernsthafte Erkrankung und nicht bloß ein Zeichen von Schwäche. Menschen mit PTBS brauchen fachliche Expertise, um aus dieser belastenden Lage herauszukommen. Spontanheilungen gibt es selten.

Mir hat die Meditation sehr geholfen. Bis heute ist diese Stille, die Konzentration auf den Atem oder ein Mantra, der lichte Raum, der sich öffnet und in dem universelle Kräfte heilsam wirken, ein tragendes Element meines Lebens. Und eine Spontanheilung gab es in meinem Fall: Neben einem Nierentrauma hatte ich nach der Katastrophe mit einer starken Einschränkung meines Sichtfeldes zu kämpfen – ich hatte einen Tunnelblick. Alles, was vor mir war, sah ich gut, die äußeren Winkel rechts und links hingegen lagen erst im Nebel und verschwanden dann völlig. Ende Februar 2005 brachte eine Freundin mich zu einer Psychokinesiologin. Sie stellte Fragen und prüfte meinen Muskelwiderstand. Dann ließ sie mich Übungen mit den Augen machen.

Dabei stellte sich heraus, dass der Bewegungsspielraum meiner Augäpfel stark eingeschränkt war. Mir war dieser Umstand nicht bewusst geworden. Nach rechts oder links zu sehen, ohne den Kopf in die jeweilige Richtung zu drehen, war mir nahezu unmöglich, so als seien meine Augenmuskeln verklebt. Nach zähem Ringen um jeden Zehntelmillimeter nach rechts oder links gelang dann nach Stunden der Durchbruch, eine Riesenkraftanstrengung: nach rechts blicken ins Dunkel, ohne den Kopf mitzubewegen. Ich erbrach augenblicklich im wahrsten Sinne des Wortes, lange und anhaltend, salzigen Schleim und Schaum. Als hätte mein Körper das Salz des geschluckten Meerwassers mit den Erinnerungen in meinen Zellen gespeichert. Mit dem Salz kamen die Bilder: Erinnerungen, die ich ausgeblendet hatte, nicht »sehen« wollte, weil mein Unterbewusstsein sie als unerträglich abgespeichert hatte; alles, was rechts und links von mir passiert war, alles, worauf ich keinen Einfluss nehmen konnte, während damals für mich die Welt unterging und ich meinen Blick nach vorn richten musste, um unser Überleben zu ermöglichen. Die Tränen, die ich in den Tagen danach weinte, waren so salzig, dass sie direkt nach Austritt aus den Augen kristallisierten und auf der Haut brannten. Aber mit dem Zulassen der Erinnerung öffnete sich mein Sichtfeld, es wurde wieder heller an den Rändern, und der Nebel verzog sich. Ich musste die Erinnerungen zulassen, aber ich habe im Laufe der Zeit gelernt, sie weitgehend in der Vergangenheit verankert zu lassen, mich den Erinnerungsfluten nicht zu überlassen, sondern mir der Gegenwart gewahr zu werden. Mein Atem und meine Sinne sind in diesem Zusammenhang meine Werkzeuge, die mir helfen, mich selbst so rasch wie möglich in der Gegenwart zu erleben. Als ich vor einigen Jahren für eine Rolle recherchiert habe, las ich von Veteranen aus dem Krieg, die, wie mein Vater, mit PTBS zu kämpfen hatten. Menschen, denen es nach ihrer Rückkehr in die Gesellschaft des Landes, für das sie gekämpft hatten, nicht gelang, dort wieder Fuß zu fassen. Sie konnten aus den Abgründen des Leids, das sie am eigenen Leib erfahren mussten und bei anderen Menschen hautnah miterlebt hatten, oder aber dem Leid, das sie anderen zugefügt hatten, nicht aufsteigen. Traumatische Erlebnisse, so die bildliche Erklärung, die ich damals las, verteilen sich wie Splitter eines zerbrochenen Spiegels im Gehirn und können jederzeit aktiviert werden.

Was du im Hinblick auf das Schicksal deines Vaters erzählst, ist ein so trauriges wie reales Problem. Kriegsveteranen bilden eine Gruppe, die verständlicherweise besonders anfällig für PTBS ist. Nach dem Vietnamkrieg in den späten 1960er- und frühen 1970er-Jahren wurde viel darüber gesprochen, weil er einer der ersten großen Kriege war, in denen die mediale Berichterstattung eine vollkommen neue Bedeutung bekam. Darüber hinaus brach damals die Psychologie zu neuen Ufern auf. PTBS kann jedoch jeden Menschen treffen: Opfer von Verbrechen, schweren Unfällen, Naturkatastrophen, sexuellem Missbrauch oder anderen erschütternden Ereignissen. Und es ist tragisch, dass gerade diejenigen, die Unterstützung am meisten benötigen, oft zusätzlich noch mit Unverständnis oder Ablehnung konfrontiert sind.

Du hast ja schon erwähnt, dass glücklicherweise erprobte und hilfreiche Behandlungsmethoden existieren. Es gibt also Hoffnung für Betroffene der posttraumatischen Belastungsstörung?

Ja, es gibt tatsächlich Hoffnung. Eine der effektivsten Behandlungen für PTBS ist die auch in Lanas Fall erfolgreich praktizierte sogenannte traumafokussierte kognitive Verhaltenstherapie. Sie hilft Betroffenen, ihre traumatischen Erinnerungen in einem sicheren Umfeld zu verarbeiten und funktionierende Bewältigungsstrategien zu entwickeln. Auch das sogenannte Eye Movement Desensitization and Reprocessing (EMDR), eine spezielle Technik zur Verarbeitung von Traumata und Angstzuständen, hat sich als sehr effektiv erwiesen. Die Therapieerfolge sprechen für sich und ermöglichen es Menschen mit PTBS in vielen Fällen, wieder ein normales Leben zu führen.

Das klingt ermutigend. Es ist wichtig, über diese Themen zu sprechen und ein Bewusstsein dafür zu schaffen. Wenn wir aber auf Lanas Fall zurückkommen, muss man sich da nicht unweigerlich die Frage stellen, ob neben dem Terroranschlag in Mali auch die Drakunkulose bei der Patientin seelische Spuren hinterlassen hat? Der Befall mit einem derartigen Parasiten und die verstörenden Folgen können doch sicher auch traumatisierend sein.

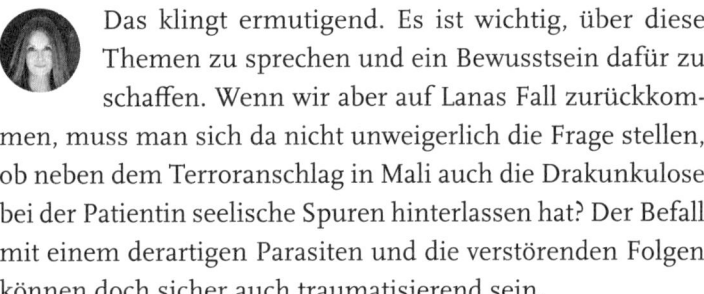

Absolut. Solche parasitären Erkrankungen können in der Tat traumatisierend sein, insbesondere wenn man bedenkt, dass etwa die Drakunkulose oft mit schmerzhaften und extrem beunruhigenden Symptomen verbunden ist. Wenn dann zum Beispiel unserer Patientin bewusst wird, dass ein lebender Organismus, hier der Medina-Wurm, im eigenen Körper wächst und schließlich durch die Haut bricht wie in einem Horrorfilm, kann das erhebliche psychische Verwerfungen verursachen. In Lanas Fall war auch dieser Teil ihrer Krankengeschichte ein wichtiger Aspekt, der bei der Bewältigung durch eine intensive Psychotherapie Berücksichtigung fand.

Ich möchte mir nicht vorstellen, wie beängstigend und verstörend so ein Erlebnis sein muss. Allein der Gedanke, Wirtin eines lebenden Organismus zu sein ... ein Albtraum. Einiges wissen wir ja schon aus der Patientenakte, aber kannst du uns noch einmal den Parasitenbefall eines Menschen am Beispiel der Drakunkulose erklären?

Ich denke, wir sind uns einig, dass es in der Medizin wenige Themen gibt, die so verstörend und gleichzeitig faszinierend sind wie der Parasitenbefall beim Menschen. Der Medina-Wurm ist ein parasitischer Eindringling, der auch im Menschen einen Wirt finden kann. Er ist ein dünner Wurm und bis zu einem Meter lang. Die Infektion mit diesem Parasiten erfolgt durch den Konsum, also das Schlucken von kontaminiertem Wasser, in dem sich winzige Kleinkrebse oder auch Wasserflöhe befinden. Diese sind die sogenannten Zwischenwirte, die die Larven des Medina-Wurms in sich tragen. Nachdem die infizierten Wasserkrebse oder Flöhe in den menschlichen Körper aufgenommen wurden, beginnt der Zyklus der Drakunkulose: Die Larven werden im Darm des Menschen freigesetzt, durchdringen die Darmwand und entwickeln sich im Körper weiter. Nach etwa einem Jahr, in dem der Wurm unauffällig im Körper wächst, kommt es dann zum dramatischen Höhepunkt der Infektion: Der ausgewachsene Wurm verschafft sich einen Weg zur Hautoberfläche. Dies geschieht, wie in Lanas Fall, meist an den unteren Extremitäten und verursacht eine schmerzhafte, brennende Wunde. Um die Schmerzen zu lindern und die Wunde zu kühlen, suchen Betroffene in den noch vorhandenen Verbreitungsgebieten des Fadenwurms oft Wasser auf, was dem Wurm ermöglicht, erneut seine Larven freizusetzen. Ist das Wasser dann erneut kontaminiert, schließt sich der Kreislauf.

Auch Karl May, der Vater von Winnetou und Old Shatterhand, beschreibt in seinem Roman *Die Sklavenkarawane* die Angehörigen eines afrikanischen Stammes mit einem Medina-Wurm-Geschwür im Gesicht. Sogar die noch heute praktizierte Entfernung des Wurms mit einem Holzstäbchen wird im Buch beschrieben.

Der Medina-Wurm hat schon einen gewissen Prominentenstatus in der Community der Parasiten, und das seit Jahrhunderten. Manche sehen sogar im Äskulapstab, das Symbol des ärztlichen und pharmazeutischen Standes, einen auf einen Holzstab gewickelten Medina-Wurm – was ich jedoch für weit hergeholt halte, da ja der Schlange, trotz ihres manchmal schlechten Images, durchaus göttliche Verehrung entgegengebracht wurde, was man vom Medina-Wurm nun wirklich nicht behaupten kann.

Miserable Wasserqualität und mangelnde Hygiene sind der Nährboden der Drakunkulose, denn die kleinen Zwischenwirte gelangen ja durch unaufbereitetes Trinkwasser in Tiere und manchmal eben auch Menschen. Was wird getan, um diese unhaltbaren Zustände zu ändern?

Seit den 1980er-Jahren verteilen Hilfsorganisationen, etwa das des ehemaligen US-Präsidenten Jimmy Carter und seiner Ehefrau Rosalynn gegründete Carter Center, in von Drakunkulose betroffenen Dörfern Filtertücher aus gewebtem Nylon, um die Kleinkrebse und Wasserflöhe aus dem Trinkwasser zu entfernen. Eine weitere Möglichkeit besteht darin, das Wasser abzukochen oder die als Zwischenwirte fungierenden Krebse oder Flöhe mit Insektiziden abzutöten. Kontaminiertes Wasser kann außerdem mit einem für Menschen und Tiere weitgehend unschädlichen Larvizid behandelt werden. Der Kampf gegen Drakunkulose ist also durchaus eine Erfolgsgeschichte des öffentlichen Gesundheitswesens. Durch umfassende Aufklärungskampagnen, Verbesserungen der Wasserqualität und einfache präventive Maßnahmen konnten die Fallzahlen der Drakunkulose weltweit drastisch reduziert werden. Diese Anstrengungen sind ein Paradebeispiel dafür, wie öffentliche Gesundheitsinitiativen und einfache technologische Lösungen, wie die erwähnte Wasserfiltration, das Leben von Millionen Menschen verbessern können. Lanas Geschichte ist also ein lehrreiches Beispiel für die Bedeutung des öffentlichen Gesundheitssystems und die Macht der Prävention. Sie zeigt uns außerdem, dass auch kleinste Kreaturen einen enormen Einfluss auf unsere Gesundheit haben, und unterstreicht darüber hinaus die Wichtigkeit der Wassersicherheit und Hygiene für die globale Gesundheit der Menschheit.

 Ich würde mir eine Gesellschaft wünschen, in der es ausreicht zu sagen »Ich habe etwas Schlimmes erlebt, ich brauche Zeit, das Erlebte zu verarbeiten.« Mir scheint, als sei der Begriff »Posttraumatische Belastungsstörung« zwar treffend, schaffe aber dennoch Distanz. Die »Störung«, die im Wort liegt, stört mich wiederum und unterstreicht für mich erneut die zentrale Rolle von Mitgefühl und Verständnis in unserer Gesellschaft. Nicht jeder Schmerz ist sichtbar. Wenn wir in der Lage sind, offen über unsere

»Knackse«, unsere Schmerzen zu reden, anstatt sie zu verstecken aus Angst, als schwach zu gelten, sind wir schon halb darüber hinweg. Verletzlichkeit macht stark und kann andere darin bestärken, sich selbst zu öffnen.

Das stimmt. Wir sollten uns öfter daran erinnern, dass jeder von uns sich in seinem Leben Problemen, Schicksalsschlägen, Herausforderungen, Krankheiten und inneren wie äußeren Kämpfen stellen muss. Freundlichkeit, Milde und Verständnis gegenüber anderen, so schwer das auch manchmal fallen mag, sind deshalb von unschätzbarem Wert. Keiner von uns weiß schließlich, welche Narben sein Gegenüber vielleicht in sich trägt.

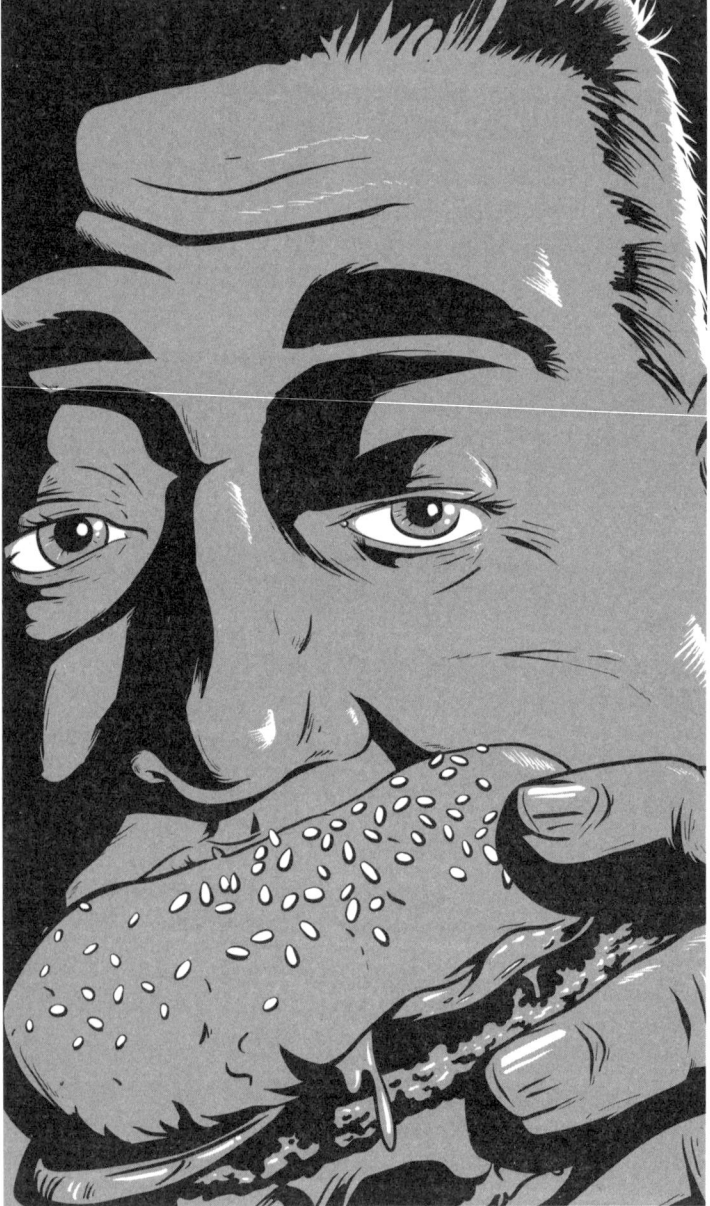

KAPITEL 5
Schatten der Macht

Ich bin davon überzeugt, dass unser Körper oft das offenbart, was in den Tiefen unserer Seele verborgen liegt. Ein Beispiel dafür ist unser Magen, ein zentrales Organ, das weit mehr ist als nur ein effektiver Verdauungsapparat – er ist ein sensibles, hochreaktives Wunderwerk, das auf die feinsten Nuancen unserer Emotionen und Erfahrungen reagiert. Nicht umsonst sprechen wir davon, dass uns »etwas auf den Magen schlägt«, wenn sich seelischer Kummer in Magenschmerzen, Übelkeit oder Verdauungsschwierigkeiten manifestiert. Somit erinnert der menschliche Magen im Zusammenspiel mit dem komplexen Darm, der ja das »zweite Gehirn« genannt wird, in seiner Sensibilität an ein barometrisches Instrument, das die Unwetter und Dysbalancen unseres Lebens registriert.

Forscher versuchen schon länger, die Interaktion zwischen dem Darmmikrobiom, das aus Billionen Bakterien besteht, und dem zentralen Nervensystem zu entschlüsseln. Sie gehen mittlerweile sogar davon aus, dass Darmbakterien und die von ihnen erzeugten Nebenprodukte Einfluss auf unsere Wahrnehmung, unsere Stimmung und unser Verhalten haben. Darüber hinaus wird bei entzündlichen Magen-Darm-Erkrankungen inzwischen auch von Vertretern der Schulmedizin anerkannt, dass Entspannungspraktiken, etwa Yoga oder Meditation, Symptome lindern können.

Im Umkehrschluss sollte aufgrund der Erkenntnis, dass Magen und Darm in einer solch engen Verbindung zum Gehirn stehen, die Behandlung dieser Organe grundlegend überdacht werden. Denn wenn Therapieansätze wie das Herbeiführen von Entspannungsreaktionen bei der Behandlung von Magen-Darm-Erkrankungen hilfreich sind, sollten dann Mediziner, die kognitive Symptome (also Störungen des Denkapparats, die etwa die Wahrnehmung, die Aufmerksamkeit oder die Konzentration betreffen), aber auch Depressionen und Angstzustände behandeln, nicht auch ergründen, was im Magen-Darm-Trakt ihres Patienten passiert?

Schon als Kind legte ich in Momenten großer Nachdenklichkeit oder stillen Leidens eine Hand auf mein Herz und die andere auf meinen Bauch, fast so, als versuchte ich, die Kraft dieser beiden Organe zu kombinieren, um einen inneren Schmerz zu lindern, der über das Physische hinausging. Diese subtile Verbindung zwischen unsichtbaren Emotionen und dem Bauch war meine erste Intuition von der komplexen Welt psychosomatischer Wechselwirkungen. Auch wenn ich den Begriff Psychosomatik erst Jahre später zum ersten Mal hörte.

In unserem Magen manifestieren sich Angst, Stress und Traumata oft in Form von Schmerzen oder Krämpfen. Das ist kein Zufall. Die Wissenschaft hat gezeigt, dass der Magen mit Millionen von Nerven ausgestattet ist, die direkt mit unserem Gehirn kommunizieren. Diese »Bauch-Gehirn«-Verbindung ist ein komplexes Netzwerk, das Gefühle wie Angst, Freude oder Traurigkeit in körperliche Reaktionen umzuwandeln vermag.

Doch der Magen ist nicht nur ein passiver Empfänger unserer inneren Kämpfe, er ist ebenso Schlüsselakteur bei unserem Streben nach Heilung und Wohlbefinden. Eine gesunde, ausgewogene Ernährung, regelmäßige Achtsamkeitsübungen und die Pflege unserer seelischen Gesundheit haben direkte, positive Auswirkungen auch auf unseren Magen. Indem wir lernen, auf seine Signale zu hören, statt sie mit säurehemmenden Medikamenten und Schmerztabletten zum Schweigen zu bringen, können wir beginnen, die tieferen Ursachen unserer Beschwerden zu verstehen und ganzheitlich zu behandeln. Auch die Untersuchung auf eine Fehlbesiedelung mit *Helicobacter pylori*, die im ersten Schritt durch einen einfachen Atemtest festgestellt und selbst durchgeführt werden kann, sollte Standard werden.

Tun wir so etwas nicht und verharren zu lange in einer Starre aus Ignoranz und dem Irrglauben, es werde schon von allein wieder besser, kann das fatale Folgen haben. Dies habe ich selbst vor einigen Jahren auf schmerzhafte Weise erfahren müssen, als mein Ehemann an Magenkrebs starb.

Wir sollten nie vergessen, dass der Magen ein treuer Begleiter auf unserer Reise durch die Höhen und Tiefen des menschlichen Daseins ist. Er verdient unsere Aufmerksamkeit und Fürsorge, denn er hilft uns, nicht nur Nahrung, sondern auch negativen Stress, Kummer und Sorgen zu verdauen.

Für mich als Allgemeinmediziner ist der Magen natürlich in erster Linie eine Art komplexer biochemischer Reaktor: ein Organ, das Nahrung aufnimmt und verdaut, um die lebenswichtigen Elemente für unseren Körper zu extrahieren. Der Magen zerlegt Proteine, Fette und Kohlenhydrate in ihre einzelnen Moleküle, die dann schrittweise über den Darmtrakt vom Körper aufgenommen werden können. In diesem laufen eine Vielzahl von komplexen biochemischen Reaktionen ab, wie etwa das Ausschütten hochaggressiver Magensäure und zahlreicher Enzyme.

Glücklicherweise besitzt unser Magen Mechanismen zur Regulation seiner Funktionen, ähnlich wie ein Kraftwerk über Steuerungseinheiten und Warnsysteme verfügt. Sonst würde er sich im ungünstigsten Fall selbst verdauen, was natürlich nicht sinnvoll wäre. Um das zu verhindern, passt sich unser Magen an die Art und Menge der aufgenommenen Nahrung an, reguliert die Freisetzung der Verdauungsenzyme und stellt sicher, dass die ätzende Magensäure in Schach gehalten wird.

Wie von Esther angesprochen, wird der gesamte Verdauungsprozess vom enterischen Nervensystem gesteuert, einem vielschichtigen Geflecht aus etwa 100 Millionen Nervenzellen, das autonom, also ohne Einflussnahme des Gehirns, arbeiten kann. Aufgrund seiner Selbständigkeit wird das enterische Nervensystem auch als »Bauchhirn« bezeichnet, was sicherlich den Begriff »aus dem Bauch heraus entscheiden« erklärt.

Über die Magennerven steuert und reguliert dieses »Bauchhirn« sowohl die Muskelbewegungen von Magen und Darm als auch die Aufnahme der Nahrung. Dabei arbeitet es eng mit unserem Hormonsystem zusammen. Das enterische Nervensystem ist ein sehr sensibles System, das wir als Menschen nicht bemerken – solange es ungestört und reibungslos arbeitet.

Auch wenn das »Bauchhirn« unabhängig vom Gehirn arbeiten kann, ist es dennoch eng mit unserer wichtigsten, vom Schädel geschützten Schaltzentrale verbunden. Für die Beeinflussung der Magennerven ist das sogenannte vegetative Nervensystem im Gehirn zuständig. Dessen sympathischer Teil (der nicht so heißt, weil er besonders nett ist, sondern weil er zusammen mit dem Körper auf Stress reagiert) bremst die Magensaftausschüttung und hemmt die Bewegungen des Magens. Der parasympathische Teil des vegetativen Nervensystems (welches für das »Ruhe und Verdauung«-Prinzip zuständig ist) fördert hingegen die Magensaftsekretion und die notwendige Durchblutung des Magens. Außerdem aktiviert er dessen Motilität, das heißt seine aktive Beweglichkeit, die dem Transport, der mechanischen Zerkleinerung der Nahrungsbestandteile und der Durchmischung mit den Verdauungssäften dient.

Ob der Einfluss des sympathischen oder des parasympathischen Teils überwiegt, hängt von der äußeren Umgebung ab. Stress und andere psychische Belastungen können dazu führen, dass das »Bauchhirn« buchstäblich »die Nerven verliert« und der sympathische Teil des vegetativen Nervensystems mit übermäßiger Aktivität reagiert. Vielleicht haben Sie selbst schon Situationen erlebt, in denen Ihnen Nervosität und Aufregung so auf den Magen geschlagen sind, dass Bauchschmerzen oder Durchfall die Folgen waren. Umgekehrt können sich Verdauungsstörungen nachweislich auf unsere Psyche auswirken. Eine Fehlbesiedlung der Darmflora, beispielsweise nach einer Antibiotikabehandlung, vermag unter ungünstigen Umständen sogar die Entstehung psychischer Krankheiten zu begünstigen. Auch funktionelle Erkrankungen des Verdauungstraktes werden nicht selten von seelischen Verstimmungen, Angststörungen oder Depressionen begleitet.

Bei stressbedingten Verdauungsstörungen ist es daher außerordentlich wichtig, rechtzeitig der psychischen Belastung entgegenzuwirken, damit die Beschwerden nicht chronisch werden.

Aber was passiert genau, wenn dieser hochkomplexe Magen-Darm-Trakt nicht richtig funktioniert oder durch äußere Faktoren aus dem Gleichgewicht gebracht wird? Zuallererst entsteht der klassische Magenschmerz. In antiken Zeiten wurden Magenschmerzen oft mit göttlichen Strafen oder mystischen Kräften in Verbindung gebracht. Heute wissen wir, dass die Auslöser dieser unangenehmen Beschwerden zwar mannigfaltig, aber allesamt weltlichen Ursprungs sind. Sie reichen von vorübergehenden Unannehmlichkeiten (wie einer leichten Lebensmittelvergiftung, die wir ja umgangssprachlich auch »verdorbener Magen« nennen) bis hin zu ernsthaften gesundheitlichen Problemen. Hier spielen schlechte Ernährungsgewohnheiten und übermäßiger Alkoholkonsum eine ausschlaggebende Rolle. Fettige, würzige, säurehaltige und stark zuckerhaltige Lebensmittel können die Magenschleimhaut reizen und zu einer Überproduktion von Magensäure führen, was Sodbrennen und Reflux, Magenschmerzen und andere Verdauungsprobleme verursachen kann. Übermäßiger Alkoholkonsum kann die Magenschleimhaut entzünden und die Verdauungsfunktionen stören. Daher sollte man darauf achten, solche Lebensmittel nur in geringen Dosen zu sich zu nehmen, um das Risiko von Magenbeschwerden zu minimieren. Auch hier gilt letztlich der berühmte Satz des Kollegen Paracelsus: »Allein die Dosis macht, dass ein Ding kein Gift ist.« Wir können uns also nicht nur mit einer kleinen Dosis Botulinumtoxin (eines der stärksten bekannten Gifte, produziert vom Bakterium *Clostridium botulinum*) oder Arsen umbringen, sondern auch mit Unmengen Chicken Wings und Hektolitern Limonade.

Ende der Predigt und weiter im Text: Magenschmerzen können in Ausprägung und Intensität von Person zu Person variieren, aber auch vollkommen unterschiedlich wahrgenommen werden. Die typischen Beschwerden im Anfangsstadium sind meist ein unangenehmes Druckgefühl im Oberbauch. Wenn sich Magenprobleme verschlimmern – was bedeutet, dass etwa anhaltende Schmerzen, Sodbrennen, Übelkeit oder Erbrechen auftreten können –, ist die Ursache manchmal ein hartnäckiges Bakterium, dessen Existenz lange Zeit unbekannt war. Dieses Bakterium, bekannt als Helicobacter pylori, kann zu Entzündungen der Magenschleimhaut führen und verusacht bei langfristiger Anwesenheit im Magen-Darm-Trakt nicht selten sogar Geschwüre oder andere ernsthafte Magenerkrankungen. Als Allgemeinmediziner begegne ich oft Patienten mit Beschwerden, die auf den ersten Blick nicht alarmierend erscheinen, aber bei genauerer Untersuchung auf diese Infektion mit Helicobacter pylori hindeuten. Das kleine, spiralig gewundene Bakterium ist in der Lage, sich in der Schleimhaut des Magens anzusiedeln und dort verschiedene Gesundheitsprobleme zu verursachen.

Die Entdeckung des Keims Helicobacter pylori durch die australischen Wissenschaftler Barry Marshall und Robin Warren im Jahr 1982 und die dadurch ausgelöste Revolution in der Behandlung von Magen-Darm-Erkrankungen ist eine der faszinierendsten Episoden der modernen Medizingeschichte, denn sie führte zu einem grundlegenden Umdenken in der Behandlung von Magengeschwüren und Gastritis (Entzündung der Magenschleimhaut). Bis zum Zeitpunkt dieser bahnbrechenden Entdeckung wurde allgemein angenommen, Magen- und Zwölffingerdarmgeschwüre würden hauptsächlich durch Stress, scharfe Nahrungsmittel oder zu viel Magensäure verursacht. Dass Bakterien in der unwirtlichen sauren Umgebung des Magens überleben und Krankheiten verursachen könnten, erschien schwer vorstellbar. Marshall und Warren konnten jedoch nachweisen, dass der Helicobacter-pylori-

Bakterienstamm in der menschlichen Magenschleimhaut lebt und dort eine entscheidende Rolle bei der Entstehung von Magengeschwüren und Gastritis spielt. Um die Zweifler zu überzeugen, infizierte sich Barry Marshall sogar selbst mit dem Bakterium und demonstrierte die so verursachte Erkrankung samt ihrer anschließenden Heilung durch Antibiotika.

Für den Nachweis, dass der Keim tatsächlich Gastritis und Magengeschwüre auslösen kann, erhielten die Forscher 2005 den Nobelpreis für Medizin. Ihre Entdeckung revolutionierte die Behandlung von Magengeschwüren und führte dazu, dass Antibiotika nun routinemäßig zur Behandlung dieser zuvor als chronisch angesehenen Erkrankung eingesetzt werden.

An der Entwicklung eines Impfstoffes gegen Helicobacter pylori wird aktiv geforscht, bislang ist aber noch kein Produkt zugelassen. Ein derartiges Vakzin könnte auch das Risiko für Magenkrebs reduzieren, der mit einer langfristigen Infektion durch Helicobacter pylori in Verbindung gebracht wird.

➤ Helicobacter pylori

Diagnose:

Die Diagnose einer Helicobacter-pylori-Infektion erfolgt üblicherweise durch einen Atemtest, eine Stuhlprobe oder eine Magenspiegelung mit Biopsie. Eine Biopsie ist ein medizinischer Test, bei dem Ärzte ein kleines Stück Gewebe aus dem Körper entnehmen, um es unter dem Mikroskop zu untersuchen. Dies hilft ihnen, Krankheiten zu erkennen oder den Zustand des Gewebes zu beurteilen. Nur mit einer gesicherten Diagnose kann eine gezielte Behandlung eingeleitet werden.

Gesundheitliche Folgen einer Infektion:

Gastritis: eine Entzündung der Magenschleimhaut. Patienten klagen hierbei oft über Magenschmerzen, Übelkeit und manchmal Erbrechen.

Magengeschwüre: Geschwüre im Magen oder Zwölffingerdarm entstehen, wenn die durch Helicobacter pylori verursachte Entzündung die schützende Schicht der Magenschleimhaut angreift und schädigt. Dieser Schaden macht die darunterliegende Gewebeschicht anfällig und führt zu offenen Wunden. Normalerweise schützt die Magenschleimhaut das Gewebe des Magens und des Zwölffingerdarms vor der aggressiven Magensäure. Wird diese Schutzbarriere durch die Entzündung jedoch beeinträchtigt, kann die Säure das Gewebe angreifen und Geschwüre verursachen, die schmerzhaft sind und oft zu weiteren Komplikationen führen.

Erhöhtes Krebsrisiko: Langfristig kann eine Infektion das Risiko für Magenkrebs erhöhen. Dies ist besonders besorgniserregend, da Magenkrebs oft erst im fortgeschrittenen Stadium entdeckt wird.

Behandlungsmethoden:
1. *Antibiotika-Therapie:* Die Standardbehandlung besteht aus einer Kombination von zwei Antibiotika, um das Bakterium abzutöten. Die Auswahl der Antibiotika kann variieren, abhängig von der Resistenzlage in der jeweiligen Region.
2. *Protonenpumpenhemmer* (sogenannte PPIs): Diese Medikamente reduzieren die Magensäureproduktion und fördern die Heilung der Magenschleimhaut. Sie sind ein wichtiger Bestandteil der Behandlung, da sie das Milieu im Magen verändern, wodurch die Antibiotika effektiver wirken können.
3. *Nachsorge*: Nach Abschluss der Therapie ist es wichtig, die Eradikation (vollständige Entfernung oder Ausrottung) des Bakteriums zu bestätigen. Dies geschieht in der Regel einige Wochen nach Beendigung der Behandlung durch einen erneuten Atem- oder Stuhltest.

Zu welcher Diagnose eine Infektion mit Helicobacter-pylori-Keimen nach einer Verkettung unglücklicher Ereignisse im Universum der seltenen Erkrankungen führen kann, zeigt uns der folgende Fall: Die Kameras hatten festgehalten, wie Anton H. nach Luft schnappte und von der Bühne ins prall gefüllte Halbdunkel des Festzelts starrte. Gerade hatte er seine leidenschaftliche Rede zur von ihm geplanten Neuausrichtung der

Gesundheitspolitik beendet und dabei vor allem die Vorteile für die Menschen in ländlichen Gebieten betont, zu denen auch sein heimatlicher Wahlkreis zählte. Tosender Applaus war aufgebrandet, als der beleibte 44-Jährige winkend und mit durchgeschwitztem Hemd die Bühne verließ und in die hinter dem Zelt geparkte Limousine stieg. Auf zur nächsten Veranstaltung. Endspurt im Wahlkampf. Es ging um seinen erneuten Einzug in den Mainzer Landtag.

Als sich der ambitionierte Berufspolitiker in den bequemen Ledersitz seines Dienstwagens fallen ließ, durchfuhr ihn ein Schmerz, intensiv wie ein Messerstich. Es war ein schon seit Wochen vertrautes Gefühl, das nun jedoch eine neue Intensität zeigte. Anton krümmte sich und stöhnte leise auf. Schon wieder der Magen. Eigentlich ein schlechter Witz, dass ausgerechnet er der Gesundheitsexperte seiner Partei war.

Im Rückspiegel starrte ihn ein rundes Gesicht vorwurfsvoll an, das, wohlwollend betrachtet, mindestens ein Kinn zu viel aufbot. Zu viel Stress, zu viele Bratwürste von irgendwelchen Grills in Fußgängerzonen, unzählige Raststätten-Schnitzelbrötchen, die der Koloss in den Pausen zwischen zwei Terminen lustlos verdrückte. Fleisch war schon immer sein Gemüse gewesen, und seine einseitige Ernährung hatte ihm, neben seinem veritablen Übergewicht, eine peinigende Gicht eingebracht. Doch die stechenden Gelenkschmerzen hatte sein Arzt schon vor mehr als zwei Monaten mit einem rein pflanzlichen Medikament gut in den Griff bekommen.

Auch die Unmengen von schwarzem Kaffee, die er in sich hineinschüttete, um die langen Tage durchzustehen, waren Antons Gesundheit sicher nicht zuträglich. Nach dem strapaziösen Wahlkampf, das wusste er, musste er unbedingt abspecken und besser auf sich achtgeben.

Eine weitere Schmerzwelle breitete sich in Antons Magengegend aus. Diesmal fühlte es sich an, als lasse ein Lavastrom seine Organe verglühen. Er öffnete die Fahrertür und erbrach sich ins Gras. Als er sich den Mund abtupfte, entdeckt er Blut im Taschentuch. Nun bekam er es mit der Angst zu tun. Über die Freisprechanlage des Fahrzeugs ließ er sich mit seinem Büro verbinden und bat seine Assistentin Linda um einen Notfalltermin bei einem Gastroenterologen in der Gegend. Nur kurze Zeit später bekam er eine WhatsApp-Nachricht mit der Terminbestätigung für den nächsten Morgen. Er solle nüchtern kommen, denn der Arzt wolle aufgrund der Heftigkeit seiner Symptome umgehend eine Magenspiegelung vornehmen.

Als er am nächsten Morgen nach einer schlaflosen Nacht im Hotel hungrig die Kleinstadtpraxis in der pfälzischen Provinz betrat, war er der einzige Patient. Ein ebenfalls recht stämmiger, zupackend wirkender Arzt winkte ihn strahlend ins Sprechzimmer. Für ihn sei es eine Ehrensache, einen Parteifreund, der sich noch dazu für die Sache der niedergelassenen Ärzte einsetzte, auch an seinem freien Vormittag zu empfangen.

Das obligatorische Anamnesegespräch wurde rasch zu einer Plauderei, aber für den Mediziner schien recht schnell klar zu sein, woher Antons Beschwerden rührten. Schließlich war unübersehbar, dass es sich auch bei ihm um einen Freund deftiger Küche handelte. Der Arzt kannte Beschwerden wie Reflux, Völlegefühl & Co nicht nur aus seinem Berufsalltag. Die ambulant durchgeführte Gastroskopie, für die der Patient von der anwesenden Anästhesistin in einen kurzen Dämmerschlaf versetzt wurde, ergab, dass Anton unter einem gastroduodenalen Ulkus, einem Geschwür der Magenschleimhaut, litt.

Seine Erkrankung, die durch den ungesunden Lebensstil

verschlimmert wurde, war auf das kurz darauf im Labor festgestellte Bakterium Helicobacter pylori zurückzuführen. Als medikamentöse Therapie verschrieb ihm der Arzt deshalb ein sogenanntes französisches Triple-Schema. Auch wenn Anton bei diesem Namen spontan auf eine Trilogie aus Croissants, Konfitüre und Milchkaffee hoffte, handelt es sich hierbei um eine bewährte Kombination aus einem Protonenpumpeninhibitor, der die Säurebelastung im Magen senkte, sowie zweier Antibiotika, die dem aggressiven Helicobacter zuverlässig den Garaus machen sollten.

Zu Antons Erleichterung zeigte die Behandlung erstaunlich rasch Wirkung, wenn er auch als unangenehme Nebenwirkung eine wunde Mundschleimhaut in Kauf nehmen musste. Bald schon ging es ihm wesentlich besser. Doch entgegen dem ärztlichen Rat ließ er sich statt Schonkost und Fencheltee wieder Currywurst und Cola schmecken. »Ein Hoch auf die moderne Medizin!«, dachte der Politprofi, auch wenn ihn insgeheim ein schlechtes Gewissen plagte. Immer noch hatte er den Vorsatz, sein Leben konsequent zu ändern. Aber erst einmal galt es, die bevorstehende Landtagswahl zu gewinnen, und die Konkurrenz in Form seines unverschämt attraktiven politischen Rivalen Dr. Richard B., dem amtierenden Gesundheitsminister, schlief nicht. Wie sehr er diesen Sonnyboy hasste. Vor allem, weil der mit schier unbändiger Energie, seinen eng geschnittenen Anzügen und dem Doktortitel genauso war, wie Anton selbst gern gewesen wäre. Ironie des Schicksals, dass ausgerechnet er Anton nur wenige Tage später das Leben retten sollte.

Es war ein sonniger Frühlingstag. Anton hatte sich intensiv auf das erste persönliche Aufeinandertreffen mit seinem Erzrivalen vorbereitet. Der idyllische Marktplatz von Unkel lag friedlich in der Mittagssonne. Anton schnappte sich hinter der

Bühne gerade seine zweite Bratwurst, als ein dunkles Auto hielt und Richard B. beschwingt und breit grinsend ausstieg und ihm zur Begrüßung jovial zunickte. Im Vorbeigehen drehte sich sein Widersacher noch einmal zu Anton um, blickte amüsiert auf dessen fettigen Snack und knöpfte dabei den oberen Knopf seines taillierten Leinenanzugs zu.

Anton spürte, wie er sich schlagartig wieder wie der kleine, dicke Junge auf dem Schulhof fühlte, zu dem alle nur kamen, um die Hausaufgaben abzuschreiben. Dieser Typ hatte einfach alles. Zumindest aber seinen Ministerposten würde er sich bald krallen. Schließlich hatte sich Anton mit seinem volksnahen Auftreten, den schlecht sitzenden Zweireihern und dem glaubhaften Verständnis sowohl für Patientenbedürfnisse als auch für die Sorgen und Nöte der niedergelassenen Ärzteschaft bereits einen komfortablen Vorsprung in den aktuellen Umfragen erarbeitet.

Als die Moderatorin der Veranstaltung das Gespräch über die Zukunft der Gesundheitspolitik eröffnete, war Anton sofort in seinem Element. Mühelos schien er das Duell Punkt für Punkt für sich zu entscheiden. Doch plötzlich brannte es höllisch in seinem Rachen. Er setzte zum Trinken an, konnte aber nicht mehr schlucken und ließ das Wasserglas kraftlos zu Boden fallen. Wie durch eine Nebelwand sah er das Gesicht des Ministers, das immer näher kam. Dann gingen schlagartig die Lichter aus, sein Kreislauf fiel wie ein Kartenhaus in sich zusammen.

Blitzschnell hatten herbeigeeilte Helfer Tücher um den kollabierten Anton gespannt, um ihn vor neugierigen Blicken und den Teleobjektiven der Journalisten abzuschirmen. Erst viel später würde er erfahren, dass es sein politischer Gegner war, der geistesgegenwärtig Erste Hilfe geleistet hatte. Schon als Anton mit flackerndem Blick orientierungslos in die Runde blickte, war sein Gegenüber aufgesprungen, um einen unkontrollierten Sturz des Schwergewichts zu verhindern. Als Anton am Boden lag, hatte sein Konkurrent den Kopf des Kollabierten auf seine zusammengerollte Anzugjacke gebettet und Antons rasenden Puls gefühlt.

Mit einem Rettungshubschrauber wurde der 130-Kilo-Mann in die Universitätsklinik Aachen geflogen. Noch an Bord des Helikopters erbrach er Blut. Trotz notfallmedizinischer Versorgung kam er nicht wieder zu Bewusstsein. Erst im Klinikum konnte sein Zustand stabilisiert werden, und die Ärztinnen und Ärzte der Abteilung für Innere Medizin begannen fieberhaft, nach den Ursachen für den akut lebensbedrohlichen Zustand des Patienten zu fahnden.

Seine Assistentin Linda war inzwischen im Krankenhaus angekommen. Auch sie konnte den Ärzten bis auf die Ergebnisse der Magenspiegelung und die vermeintlich effektive Behandlung mit Antibiotika nichts von der medizinischen Vorgeschichte des alleinstehenden Politikers berichten, über dessen Privatleben in der Öffentlichkeit kaum etwas bekannt war.

Als Anton vor Schmerzen schreiend auf der Intensivstation aufwachte, entschied die diensthabende Ärztin, ihn in ein künstliches Koma zu versetzen. Doch auch in der Nacht besserte sich sein Zustand nicht. Eine Niere war mittlerweile ausgefallen, auch die Leberwerte waren katastrophal, und trotz Dialyse hing Antons Leben am seidenen Faden. Zusätzlich hatten sich starke Atemprobleme eingestellt; Anton erhielt hochkonzentrierten Sauerstoff. Ein zumindest geringer Erfolg war die operative Stillung einer inneren Blutung in seinem Magen. Bei diesem explorativen Eingriff (einer Untersuchungsoperation) wurde eine Perforation des Ulkus mit Bauchfellentzündung und beginnender Sepsis – so die Differenzialdiagnose des Gastroenterologen – ausgeschlossen. Wenn ein Geschwür (Ulkus) in der Magen- oder Darmwand so tief wird, dass es ein Loch bildet, spricht man von einer »Perforation des Ulkus«. Das bedeutet, der Inhalt des Magens oder Darms kann in den Bauchraum gelangen, was sehr gefährlich ist, da es eine Blutvergiftung hervorrufen kann und daher schnell behandelt werden muss. Bei Anton war eine solche Perforation aber nicht zu finden. Der Fall blieb mysteriös und erschien immer aussichtsloser.

Von all dem hatte Jörn P., ein 26-jähriger Medizinstudent im praktischen Jahr, nur am Rande mitbekommen. Nach der Erstversorgung des mit dem Rettungshubschrauber eingeflogenen Notfalls und dem Gespräch mit der Assistentin des Politikers, dem er gespannt gelauscht hatte, war seine Schicht vorbei gewesen. Doch nicht zuletzt wegen der Medienpräsenz ließ ihn die Geschichte rund um den gesundheitspolitischen Senkrechtstarter im Koma nicht los. Auch nicht, als er am nächsten Vormittag in einem Anbau der Uniklinik mit einer Handvoll angehender Ärztinnen und Ärzte auf den Tutor seines PJ-Seminars traf. Dieser Tutor war ich.

Mein Aufeinandertreffen mit Jörn brachte den entscheidenden Durchbruch auf der Suche nach dem Ursprung für Antons voranschreitendes Organversagen. Für das damalige Seminarmodul hatte ich das Thema Gicht ausgewählt. Diese Stoffwechselerkrankung, früher vom Volksmund auch »Krankheit der Reichen« genannt (da sich damals nur Wohlhabende eine üppige Ernährung mit viel Fleisch und Alkohol leisten konnten), wird durch winzige nadelförmige, aus Harnsäure bestehende Kristalle ausgelöst. Diese sogenannten Uratkristalle rufen die Entzündungen in den Gelenken der Betroffenen hervor. Bei einem Gichtanfall schwellen dann bestimmte Gelenke an, wodurch bei den Betroffenen eine große Schmerzempfindlichkeit entsteht. Die Erkrankung tritt überdurchschnittlich oft bei Menschen mit hohem Fleisch- und Alkoholkonsum auf. Akute Gichtanfälle werden noch heute häufig mit einem pflanzlichen Präparat behandelt, dem aus der Herbstzeitlosen gewonnenen Colchizin.

In meinem Seminar hatte ich den angehenden Medizinern erklärt, dass, wie bei nahezu allen Substanzen, beim Colchizin eine Überdosierung zu gravierenden und in kürzester Zeit sogar lebensbedrohlichen Symptomen führen könne. Auch die Wechselwirkung mit anderen Präparaten würde die Gefahr einer akzidentalen, also ungewollten Vergiftung mit sich bringen. Um diese Zusammenhänge anhand eines Beispiels zu verdeutlichen, erwähnte ich den Fall einer Wechselwirkung mit Hemmern von CYP3A4, einem wichtigen Leberenzym. Zu diesen Hemmern gehört auch Clarithromycin, ein Breitbandantibiotikum, das Bestandteil des französischen Triple-Schemas ist, mit dem Helicobacter pylori bekämpft wird. Die angesprochene Wechselwirkung führt zu einer Ansammlung des Colchizin im Organismus und dann, bei anhaltender Einnahme selbst geringer Dosen des pflanzlichen Gichtmittels, unweigerlich zu einer Vergiftung. Diese manifestiert sich anfänglich in starken Bauchschmerzen, Schluckbeschwerden oder Erbrechen und führt, wenn sie unbehandelt bleibt, schon nach wenigen Tagen zum Tod durch Multiorganversagen, einer stoffwechselbedingten Übersäuerung des Blutes oder Atemstillstand.

Nun fiel, so erfuhr ich später, beim gebannt zuhörenden Jörn der erste Groschen, denn die von mir genannten Symptome kamen ihm sehr bekannt vor. Ich schaute dem jungen Arzt verblüfft hinterher, als er grußlos und schnellen Schrittes den Seminarraum verließ. Seiner fantastischen Auffassungsgabe und Geistesgegenwart war die Auflösung des Mysteriums um den sterbenskranken Gesundheitspolitiker zu verdanken. Schnell erkannte Jörn, dass es sich wahrscheinlich um die im Seminar erwähnte Akkumulation des Colchizins im Zuge der Gichttherapie handelte, die die bedrohlichen Symptome ausgelöst hatte. Ohne Zeit zu verlieren, informierte er den Stationsarzt, der daraufhin umgehend eine Behandlung einleitete, die darauf abzielte, die Giftstoffe aus Antons Körper zu entfernen. Durch die Gabe von Flüssigkeiten wurde die Ausscheidung des Colchizins unterstützt, während Medikamente zur Linderung der Übelkeit und des Erbrechens eingesetzt wurden. Gleichzeitig wurden Herz, Atmung und Nierenfunktion sorgfältig überwacht und stabilisiert, um sicherzustellen, dass keine weiteren Schäden entstanden.

Durch diese Therapie regenerierte sich Antons robuster Körper verhältnismäßig schnell. Im letzten Moment war er dem Tod von der Schippe gesprungen. Nach der vollständigen Entgiftung und Genesung hatte er nun einen weiteren wichtigen Punkt auf seiner politischen Agenda: Die Kommunikation innerhalb des Gesundheitssystems, insbesondere zwischen Haus- und Fachärzten und dem stationären Versorgungsapparat und den Apotheken, musste dringend verbessert werden, um solche potenziell tödlichen Medikamentierungsfehler in Zukunft zu vermeiden. Alle behandelnden Mediziner sollten einen direkten und zugleich datenschutzrechtlich sicheren Zugriff auf die Unterlagen und Medikationslisten ihrer Patienten haben. Dafür wollte Anton sich von nun an mit voller Energie einsetzen.

➤ Medikamentenwechselwirkungen

Fakten:

1. Medikamentenwechselwirkungen treten auf, wenn zwei oder mehr Medikamente, die gleichzeitig eingenommen werden, sich gegenseitig in ihrer Wirkung beeinflussen.
2. Diese Wechselwirkungen können die Wirksamkeit der Medikamente erhöhen, verringern oder unerwünschte Nebenwirkungen hervorrufen.
3. Nicht nur verschreibungspflichtige Medikamente können Wechselwirkungen hervorrufen, sondern auch rezeptfreie Medikamente, Nahrungsergänzungsmittel und manchmal sogar Lebensmittel.
4. Alkohol kann ebenfalls die Wirkung vieler Medikamente beeinflussen und sollte mit Vorsicht konsumiert werden, wenn man Medikamente einnimmt.

Häufige Ursachen für Medikamentenwechselwirkungen:

1. *Pharmakodynamische Wechselwirkung:* Zwei Medikamente beeinflussen denselben Wirkungsmechanismus oder Rezeptor.
2. *Pharmakokinetische Wechselwirkung*: Ein Medikament beeinflusst, wie ein anderes Medikament vom Körper aufgenommen, verteilt, metabolisiert (verstoffwechselt) oder ausgeschieden wird.
3. *Kombination von Medikamenten mit ähnlichen Nebenwirkungen*: Zum Beispiel können zwei Medikamente, die beide die Niere beeinflussen, das Risiko für Nierenschäden erhöhen, wenn sie zusammen eingenommen werden.

Vorsichtsmaßnahmen und Tipps:

1. *Medikamentenliste führen*: Alle eingenommenen Medikamente, einschließlich rezeptfreier Produkte und Nahrungsergänzungsmittel, auflisten.
2. *Apotheker oder Arzt konsultieren*: Vor der Einnahme neuer Medikamente immer nach möglichen Wechselwirkungen fragen.
3. *Einnahmezeiten beachten*: Einige Medikamente sollten zu unterschiedlichen Zeiten eingenommen werden, um Wechselwirkungen zu vermeiden.
4. *Verpackungsbeilage lesen*: Die Beilage gibt Informationen über mögliche Wechselwirkungen und Nebenwirkungen.
5. *Keine Medikamente ohne Rücksprache mit dem Arzt absetzen*: Selbst wenn man den Verdacht auf eine Wechselwirkung hat, sollte man das Medikament nicht eigenmächtig absetzen.

Ich bin immer interessiert an Mitteln und Maßnahmen, die uns dabei unterstützen, gesund und aktiv zu bleiben. Richtig verwendet, können Vitalstoffe, Vitamine und andere Substanzen nachweislich zahlreiche gesundheitliche Vorteile bieten. So kann die Zufuhr von Vitaminen und Mineralstoffen beispielsweise helfen, Nährstoffmängel zu verhindern oder auszugleichen, die durch eine unausgewogene Ernährung oder durch Resorptionsstörungen verursacht werden. Ein klassisches Beispiel ist der Vitamin-B12-Mangel, der häufig vor allem bei Veganern, die keine Milchprodukte wie Käse und Joghurt zu sich nehmen, aber auch bei Vegetariern auftritt, da sie dieses Vitamin nicht aus tierischen Produkten wie Eiern, Fleisch oder Fisch beziehen. Auch die Zufuhr von Algen und fermentierten Lebensmitteln wie Sauerkraut oder Sojaprodukten kann unseren Bedarf nur unzureichend decken. Zudem erfordern bestimmte Lebensphasen eine vorübergehend erhöhte Zufuhr bestimmter Nährstoffe. Schwangeren Frauen beispielsweise wird empfohlen, Folsäure einzunehmen, um das Risiko zu verringern, dass ihr Baby mit einem Neuralrohrdefekt zur Welt kommt; das sind ernsthafte Entwicklungsstörungen des Gehirns und der Wirbelsäule des Ungeborenen. In und nach den Wechseljahren helfen Kalzium, Vitamin D und Vitamin K2 dabei, Osteoporose vorzubeugen. Andere Nahrungsergänzungsmittel können das Risiko bestimmter Krankheiten reduzieren oder aber die allgemeine Gesundheit fördern. Hier kommen etwa die Omega-3-Fettsäuren ins Spiel, die für ihre entzündungshemmenden Eigenschaften bekannt sind und das Risiko von Herzerkrankungen reduzieren sollen. Aber auch Probiotika, die wir in einem anderen Kapitel ausführlich besprochen haben und die für ein gesundes Darmmikrobiom sorgen, werden hoch geschätzt. Die Liste der teils versprochenen, teils wissenschaftlich nachgewiesenen Vorteile ist schier unendlich. Ich kenne jedoch auch Geschichten über gefährliche Wechselwirkungen zwischen Medikamenten, Nahrungsergänzungsmitteln und sogar bestimmten Lebensmitteln. Viel zu oft verlassen wir uns auf als Information verpackte Werbung oder die bunt verpackten Marketingversprechen der Industrie, die uns dann manchmal erst zu Patienten mit ernsthaften gesundheitlichen Problemen machen. Im Fall von Anton, dem Patienten in unserem aktuellen Fall, hätte ein besseres Verständnis über mögliche Wechselwirkungen von Medikamenten einiges Leid verhindern können.

Richtig, einige Ergänzungsmittel können positive Effekte haben. Du sprichst aber auch ein anderes wichtiges Thema an: die Polypharmazie, also die gleichzeitige Einnahme mehrerer Medikamente. Polypharmazie ist in der Praxis besonders bei älteren Menschen weit verbreitet. Ich bin immer wieder erschreckt, wie viele verschiedene Medikamente Menschen teilweise einnehmen. Alarmierenderweise berücksichtigen die von Ärztinnen und Ärzten erstellten Medikamentenpläne oft weder drohende Wechselwirkungen mit anderen Medikamenten, von deren Einnahme sie ja nur durch die Patienten erfahren können, noch die Nahrungsergänzungsmittel, die viele Patienten zusätzlich nutzen. Polypharmazie birgt aber genau dieses Risiko von Wechselwirkungen, wie Antons Fall auf dramatische Weise zeigt. Denn interagieren Medikamente unerwünscht miteinander, können im menschlichen Körper gefährliche Effekte ausgelöst werden, wofür die Colchizinvergiftung ein drastisches Beispiel ist.

Das klingt besorgniserregend. Was ist, wenn wir den Bereich der Medikamente ausklammern und uns nur auf Nahrungsergänzungsmittel und Vitamine fokussieren? Da wird es spannend, oder?

Das hängt von verschiedenen Faktoren ab. Viele Menschen denken, Nahrungsergänzungsmittel und Vitamine seien per se harmlos, weil sie »natürlichen« beziehungsweise körpereigenen Ursprungs sind. Aber das ist eine Fehlannahme, denn sie können eine genauso potente Wirkung entfalten wie Medikamente. Andere sogenannte Supplements können wiederum die Wirkung von Medikamenten beeinflussen, stören oder sogar verhindern. Nahrungsergänzungsmittel bieten also auf der einen Seite zahlreiche Vorteile, sind aber andererseits nicht ohne Risiken. Nimmt man sie unsachgemäß ein, spart sich im Vorfeld die notwendige Recherche oder verzichtet auf professionelle Beratung, dann kann man sich und seinem Körper durchaus schaden. So haben einige Vitamine und Mineralien einen negativen Effekt, wenn sie in zu großen Mengen eingenommen werden. Die Devise »Viel hilft viel« führt hier schneller, als man »Zink« oder »Magnesium« sagen kann, in eine gefährliche Sackgasse. So kann etwa eine Überdosierung mit Vitamin A zu Haarausfall, trockener Haut und erhöhtem Druck im Kopf führen, in extremen Fällen sogar zu Leberversagen oder, bei werdenden Müttern, zu schweren Schwangerschaftskomplikationen. Überdosiertes Eisen kann zu Verstopfung, Übelkeit und schlimmstenfalls zu Organschäden führen. Vielleicht sollte man an dieser Stelle noch einmal darauf hinweisen, dass Nahrungsergänzungsmittel und Vitamine nicht als Ersatz für eine gesunde und ausgewogene Ernährung angesehen werden dürfen. Der Körper nimmt Vitamine und Mineralstoffe am besten aus natürlichen Lebensmitteln auf, die zusätzlich andere gesundheitsfördernde Stoffe wie Ballaststoffe und sekundäre Pflanzenstoffe enthalten. Ein weiterer Aspekt, den wir unbedingt im Auge behalten müssen, sind mögliche Wechselwirkungen mit Medikamenten. Nahrungsergänzungsmittel können nämlich nicht nur mit verschreibungspflichtigen, sondern auch mit rezeptfreien, frei erhältlichen Medikamenten interagieren und deren Wirksamkeit beeinflussen. Ein in der Praxis häufig verwendetes Mittel wie Johanniskraut beeinträchtigt beispielsweise manchmal die Wirksamkeit vieler Medikamente, einschließlich Antidepressiva und hormoneller Verhütungsmittel. So kenne ich persönlich einen Fall, in dem der naive Umgang mit diesem botanischen Stimmungsaufheller eine ungewollte Schwangerschaft begünstigt hat. Auch die beliebte Therapie mit Ginkgo Biloba, dessen Wirkstoffe die Durchblutung im Gehirn verbessern und bei Gedächtnisstörungen helfen sollen, ist mit der nötigen Vorsicht zu genießen. So sollte man dieses Produkt von dem in China heimischen Baum aufgrund seines Einflusses auf die Gerinnungseigenschaften des Blutes nicht in Kombination mit Blutverdünnern einnehmen. Darüber hinaus muss uns allen klar sein, dass Nahrungsergänzungsmittel generell weniger streng reguliert werden als Medikamente und daher Verunreinigungen vorliegen oder nicht aufgeführte Zutaten enthalten sein können. Es sind Fälle bekannt, in denen Nahrungsergänzungsmittel Steroide oder verschreibungspflichtige Medikamente enthielten, die keineswegs auf dem Etikett oder in der Packungsbeilage genannt waren. Außerdem benötigen einige Nahrungsergänzungsmittel, wie bestimmte Vitamine oder Mineralien, die Hilfe andere Substanzen, um effizient verstoffwechselt zu werden. So wird zum Beispiel Eisen besser in Verbindung mit Vitamin C aufgenommen.

Ich erinnere mich an eine Freundin, die jeden Morgen frisch gepressten Grapefruitsaft trank und gleichzeitig ein Medikament einnehmen musste. Niemand hatte sie darauf hingewiesen, dass das eine denkbar schlechte Kombination war, und es traten heftige Krankheitszeichen auf, die sich anfangs niemand erklären konnte. Darauf kann man als Normalsterblicher ohne Medizinstudium, der glaubt, sich mit vitaminreichem Saft etwas Gutes zu tun, gar nicht kommen. Wobei, meine Großmutter wusste, dass eine Pampelmuse gerne zwei bis drei Stunden alleine bleibt und verdaut wird und uns nur dann zugutekommt. Es stellte sich erst auf Nachfrage bei ihrer Hausärztin heraus, dass Substanzen in Grapefruits mit über 40 verschiedenen Medikamenten Wechselwirkungen hervorrufen können. Diese Wechselwirkungen entstehen, weil Grapefruits Enzyme im Körper beeinflussen, die für den Abbau vieler Medikamente verantwortlich sind. Dadurch kann die Konzentration der Medikamente im Blut erhöht und das Risiko für Nebenwirkungen gesteigert werden. Und wir sprechen hier nicht von einer geschwollenen Oberlippe, sondern in den schlimmsten Fällen von Magenblutungen oder Nierenschäden.

Absolut richtig. Grapefruitsaft, auch in geringen Mengen, ist dafür bekannt, dass er mit einer Reihe von Medikamenten interagiert und den Abbau bestimmter Substanzen in der Leber beeinflussen kann.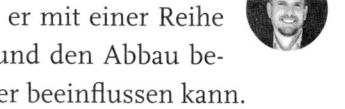

Unsere Gesellschaft ist mittlerweile darauf getrimmt, den Körper so zu bearbeiten, dass er möglichst dauerhaft jung, sexy und unkaputtbar ist. Begriffe wie »Bodyhacking«, also Methoden und Techniken, mit denen Menschen versuchen, ihren Körper und seine Funktionen zu verbessern oder zu modifizieren, sind im Trend. Wenn man sich die Werbung anschaut, mit der wir im Fernsehen und vor allem in den sozialen Medien überschüttet werden, wird einem klar, dass dahinter natürlich ein riesiges, äußerst lukratives Geschäft steckt.

In der Gesellschaft herrscht oft das Missverständnis vor, dass mehr besser ist oder »natürlich« sicher bedeutet. Die Industrie, die Werbung und auch die Influencer, denen ihre meist jungen Follower oft blind vertrauen, spielen sicherlich eine große Rolle bei der Absatzförderung bestimmter rezeptfreier Medikamente und Nahrungsergänzungsmittel. Aber letztendlich liegt die Verantwortung bei uns Ärzten und Patienten. Gemeinsam müssen wir sicherstellen, dass derartige Präparate verantwortungsvoll und richtig eingesetzt werden. Leider sind die Informationen über Wechselwirkungen nicht immer leicht zugänglich, und die Kombination von Medikamenten kann komplex sein. Hier spielen Ärzte häufig auch die Rolle von Übersetzern. Es ist unerlässlich, vor der Einnahme von Nahrungsergänzungsmitteln umfassend zu recherchieren und einen Arzt, Apotheker oder Ernährungsberater zu konsultieren. Ebenso wichtig ist es aber natürlich auch, Produkte seriöser Hersteller zu wählen und sich nicht allein auf Marketingversprechen zu verlassen.

Was können wir denn tun, um uns vor Medikamentenwechselwirkungen und vor den Risiken der Polypharmazie zu schützen?

Ich glaube, der Schlüssel liegt, wie so oft im Leben, darin, proaktiv zu sein, sich gut zu informieren und eng mit den Gesundheitsdienstleistern zusammenzuarbeiten. So können die Gefahren, die mit Medikamentenwechselwirkungen und Polypharmazie verbunden sind, minimiert werden. Auch muss die Medikation eines Patienten regelmäßig vom Arzt oder Apotheker überprüft werden. Hier sollte immer wieder, auch nach Jahren, die Frage gestellt werden, ob die verordneten Medikamente noch notwendig sind. Eine einfache Maßnahme mit großer Wirkung ist es auch, zu versuchen, verschriebene Medikamente immer von ein und derselben Apotheke zu beziehen. So kann der Apotheker anhand seiner Dokumentation leichter potenzielle Wechselwirkungen zwischen den verschiedenen Medikamenten erkennen. Ein weiteres elementares Thema ist die offene Kommunikation zwischen Arzt und Patient, aber auch zwischen den Ärztinnen und Ärzten. Ich selbst habe, was das Thema Kommunikation angeht, neben meiner jahrelangen Erfahrung und meinem Fachwissen einen entscheidenden Vorteil gegenüber vielen Kollegen, denn ich stehe im Zentrum für Seltene Erkrankungen am Universitätsklinikum Aachen im ständigen Austausch mit anderen medizinischen Fachrichtungen. Das muss man sich so vorstellen wie in der amerikanischen Fernsehserie rund um den notorisch schlecht gelaunten, misanthropischen Nierenspezialisten Dr. Gregory House. Nur mit dem Unterschied, dass ich im Gegensatz zu Dr. House Menschen grundsätzlich sehr mag und meine Patienten nicht für Lügner halte. Regelmäßig treffe ich mich also mit Ärztinnen und Ärzten aus den unterschiedlichsten Bereichen der Klinik. Wir setzen uns an einen Tisch oder diskutieren gemeinsam online die Krankenakten von Patientinnen und Patienten ohne Diagnose, die oft eine jahrelange Odyssee hinter sich haben. Alle Anwesenden, ob Humangenetikerin, Kardiologe, Neurologin oder Orthopäde, leisten in diesen wichtigen Meetings einen gleichberechtigten Beitrag; es geht nie darum, sich selbst zu profilieren. Stattdessen ist unser Ziel, durch geballtes inter- und multidisziplinäres Know-how und die versammelte Schwarmintelligenz eine Diagnose zu stellen, die im Idealfall den Gesundheitszustand unserer Patienten verbessert. Dieser konstante Austausch ist vor allem deshalb wichtig, weil viele seltene Erkrankungen mehrere Organsysteme betreffen, also heterogene Erscheinungsformen aufweisen und sich unterschiedlich manifestieren. Aber zurück zum offenen Austausch mit meinen Patienten: Mir persönlich ist es sehr wichtig, dass die Patienten mich über alle Medikamente, Nahrungsergänzungsmittel und pflanzlichen Präparate informieren, die sie einnehmen. Dies umfasst auch die rezeptfreien Medikamente. Es hilft ungemein, eine aktuelle Medikamentenliste einschließlich der Dosierung und der Einnahmezeitpunkte zu führen und diese mit zu den Arztbesuchen zu nehmen. Auch das »Kennenlernen« der Medikamente ist wichtig: Patienten sollten sich selbst darüber informieren, was die Hauptwirkungen, Nebenwirkungen und möglichen Wechselwirkungen ihrer Medikamente sind. Die Augen zu verschließen und Medikamente gutgläubig einzunehmen kann – wie im Fall unseres versehentlich vergifteten Politikers – fatale Folgen haben. Gute Informationsquellen für medizinische Laien sind Patienteninformationsblätter, der Austausch mit dem Arzt oder Apotheker des Vertrauens sowie Onlinebeiträge aus nachweislich seriösen Quellen. Auch für alle Nahrungsergänzungsmittel gilt: Mit Vorsicht und nur nach Abklärung möglicher Wechselwirkungen einnehmen. Bei Unsicherheiten hilft auch hier ein Gespräch mit dem Arzt oder Apotheker. Ein Fehler, der häufig gemacht wird, ist die Doppelmedikation. Man sollte immer darauf achten, nicht versehentlich zwei Medikamente mit dem gleichen Wirkstoff einzunehmen. Dies geschieht besonders leicht bei Kombinationspräparaten und rezeptfreien Medikamenten. Regelmäßige Kontrolluntersuchungen beim Arzt helfen darüber hinaus, den aktuellen Gesundheitszustand zu überwachen und die Notwendigkeit einer Medikamenteneinnahme zu überprüfen. Wenn möglich, sollte eine Monotherapie, also die Behandlung mit einem einzelnen Medikament, immer die erste Wahl sein.

 Wichtig ist aber auch, sich nicht nur auf Medikamente und Nahrungsergänzungsmittel zu verlassen, sondern, wie schon Hippokrates riet, durch einen gesunden Lebensstil und die richtige Ernährung Krankheiten zu vermeiden. »Deine Lebensmittel sollen deine Heilmittel, deine Heilmittel deine Lebensmittel sein.« Lass dir das Wort Lebensmittel mal auf der Zunge zergehen! Mittel zum Leben! Es ist wirklich erstaunlich, was zum Beispiel eine Ernährungsumstellung für chronisch kranke Patienten bewirken kann. Ein Freund von mir war depressiv, kam kaum noch aus dem Bett und nahm immer mehr zu. Er schob alles auf seine Trennung und den Stress im Job. Sicher waren das auch wichtige Ursachen, aber am Ende brachte ein Besuch beim Endokrinologen das ernüchternde Ergebnis: Insulinresistenz, ein Zustand, bei dem sein Körper nicht mehr effektiv auf Insulin reagierte, wodurch der Blutzuckerspiegel schwer zu kontrollieren war, und Prädiabetes, ein Warnsignal, dass er auf dem Weg zu Typ-2-Diabetes war, wenn keine Veränderungen erfolgten. Erst das war sein Weckruf. Mit einer konsequenten Ernährungsumstellung direkt am Tag nach dem Befund und drei Trainingsterminen (einmal Yoga, zweimal Crossfit) in der Woche nahm er innerhalb von sechs Monaten über 15 Kilo ab. Das erste Mal in seinem Leben war er seinem extremen Lebensstil zwischen Fressorgien und Crash-Diät entkommen, und er hat sein Gewicht seitdem gehalten. Statt drohender

Betablocker und Blutzuckersenkern hat er es mit gesundem, bewusstem und genussvollem Essen und ausreichend Bewegung geschafft, den Blutdruck sogar knapp unter seine Altersnorm zu senken und seine Lebenslust und Energie zurückzugewinnen. Ganz ohne Pillen.

Ich gebe dir vollkommen recht. Die Prophylaxe und der Erhalt unserer Gesundheit steht viel zu häufig im Schatten der Behandlung von Erkrankungen. Insofern ist es wichtig, alles zu hinterfragen, sei es im Bereich der Naturheilverfahren, aber auch in der Medizin. Es sollte keine Lagerbildung zwischen Anhängern der Schulmedizin und Befürwortern der Naturheilverfahren geben, daher ist der Dialog zwischen uns beiden mir auch so wichtig. Wir müssen Arroganz und Standesdünkel ablegen und unser Wissen teilen. Denn wenn wir Ärzte uns mit alternativen Theorien, Hypothesen und Lehrmeinungen auseinandersetzen, ohne sie gleich zu verteufeln oder uns gekränkt zu fühlen, werden wir überraschenderweise irgendwann feststellen, dass wir, trotz jahrelangem Studium und beeindruckenden akademischen Titeln, nicht alles wissen.

Doch zurück zur Prophylaxe: Neben der erwähnten Naturmedizin in Form von möglichst unbelasteten, natürlichen Lebensmitteln, aber auch bewährten Heilkräutern oder Tees rate ich zu regelmäßigen Vorsorgeuntersuchungen. Leider habe ich, gerade in meiner Zeit in der Palliativmedizin, viel zu oft Patienten gesehen, die einfach zu lange nicht zum Arzt gegangen sind. Man sollte sich vor Augen halten, dass zum Beispiel bei Krebserkrankungen Zeit ein Faktor ist, der zwischen Leben und Tod entscheiden kann. Was die Medikamentenüberwachung betrifft, bieten mittlerweile verschiedene Apps und Geräte, aber auch Polypharmaziesprechstunden, beispielweise bei uns an der Uniklinik in Aachen, eine nützliche Hilfe dabei, den Überblick über Medikamente zu behalten und Wechselwirkungen transparent und zuverlässig zu überwachen.

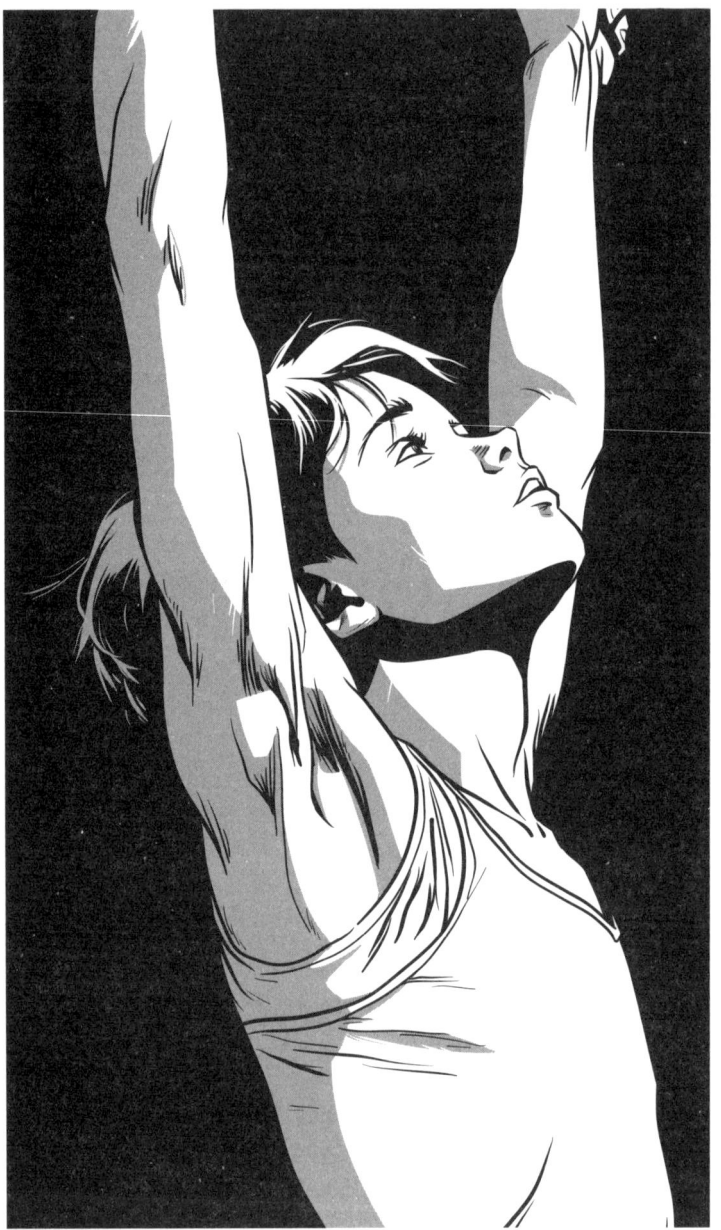

KAPITEL 6
Auch Superhelden haben Schwächen

Das Blutgefäßsystem ist ein Wunderwerk der Anatomie. Die traditionelle chinesische und die indische ayurvedische Medizin versteht es zudem als Verbindung zwischen Körper, Geist und Seele. Dieses alte medizinische Wissen eröffnet neue Perspektiven auf die Bedeutung unserer Blutgefäße und erinnert uns daran, dass Gesundheit mehr ist als die Abwesenheit von Krankheit – sie ist ein Zustand ganzheitlichen Wohlbefindens.

Ich stelle mir unser Blutgefäßsystem als ein faszinierendes Netzwerk von Bächen, kleinen Flüssen und reißenden Strömen vor, das unseren Körper durchzieht – als weitaus mehr als miteinander verbundene Verkehrswege, die unseren wertvollen Lebenssaft in jeden noch so entlegenen Winkel unseres Körpers leiten. Das menschliche Gefäßsystem ist für mich ein faszinierendes Geflecht aus feinsten Kapillaren, wesentlich stärkeren Venen und im Rhythmus unseres Herzschlags pulsierenden Arterien. In seinem Aufbau findet es sich in vielen anderen natürlichen Mustern wieder. So erkenne ich zum Beispiel beim Blick in die verästelte Krone eines mächtigen alten Baumes dieselbe, seit Beginn des Lebens auf der Erde bewährte Matrix, die der Mensch sich mit dem Rest der Natur teilt. Ein Umstand, der uns auch daran erinnern sollte, dass wir untrennbar mit dem Energiefluss der Natur und all ihrer Elemente verbunden sind.

Auch in der traditionellen chinesischen Medizin (TCM) und der indischen Heilkunst Ayurveda, zwei von mir hochgeschätzten medizinischen Lehren, wird das Gefäßsystem unseres Blutkreislaufs als integraler Bestandteil des Lebens und der Gesundheit angesehen. Die Errungenschaften der modernen Schulmedizin bekommen starke Partner an die Hand, wenn man sprichwörtlich über den Tellerrand der althergebrachten, zu selten hinterfragten westlichen Wahrheit schaut und auch anderen Wissensquellen Aufmerksamkeit schenkt. Denn was sollte dagegensprechen, modernes medizinisches Bewusstsein in die erprobten Weisheiten dieser uralten fernöstlichen Traditionen einzubetten?

In der TCM wird das Blutgefäßsystem als Weg des Qi, der puren Lebensenergie, gesehen. Daraus folgt, dass eine reibungslose Blutzirkulation essenziell für die Aufrechterhaltung eines harmonischen Qi-Flusses ist. Interessanterweise – hier gibt es Parallelen zum Konzept der Psychosomatik – konzentriert sich die TCM nicht nur auf die physischen Aspekte des Blutgefäßsystems, sondern auch auf dessen Einfluss auf die Emotionen und den menschlichen Geist. Im Westen sprechen wir erst seit einigen Jahren von Phänomenen wie dem »Broken-Heart-Syndrom« und erkennen damit endlich an, dass Liebeskummer oder der Verlust eines geliebten Menschen sich in ernsthaften, manchmal sogar lebensbedrohlichen Herzbeschwerden manifestieren kann. Die Verbindung zwischen einem Ungleichgewicht im Herzen und emotionalen Störungen ist in der traditionellen chinesischen Medizin indes schon seit über vier Jahrtausenden anerkannt. Körperliche Gesundheit ist nun einmal untrennbar mit psychischer und emotionaler Gesundheit verbunden, und wir müssen einsehen, dass wir im Westen trotz Elektronenmikroskopen, Magnetresonanztomografie und künstlicher Intelligenz nicht immer die Ersten oder Besten sind, wenn es um wertvolle, grundlegende Erkenntnisse geht.

Im Buddhismus, Hinduismus, Taoismus sowie der japanischen Richtung des Buddhismus wird die Praxis der Achtsamkeit und des Gewahrseins praktiziert. In einigen buddhistischen Traditionen gilt der Körper darüber hinaus als Vehikel zur als höchstes Lebensziel angesehenen Erleuchtung, Moksha genannt.

Daher wird das Verständnis der komplexen körperlichen Funktionen, einschließlich des Blutgefäßsystems, als wesentlicher Teil der spirituellen Praxis betrachtet. Auch mir helfen in meinem Alltag bestimmte Meditationstechniken, die sich auf den Puls und den Fluss des Blutes fokussieren, dabei, mein Bewusstsein für den eigenen Körper zu vertiefen. Diese Übungen erleichtern es mir, Stress zu reduzieren, was wiederum die Blutzirkulation verbessert und mein Immunsystem positiv stimuliert.

Auch Ayurveda, die traditionelle medizinische Lehre Indiens, wirft einen ganz eigenen, durchaus bereichernden Blick auf das System der Kapillaren, Venen und Arterien. Hier wird das Geflecht durch die Linse der drei Doshas Vata, Pitta und Kapha gesehen. Das Wort »Dosha« ist ein zentraler Begriff im Ayurveda, das dem Sanskrit entspringt, das weltlich als Altindisch, spirituell jedoch als Sprache der Götter bezeichnet wird. »Dosha« bedeutet »Fehler« und meint etwas, das Probleme verursachen kann. Jedes der drei Doshas repräsentiert unterschiedliche Energien im Körper, deren Balance unerlässlich für die Gesundheit und das menschliche Wohlbefinden ist.

Das erste Dosha Vata besteht aus den Elementen Luft und

Raum und repräsentiert unsere Lebensenergie. Im menschlichen Körper ist es verantwortlich für die Atmung, das Nervensystem und die Bewegung und somit einige der lebenswichtigsten Funktionen. Pitta hingegen setzt sich aus den Elementen Feuer und Wasser zusammen. In unserem Organismus werden diesem Dosha biochemische Vorgänge wie Stoffwechsel und Verdauung zugeordnet. Kapha, das dritte Dosha, setzt sich aus den Elementen Wasser und Erde zusammen. Seine Energie wird als formend beschrieben, weshalb es laut Ayurveda Einfluss auf den Aufbau der Körperstrukturen hat. Darüber hinaus ist es nach der alten indischen Lehre verantwortlich für Gelenkigkeit und Stabilität.

Ein Ungleichgewicht zwischen Vata, Pitta und Kapha kann auch Störungen im Blutgefäßsystem hervorrufen. Im Ayurveda vermutet man etwa, dass ein Übergewicht von Pitta – das neben dem Feuer auch mit der Transformation assoziiert wird – zu Entzündungen und schädigender Hitze im Blutgefäßsystem führen kann. Ayurvedische Praktiken wie dem Konditionstyp entsprechende frisch gekochte, mit Gewürzen angereicherte Ernährung, Yoga und Kräutermedizin zielen daher darauf ab, ein schädliches energetisches Ungleichgewicht zwischen und innerhalb der drei Doshas aufzulösen und somit die Gesundheit und Stabilität des Körpers und in diesem Falle des Blutgefäßsystems zu fördern.

Blutgefäße waren im historischen Kontext lange Zeit von Mythen überlagert und auch mit dem ein oder anderen Missverständnis behaftet. Doch viele Annahmen aus früheren Zeiten sind, trotz damals fehlender moderner Diagnostik, im Kern schlüssig, gut beobachtet und erstaunlich aufgeklärt, etwa die von Esther erwähnten Lehren der indischen Brahmanen oder chinesischen Medizingelehrten. Auch in vielen anderen alten Zivilisationen galten die Blutgefäße als Träger von Lebensenergie, analog zum chinesischen Qi. So waren die Menschen im alten Ägypten davon überzeugt, dass das Blut durch ein Netzwerk von Kanälen fließt, die als »Metu« bezeichnet wurden. Vom Herz ausgehend – im Glauben der Menschen dieser Epoche Sitz des Verstandes – führen die Kanäle nach ihrer Vorstellung durch den ganzen Körper und versorgen den Organismus nicht nur mit Blut, sondern auch mit Luft und Wasser.

Die Ägypter hatten sich bei diesem Modell am lebensspendenden Strom des Nils orientiert, der mit seinen Seitenkanälen die Fruchtbarkeit des Nildeltas und damit den Wohlstand des ägyptischen Reichs sicherstellte. Auf Basis dieser Analogie lag das medizinische Hauptaugenmerk im alten Ägypten darauf, die »körperliche Kanalisation« am Laufen zu halten und unter allen Umständen Staus innerhalb der Flussläufe zu verhindern. Denn nur, wenn der innere Strom ungehindert und ohne Störungen fließen könne, sei ein Mensch gesund. Sogenannte Sandbänke, beispielsweise durch einen gestörten Stoffwechsel, oder Überschwemmungen, mit denen eine erhöhte Durchblutung der Leber gemeint war, galt es mit allen Mitteln zu verhindern. Und mit allen Mitteln waren, neben einer prophylaktischen gesundheitsfördernden Ernährung, ausdrücklich auch übel schmeckende Brechmittel und mehr oder weniger rabiate Darmspülungen gemeint.

Im weiteren Verlauf der Geschichte wurde das Geheimnis des Blutkreislaufs durch naturwissenschaftliche Forschung schrittweise entzaubert und decodiert. Immer wieder betraten herausragende Gelehrte die Bühne der Wissenschaft und trugen dazu bei, die Mechanismen des Kreislaufsystems besser zu verstehen. William Harvey zum Beispiel, ein englischer Arzt und Anatom, legte im 17. Jahrhundert mit seiner bahnbrechenden Arbeit *Über die Bewegung des Herzens und des Blutes* unter anderem den Grundstein für die moderne Kardiologie und Herzchirurgie, indem er erstmalig den großen Blutkreislauf und seine Funktionsweise erklärte. Doch auch wenn wir heute über wesentlich fortschrittlichere Techniken und ausgefeilte bildgebende Verfahren verfügen, die uns erlauben, tiefe Einblicke ins System menschlicher Blutgefäße zu gewinnen, gibt es immer noch einige Rätsel, die darauf warten, entschlüsselt zu werden. Fest steht nur eines: Auch unser Blutgefäßsystem ist ein wahrer Geniestreich der Natur.

Wenn Sie versuchen würden, eine Linie zu zeichnen, die die Gesamtlänge aller Blutgefäße in einem Erwachsenen darstellt, wären Sie lange beschäftigt. Führen Sie sich vor Augen, dass all Ihre Blutgefäße – also die Gesamtheit aller Venen, Kapillaren und Arterien – aneinandergereiht mit einer Länge von über 100 000 Kilometern den Erdball mehr als zweimal umrunden würden. Dieser Vergleich zeigt auf imposante Weise die Komplexität und räumliche Ausdehnung des Blutgefäßsystems unseres Körpers, das unermüdlich lebenswichtige Stoffe zu den Bausteinen unseres Körpers, unseren Zellen, befördert. Neben Sauerstoff und lebenswichtigen Nährstoffen gehören hierzu auch wichtige Hormone.

Doch das Blut ist nicht nur ein perfekter Lieferservice, sondern auch eine zuverlässige Müllabfuhr unseres Organismus. Es übernimmt mit dem Abtransport von Kohlendioxid auch die »Entsorgung« von Abfallstoffen aus unseren Zellen. Bildlich gesprochen, fungiert das gesamte Gefäßsystem also wie ein komplexes Straßennetz mit Autobahnen, Straßen und kleinen Gassen innerhalb einer riesigen Stadt. Hier wird geliefert, dort entsorgt – alles ist ständig im Fluss.

Diese unterschiedlich großen Verkehrswege sind übrigens nicht alle rot oder blau, wie wir das aus medizinischen Illustrationen kennen. In Wirklichkeit sind die meisten unserer Blutgefäße fast durchsichtig. Da diese Transparenz grafisch nicht einfach darstellbar ist, hat man sich auf die beiden Farben Rot und Blau geeinigt, die wir seitdem in Illustrationen verwenden, um den Unterschied zwischen arteriellem, sauerstoffreichem (Rot) und venösem, sauerstoffarmem Blut (Blau) darzustellen und ihr Zusammenspiel auch als medizinischer Laie besser zu verstehen.

Doch warum führen kleine Verletzungen nicht zu einem ständigen Blutverlust? Hierfür sind unsere Blutplättchen verantwortlich. Das sind winzige Zellen in unserem Blut, die bei Verletzungen kongenial zusammenarbeiten, um Blutgerinnsel zu bilden und die Wunde »flüssigkeitsdicht« zu verschließen, wie ein Dichtmittel das Loch im Fahrradschlauch. Aber unsere Blutgefäße sind weit mehr als nur passive Kanäle: Sie dehnen sich aus und ziehen sich zusammen, um unseren Blutfluss je nach Bedarf regulieren zu können. So erweitern sich unsere Blutgefäße zum Beispiel bei körperlicher Anstrengung und sorgen für eine bessere Blutversorgung, damit unseren Muskeln mehr Sauerstoff zur Verfügung gestellt werden kann. All dies geschieht mit hoher Geschwindigkeit. Das menschliche Herz pumpt in nur einer Minute etwa fünf Liter Blut durch unseren Körper. Im Laufe eines Tages werden somit ungefähr 7200 Liter – ein befüllter kleiner Tanklaster – vom Kopf bis in die Zehenspitzen und wieder zurück bewegt.

Das wachsende Verständnis der Forscher für unsere Blutgefäße hat zu neuen Behandlungsmethoden in der Medizin geführt. Heute sind beispielsweise minimal-invasive Verfahren wie die Angioplastie – bei der verengte oder verstopfte Blutgefäße erweitert werden – weit verbreitet und retten vielen Menschen das Leben.

Blutgefäße spielen aber auch in der aktuellen Forschungslandschaft eine wichtige Rolle, so zum Beispiel bei der Frage nach den Gründen für die Entstehung degenerativer Gehirnerkrankungen wie Alzheimer oder der Regeneration von Gewebe und Organen. Die Faszination für das menschliche Blutgefäßsystem ist also nicht nur auf seine beeindruckende Struktur und Funktion zurückzuführen, sondern auch auf das, was es uns über das menschliche Leben selbst verrät. Es ist ein Spiegelbild unserer Verbindung mit der Umwelt, unserer natürlichen Vitalität und unserer erstaunlichen Fähigkeit, uns anzupassen, um selbst in einer unwirtlichen Umgebung zu überleben.

Auch im Bereich der seltenen Erkrankungen spielen Blutgefäße eine wichtige Rolle, wie wir im Fall des kleinen Patienten Max sehen werden, eines ungewöhnlich talentierten Turners, der aber von rätselhaften Symptomen geplagt wurde.

Max saß wieder einmal mit zwei riesigen Blutergüssen in der Sprechstunde seiner Ärztin. Dieses Mal befanden sich die Hämatome an der rechten Hand und am Ellenbogen. Noch dazu hatte der Junge eine nässende Platzwunde am Knie, die nicht verheilen wollte. Seine Mutter Susanne bemerkte den irritierten Blick der Kinderärztin und bat ihren Mann Holger, schon einmal mit Max ins Wartezimmer zu gehen. Sie wollte mit der Medizinerin ein paar Worte unter vier Augen wechseln, sich erklären und etwaige Missverständnisse ausräumen. Susanne war klar, wie verdächtig und jedem Klischee entsprechend die Geschichte für das geschulte Auge und Ohr ihres Gegenübers aussehen und klingen musste. Im Geiste ging sie durch, wie oft sie in den letzten Monaten mit Max und seinen diversen Blessuren – von Platzwunden bis hin zu großflächigen Blutergüssen – in der Praxis der Ärztin gewesen waren. Bei zehn Mal hörte sie auf zu zählen.

Die Mutter glaubte im durchdringenden Blick der Medizinerin einen stummen Vorwurf zu erkennen. Aber wie oft sollte sie denn noch beteuern, dass Max quasi schon einen blauen Fleck entwickelte, wenn ihn ein Windstoß traf. Bei ihr war es doch genauso. Wie zum Beweis zog sie den Ärmel ihres Pullovers hoch und offenbarte einen großflächigen gelb-grünen Bluterguss. Sie und ihr Mann hätten Max noch nie einen Klaps gegeben und verachteten Gewalt zutiefst. Die sich nur langsam schließende Wunde an Max' Knie und auch die Hämatome seien Folge eines rauen Fouls beim Fußballspielen auf dem Schulhof, erklärte sie der Ärztin. Das könne seine Lehrerin bezeugen. Aber warum die aufgeplatzte Haut einfach nicht heilen wolle, sei ihnen rätselhaft, deswegen seien sie ja in der Praxis.

Meine Kollegin beteuerte – so steht es auch in ihrem Protokoll –, sie unterstelle nicht, dass Max misshandelt werde, aber dass er Stammgast in ihrer Praxis sei, werfe doch Fragen auf. Die Mutter stimmte zu und schilderte, dass sowohl die Häufigkeit als auch die Schwere von Max' Verletzungen in letzter Zeit sogar noch zugenommen hätten. So schlimm wie im Moment sei es nicht immer gewesen, aber seit dem elften Geburtstag käme er fast jeden zweiten Tag mit irgendeiner mehr oder weniger spektakulären Wunde nach Hause, obwohl er ein eher vorsichtiger Junge sei.

Ob ihr denn sonst etwas Besonderes an ihrem Sohn aufgefallen sei, wollte die Kinderärztin daraufhin wissen, um sich über eine präzise Anamnese weiter an die möglichen Ursachen für Max' unerklärlich heftige Verletzungen heranzutasten. Die Mutter erinnerte sich an einen skurrilen, für sie regelrecht traumatisierenden Zwischenfall auf dem Spielplatz vor einigen Jahren. Sie hatte Max damals an den Armen aus dem Sandkasten hochziehen wollen, und der Kleine hatte sich dabei beide Schultern ausgekugelt. Doch außer einem Riesenschreck bei der Mutter und einigen Kindertränen hatte dies keine gravierenden körperlichen Folgen gehabt. Seit diesem Tag jedoch verfolgte Susanne ein schlechtes Gewissen, das zu erhöhter Vorsicht im Umgang mit ihrem zerbrechlichen Sohn führte. Das eingebildete oder reale Tuscheln der anderen Mütter auf dem Spielplatz an diesem Tag hatte in ihr noch zusätzlich das Gefühl gesteigert, von nun an alles hundertprozentig richtig machen zu müssen. Vorerkrankungen waren nicht bekannt, und die Kinderärztin wusste ja selbst am besten, wie fröhlich und aufgeweckt Max war.

Der Junge hatte ein besonderes Talent, auf das seine Mutter stolz war: In der ersten Klasse hatte ihr Sohn das Turnen für sich entdeckt. Sie selbst war bis zum Abitur eine begabte Bodenturnerin gewesen und daher sehr glücklich, dass Max Anstalten machte, in ihre Fußstapfen zu treten. Auch sein Trainer war von dem neuen Schüler begeistert gewesen – von seinem überdurchschnittlichen Ehrgeiz, aber auch von seiner enormen Beweglichkeit, eine körperliche Voraussetzung, die Max in seiner Sportart Vorteile gegenüber anderen Kindern verschaffte und sein Selbstbewusstsein zusehends wachsen ließ. In den Augen seiner Eltern war dies eine beruhigende, positive Veränderung, denn zuvor war Max ein eher schüchternes, introvertiertes Kind gewesen.

Durch seine sportlichen Erfolge entwickelte Max einen beträchtlichen Stolz auf seine persönliche Superkraft. In der Schule nannte man ihn nun bewundernd »Elasto-Man«, so wie den gleichnamigen Comic-Helden, der durch Einnahme eines Zaubertranks die Fähigkeit gewann, seinen Körper nach Belieben zu verformen. In seinem Freundeskreis sorgte es für begeistertes Staunen, wenn Max wieder einmal scheinbar mühelos einen Fuß in den Nacken legte oder andere beeindruckende Verrenkungen präsentierte.

Als Max' Mutter erwähnte, der Turntrainer sei sehr streng, hakte die Kinderärztin nach. Doch auch diese Vermutung wurde von der Mutter vehement abgewehrt: Niemand, weder sie noch ihr Mann noch Max' Trainer, würde ihren Sohn quälen oder schlagen. Das Vertrauensverhältnis zu Max sei so groß und ihre Liebe zueinander so innig, dass er sich ihr bei jedwedem Übergriff sofort anvertrauen würde. Außerdem gehe er jedes Mal freudig zum Turntraining und komme glücklich von dort zurück.

Nachdem die Kinderärztin Max und seinen Vater zurück ins Sprechzimmer gerufen hatte, ließ sich der Junge tapfer Blut für eine Laboruntersuchung abnehmen. Der Patientenakte konnte ich entnehmen, dass die Ärztin anschließend ein Rezept für eine starke Tinktur ausstellte, welche die Heilung der hartnäckigen Knieverletzung beschleunigen sollte. Die Laborergebnisse bestätigten allerdings den Verdacht meiner pädiatrischen Kollegin nicht, Max könne an einer Gerinnungsstörung leiden. Alle Blutwerte lagen im Normbereich.

Bei einem Sonntagsspaziergang ein Vierteljahr später kam es zu einem neuen beunruhigenden Zwischenfall. Max knickte ohne erkennbaren Grund mit dem Fuß um und krümmte sich vor Schmerzen auf dem Waldboden. Seine Eltern fuhren ihn sofort in die Notaufnahme des nahe gelegenen Universitätsklinikums Bonn.

Das Röntgen und eine Sonografie ergaben: Der Knochen war zwar nicht gebrochen, aber zwei der drei Bänder, die Max' linkes Sprunggelenk stabilisierten, waren gerissen. Aufgrund des Schweregrads der Verletzung empfahlen die behandelnden Ärzte die Ruhigstellung des Gelenks durch einen Gipsverband. Außerdem wurden Max starke Schmerzmittel verabreicht. Der Junge war nach Schilderung der diensthabenden Ärztin am Boden zerstört, denn eigentlich sollte er am darauffolgenden Wochenende in seiner Altersklasse eine Medaille bei der Stadtmeisterschaft im Turnen holen. Dieser Traum war geplatzt, doch als seine Schmerzen allmählich nachließen, war auch die Enttäuschung über den verpassten Wettkampf vergessen, und sein Trainer tröstete den Jungen mit der Aussicht, im nächsten Jahr sicher auf dem Siegertreppchen zu stehen.

Der Unfall im Wald schien nur dummes Pech gewesen zu sein, und der behandelnde Orthopäde war hochzufrieden mit dem lehrbuchhaft voranschreitenden Heilungsprozess. Doch das Wichtigste für Max: Es gab keinen Anlass, sich in Zukunft zu schonen – der Arzt gab ihm nach einer umfangreichen Nachuntersuchung grünes Licht, mit dem Turnen weitermachen zu können. Schon bald waren die Leistungen des Jungen im Training wieder so stark wie vor dem unseligen Waldspaziergang. Seine Beweglichkeit schien sogar noch zugenommen zu haben, und nicht nur sein Trainer war beeindruckt, wie diszipliniert der Junge sich zur alten Form zurückkämpfte.

Alles lief für Max wie am Schnürchen. Nach dem erwarteten Sieg bei den Stadtmeisterschaften, so berichteten seine Eltern rückblickend, hatte sein Selbstbewusstsein einen neuen Höhepunkt erreicht. Früher ein stiller Schüler mit nur wenigen Freunden, stand der Zwölfjährige nun immer öfter im Mittelpunkt, und seine Lehrer mussten ihn häufiger auf den Boden der Tatsachen zurückholen, damit sein neu gewonnenes Selbstwertgefühl nicht in Überheblichkeit umschlug.

An einem Nachmittag im Spätsommer befanden Max und zwei seiner Schulkameraden sich nach der Schule auf dem Nachhauseweg. Die drei Kinder waren ausgelassen, und wieder einmal wollte Max vor anderen beweisen, dass er etwas Besonderes war. So nahm er plötzlich Anlauf und setzte dazu an, möglichst lässig eine hüfthohe Mauer zu überspringen.

Eine halbe Stunde später fand sich der selbsternannte Stuntman erneut in der Notaufnahme der Bonner Uniklinik wieder.

Max' Rippen schmerzten nach eigener Auskunft bei jedem Atemzug. Die diensthabende Assistenzärztin entschloss sich, nach dem Röntgen vorsichtshalber noch eine Ultraschalluntersuchung seines Brustkorbs vorzunehmen. Auf diese Weise wollte sie eine Verletzung der Milz oder anderer innerer Organe ausschließen. Als die junge Ärztin einen Kollegen hinzuzog, um eine zweite Expertise einzuholen, ahnte die Familie nicht, welche schockierende Nachricht sie erwarten würde. Was die Bilder vom Thorax des Jungen eher zufällig offenbarten, hob das Leben von Max und seinen Eltern von einer Sekunde auf die andere aus den Angeln.

Nach der Wiederholung der Sonografie erkannte der Kardiologe auf den Bildern der Ultraschalluntersuchung eine beträchtliche Ausbuchtung an der Hauptschlagader, die Max' Brustraum durchlief. Der Herzspezialist vermutete sofort ein thorakales Aortenaneurysma, das unbehandelt lebensbedrohlich war, denn die betroffene Aorta (die Hauptschlagader) ist von zentraler Bedeutung: Sie nimmt das aus dem Herzen gepumpte Blut auf und verteilt es über ihre unzähligen Seitenäste im gesamten Körper.

Ein Kardio-MRT, das die Anatomie des Herzens detailliert zeigte, verifizierte das tückische Aneurysma im Brustkorb des Jungen. Nach Rücksprache mit weiteren Herzspezialisten der Klinik wurde daraufhin bereits für den nächsten Morgen eine Operation angesetzt. Über einen kleinen Einschnitt in der Leiste planten die Ärztinnen und Ärzte der Bonner Kinderherzchirurgie, einen Katheter, der einen sogenannten Stentgraft mit sich führte, bis zur ausgesackten Stelle der Aorta vorzuschieben. Ein Stentgraft ist eine Kombination aus einem maschenartigen Draht, dem sogenannten Stent, und einem künstlichen Blutgefäß aus Kunststoff, dem Graft. Millimetergenau wurde diese Gefäßprothese am nächsten Vormittag so platziert, dass ihre Enden oberhalb und unterhalb von Max' Aneurysma herausragten und Haftung mit der jeweils gesunden Gefäßwand fanden. Nach der Entfaltung des eingesetzten Stentgraft, so die Hoffnung der Chirurgen, würde sich das Metallgeflecht von innen an das Aorten-Gewebe drücken, dort den Verlauf des wichtigen Gefäßes stützen und so den Druck des Blutstroms vom Aneurysma nehmen. Auf diese Weise wäre die drohende Gefahr eines Platzens oder Reißens der Aussackung an Max' Schlagader minimiert.

Die Vorstellung, dass Metall und Kunststoff seinen Körper verstärken würden, war ein Trost für den Comic-Fan Max. Denn auch mancher Superheld zieht seine übermenschliche Kraft aus bionischen Prothesen und jeder Menge Hightech. Die Operation verlief erfolgreich und ohne Komplikationen. Über den Einschnitt in der Leiste wurde vom erfahrenen Kinderherzchirurgen wie geplant ein Katheter bis zur ausgesackten Stelle von Max' Aorta geschoben und der Defekt durch das Einsetzen des Stentgraft behoben.

Die Gefahr war nun vorerst gebannt. Doch der behandelnde Kinderkardiologe fragte sich natürlich, was die Ursache für diese schwere Fehlbildung in so jungen Jahren sein könne. Beim Sichten von Max' ungewöhnlich dicker Krankenakte fielen ihm die vielen ungeklärten Symptome im Leben des Schülers auf, und er beschloss, den Fall in einer der nächsten interdisziplinären Fallkonferenzen des Zentrums für Seltene Erkrankungen vorzustellen.

Nur wenige Wochen später war es so weit. Gespannt lauschte ich den Ausführungen des Spezialisten aus der Kinderkardiologie und hatte in diesem Fall sofort eine konkrete Vermutung. Denn kurz zuvor hatte ich in einer Fachpublikation von einem ähnlichen Fall in den USA gelesen. Ich war gespannt darauf, Max und seine Eltern kennenzulernen und mir ein eigenes Bild zu machen.

Max hatte sich inzwischen gut erholt und saß mit erwartungsvollem Blick vor mir. Ich hatte die Krankengeschichte des Zwölfjährigen eingehend studiert und war von der detaillierten Anamnese durch Max' Kinderärztin begeistert. Denn ihre Aufzeichnungen bestätigten in vielen Aspekten meinen Anfangsverdacht. Da war zum einen Max' Hämatomneigung, aber auch die außergewöhnliche Flexibilität seines Körpers – zwei Eigenschaften, die der Junge mit seiner Mutter teilte, was natürlich sofort eine genetische Komponente der von mir vermuteten seltenen Krankheit wahrscheinlich machte.

Bei der anschließenden körperlichen Untersuchung verfestigte sich mein Verdacht. Mittlerweile war ich mir fast sicher, einen Patienten mit dem Ehlers-Danlos-Syndrom vor mir zu haben. Dabei handelt es sich um eine erbliche Bindegewebserkrankung, die durch eine Mutation der für die Bildung von Kollagen zuständigen Gene hervorgerufen wird.

Neben der generalisierten Hypermobilität seiner Gelenke, die Max in seinem jungen Alter noch Vorteile beim Turnen bescherte, aber unbehandelt im fortschreitenden Verlauf schwere Schäden verursachen kann, fiel mir auch die Überdehnbarkeit von Max' Haut auf. Auf der mittlerweile verheilten Wunde am Knie, die seine Kinderärztin in ihrem Bericht erwähnte, hatte sich eine für die Erkrankung typische Narbe gebildet, die in ihrer Beschaffenheit an Papier oder Pergament erinnerte. Auch die Neigung zu Aneurysmen der Gefäße ließ sich durch die pathologische Schwäche des Bindegewebes stimmig erklären.

Die genetische Diagnostik offenbarte die entsprechende Genmutation und bestätigte meine Hypothese. Da sich Max'

Erkrankung bislang nicht medikamentös therapieren lässt, würde er zukünftig regelmäßig kardiologisch untersucht werden müssen, um etwaige Gefäßveränderungen rechtzeitig erkennen zu können. Die frühzeitige Entdeckung der Krankheit erlaubte jedoch eine positive Prognose im Hinblick auf weitere Komplikationen wie etwa Arthrosen. Zwar würde Max seine verletzungsanfälligen Gelenke lebenslang mit Stützhilfen, sogenannten Orthesen, stabilisieren müssen und infolge seiner fragilen Haut und der schlechten Wundheilung anfälliger für ästhetisch problematische Narbenbildung sein, aber seine Lebenserwartung würde bei Befolgung des medizinischen Protokolls nicht beeinträchtigt sein.

➤ Ehlers-Danlos-Syndrom (EDS)

Was?
Eine Gruppe von genetischen Bindegewebsstörungen, charakterisiert durch überdehnbare Haut, überbewegliche Gelenke und Anfälligkeit für Gewebeverletzungen.

Folgen:
Die Symptome variieren stark, können aber zu chronischen Schmerzen, häufigen Luxationen (Auskugelung oder Verrenken von Gelenken), frühem Beginn von Arthrose und Komplikationen bei der Wundheilung führen.

Häufige Symptome:
extrem flexible Gelenke, dehnbare Haut, anfällige Blutgefäße, Muskel- und Gelenkschmerzen, leichte Blutergüsse.

Ursachen:

Veränderungen (Mutationen) in verschiedenen Erbgutabschnitten, die bestimmen, wie Kollagen (ein wichtiges Baustein-Protein unseres Körpers) hergestellt oder verarbeitet wird. Die Art, wie diese Veränderungen von den Eltern an ihre Kinder weitergegeben werden, kann unterschiedlich sein – manchmal reicht es, wenn das veränderte Erbgut von einem Elternteil kommt (autosomal-dominant), manchmal müssen beide Elternteile die Veränderung weitergeben (autosomal-rezessiv).

Behandlung:
bisher nicht heilbar; man konzentriert sich auf die Behandlung von Symptomen und Prävention von Verletzungen und Komplikationen. Dazu gehören Physiotherapie, Schmerzmanagement und gegebenenfalls chirurgische Interventionen.

Wissenswert:
EDS bezeichnet ein Spektrum von Erkrankungen, von denen einige lebensbedrohliche Gefäßkomplikationen hervorrufen können. Beim Ehlers-Danlos-Syndrom scheint es so, als hätte das »menschliche Elastizitätsmolekül« (Kollagen) seine Festigkeit verloren, was zu einem überdehnbaren und verletzungsanfälligen Körper führt.

Weisen Sie Symptome einer generalisierten Hypermobilität auf?

Mithilfe des „Beighton Score", einem anerkannten klinischen Test, kann ermittelt werden, ob eine generalisierte Hypermobilität vorliegt. Hierzu führt der Patient verschiedene Bewegungen aus, für die Punkte vergeben werden. Je mehr Punkte im Test erreicht werden, desto wahrscheinlicher ist das Vorliegen einer Hypermobilität.

Die mit diesem Test untersuchten Gelenke sind die Wirbelsäule, das Kniegelenk, das Gelenk des Daumensattels (Metacarpophalangealgelenk kurz MCP-Gelenk) der Kleinfinger sowie das Ellenbogengelenk.

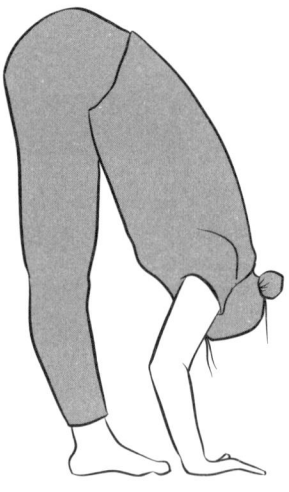

Handflächen können bei gestreckten Knien flach auf den Boden aufgelegt werden
1 Punkt

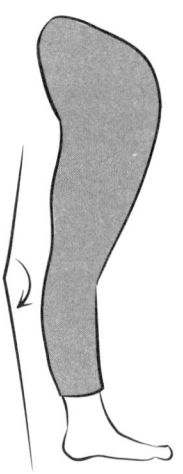

Überstreckbarkeit der Kniegelenke um > 10 Grad
1 Punkt pro Bein

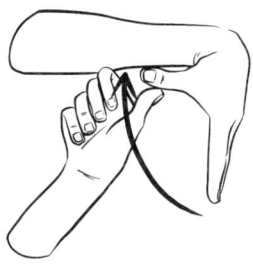

Daumen berührt den Unterarm bei gestrecktem Ellenbogen
1 Punkt pro Hand

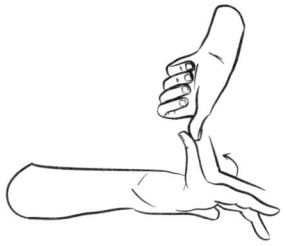

Überstreckung des Grundgelenks des kleinen Fingers auf über 90 Grad
1 Punkt pro Hand

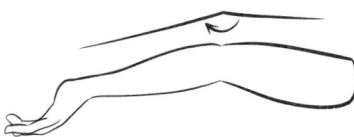

Überstreckbarkeit der Ellenbogen um mehr als 10 Grad
1 Punkt pro Arm

Deutung des Testergebnisses:

Die Bewertung der erreichten Punkte erfolgt altersabhängig: Für Kinder bis zur Pubertät steht ein Wert von mind. 6 Punkten für eine generalisierte Hypermobilität, bei Erwachsenen zwischen Pubertät und unter 50 Jahren sind es 5 Punkte, während bei Erwachsenen über 50 Jahren schon ab mindestens 4 Punkten von einer generalisierten Hypermobilität ausgegangen werden muss.

Da der Beighton-Score nicht alle Gelenke erfasst, wurde ein Fragebogen mit 5-Ergänzungsfragen geschaffen. Sind mindestens zwei der Fragen positiv zu beantworten, kann ein Zusatzpunkt im Beighton-Score vergeben werden.

Allgemein gilt, dass eine isolierte, generalisierte Hypermobilität noch keinen Krankheitswert besitzt. Hinweisgebend auf eine möglicherweise zugrundeliegende Bindegewebsschwäche sind eine Vielzahl klinischer Faktoren wie etwa chronische Schmerzen, eine Instabilität der Gelenke und viele weitere. Im Verdachtsfall sollte zur Erweiterung der Diagnostik ein Facharzt aufgesucht werden.

Bei diesem Fall muss ich unweigerlich an alte Filme und Geschichten über Schlangenmenschen in Varieté- und Zirkusshows denken. Mir fällt Leopoldine Konstantin ein, eine berühmte österreichische Schauspielerin und Zirkusartistin des frühen 20. Jahrhunderts, die bekannt war für ihre außerordentliche Beweglichkeit. Oder Ella Harper, das »Camel Girl«. Sie trat im späten 19. Jahrhundert auf und war berühmt für ihre ungewöhnlich geformten Beine, die es ihr ermöglichten, sich auf allen vieren fortzubewegen. Könnten diese Frauen auch an einer derartigen Bindegewebserkrankung gelitten haben, die zu ihrer Zeit aber undiagnostiziert blieb? Wie wurde ihre augenscheinliche Hypermobilität denn damals gesehen und erklärt?

Tatsächlich könnten bei vielen dieser »Schlangenmenschen« oder »Kontorsionisten«, wie sie auch genannt wurden, eine natürliche Hypermobilität oder sogar eine Form des Ehlers-Danlos-Syndroms zugrunde gelegen haben. Im 19. und frühen 20. Jahrhundert waren solche »menschlichen Wunder« in sogenannten Freakshows im Zirkus oder Varieté sehr begehrt und wahre Publikumsmagneten. Betroffene wurden auf der einen Seite bewundert, aber meist auch konsequent ausgegrenzt, stigmatisiert und mehr als Kuriositäten denn als menschliche Wesen betrachtet. Seltene Erkrankungen spielten meines Erachtens in diesem Milieu grundsätzlich eine große Rolle: unerkannte Hormonstörungen, die sogenannte Wolfsmenschen oder Frauen mit imposantem Vollbart hervorbrachten, oder aber etwa Menschen mit unterschiedlichen Formen von Wachstumsstörungen, die den zahlenden Besuchern dieser fragwürdigen Etablissements als Fabelwesen präsentiert wurden. Abgesehen von der amoralischen Gier nach derartigen »Sensationen« und dem merkantilen Interesse der Betreiber solcher »Kuriositätenkabinette« darf man nicht vergessen, dass die medizinische Diagnostik zu jener Zeit noch in den Kinderschuhen steckte. Das erste bahnbrechende bildgebende Verfahren, das Röntgen, wurde zum Beispiel erst 1895 entwickelt. Seinem Namensgeber, dem deutschen Physiker und ersten Nobelpreisträger für Physik Wilhelm Conrad Röntgen, gelang es zuerst, mit dem von ihm erfundenen Apparat eine Aufnahme der Hand seiner Frau anzufertigen, auf der sowohl ihre Knochen als auch der Ehering deutlich erkennbar waren. Im Übrigen finde ich es faszinierend, wie uneigennützig Röntgen damals auf ein lukratives Patent für seine Entdeckung verzichtete, um eine rasche Verbreitung seiner Erfindung zu ermöglichen. Er hätte mit einer patentierten Apparatur schnell steinreich werden können; eine Einstellung, die ich mir auch heute häufiger wünschen würde, wenn es um das Wohlergehen und die Gesundheit von Menschen geht.

Doch kommen wir zurück zum eigentlichen Thema. Einer der bekanntesten Menschen, die jemals in einer sogenannten Freakshow gezeigt wurden, hieß Joseph Merrick und wurde als »Elefantenmann« bekannt, weil er an einer Krankheit litt, die zu starken Vergrößerungen und Verformungen seines Körpers führte, besonders im Gesicht und am Kopf, was in den Augen der damaligen Gesellschaft an einen Elefanten erinnerte. Er lebte also mit einer extrem seltenen Erkrankung, die sich in schwersten körperlichen Deformationen zeigte. Merrick litt wohl, das weiß man von einer DNS-Untersuchung seiner sterblichen Überreste vor einigen Jahren, am Proteus-Syndrom, eventuell kombiniert mit dem Typ 1 der Neurofibromatose, einer genetischen Erkrankung, die Nervengewebe in fleischige Wucherungen verwandelt. Ein anderes

Beispiel für von seltenen Erkrankungen betroffene Patienten, die eine besondere Faszination auf die Öffentlichkeit ausübten, waren Chang und Eng Bunker. Geboren in Siam, dem heutigen Thailand, wurden sie als die »Siamesischen Zwillinge« bekannt, ein Begriff, der bis heute für derartige körperliche Fehlbildungen verwendet wird. Die beiden Brüder waren am Brustbein miteinander verwachsen und traten in dieser außergewöhnlichen Erscheinung als Entertainer auf. Was die wenigsten wissen: Auf einer Welttournee kam es in Deutschland zu einer historischen Begegnung mit dem berühmten Arzt und Medizinpionier Rudolf Virchow. Er untersuchte das Brüderpaar und war davon überzeugt, dass es möglich sei, die beiden operativ zu trennen. Seine Vermutung wurde nach dem frühen Tod der Geschwister in der Pathologie bestätigt, denn beide Männer teilten sich keine gemeinsamen Organe und hätten tatsächlich getrennt voneinander überleben können.

Mit dem Fortschritt der Medizin und einem gesteigerten gesellschaftlichen Bewusstsein für die Rechte und die Würde aller Menschen haben solche Freakshows glücklicherweise in den meisten Teilen der Welt an Popularität verloren und sind zu Recht geächtet.

 Es ist schockierend, dass Erkrankungen, die heute als medizinische Phänomene erforscht und behandelt werden, damals zur reinen Unterhaltung missbraucht wurden. Die traurige Wahrheit ist aber auch, dass diese Shows den betroffenen, meist ohnehin lebenslang verspotteten Menschen oft die einzige Möglichkeit boten, mit ihrem besonderen Aussehen oder ihren ungewöhnlichen Fähigkeiten ihren Lebensunterhalt zu verdienen. Doch eine sogenannte Freakshow war schon allein aus dem Grunde problematisch, dass sie das »Andere« zur Schau stellte und zum Entertainment für »Normale« machte. Die Welt der »menschlichen Kuriositäten« war, obgleich für ihr Publikum faszinierend, geprägt von Missbrauch und Ausgrenzung. Auch damals schon wurden solche Unternehmungen deshalb kontrovers diskutiert, zielten sie doch im Kern auf nichts anderes als die kommerzielle Ausbeutung von Menschen mit körperlichen Unterschieden. Von dieser Kontroverse zeugt auch der bis heute umstrittene Horrorfilmklassiker *Freaks* aus dem Jahr 1932, in dem sich die gequälten und missachteten Darsteller einer »Kuriositätenshow« als Outsider, die sie für die Mehrheitsgesellschaft sind, zusammenschließen und sich auf grausame Weise an ihren Peinigern rächen. Wenn wir also das nächste Mal salopp oder im Spaß das Wort »Freak« aussprechen wollen, sollten wir einen Moment innehalten und uns seine Bedeutung und das damit verbundene Leid der Betroffenen vor Augen führen.

In mir herrscht eine Mischung aus Bewunderung und Traurigkeit, wenn ich an diese dunklen Zeiten denke, die ja tatsächlich noch gar nicht so lange zurückliegen. Während wir auf der einen Seite außergewöhnliche körperliche Fähigkeiten anderer Menschen bewundern, erinnern uns diese Geschichten im selben Moment an die noch heute sehr deutlichen Grenzen der gegenseitigen Toleranz und des humanen Miteinanders. Heute haben wir jedoch in unserer Gesellschaft das Privileg, über medizinische Ressourcen zu verfügen, die es uns ermöglichen, Menschen mit EDS und anderen seltenen Erkrankungen physisch wie auch psychisch besser zu unterstützen. Essenziell hierfür sind aber ein Bewusstsein und Verständnis für die Ursachen solcher Krankheiten und die daraus resultierenden Herausforderungen, mit denen die Betroffenen täglich konfrontiert sind. Inklusion ist schließlich nicht nur ein Wort oder ein gnädiger Akt der Empathie, sondern eine absolute Notwendigkeit, eine Selbstverständlichkeit. Sie bedeutet, dass jeder Mensch, unabhängig von seinen Fähigkeiten oder Einschränkungen, voll und gleichberechtigt am gesellschaftlichen Leben teilhaben kann. Das Ziel ist es, Barrieren abzubauen und eine Gemeinschaft zu schaffen, in der Vielfalt geschätzt wird und jeder Einzelne Unterstützung findet, um sein Potenzial entfalten zu können. Nicht zuletzt, um das soziale Gefüge zu stärken. Wie so oft beginnt auch hier alles mit Bildung. Durch die Weitergabe und Verbreitung von Wissen über seltene Erkrankungen können Vorurteile abgebaut werden. Aber Inklusion geht über reines Wissen und Verständnis hinaus und erfordert auch praktische Maßnahmen. Dies betrifft den ungehinderten Zugang sowohl zu medizinischer Versorgung und speziellen Therapieformen als auch zu gleichberechtigten Ausbildungs- und Berufschancen für Menschen mit seltenen Erkrankungen. Das fängt an mit der frühkindlichen Bildung der Betroffenen und reicht bis hin zu einem erfüllenden, möglichst autonomen Leben im Erwachsenenalter.

Beim Ehlers-Danlos-Syndrom unterscheidet man heute insgesamt 14 Unterformen der Krankheit. Personen mit EDS haben, wie im Fall von Max, oft hypermobile Gelenke und eine sehr dehnbare Haut. In der Jugend kann diese erhöhte Flexibilität als Vorteil angesehen werden, insbesondere in sportlichen Bereichen wie Tanz, der Gymnastik oder auch der Akrobatik. Aber mit der Zeit können diese körperlichen Besonderheiten zu chronischen Schmerzen, Gelenkproblemen und anderen Komplikationen führen.

Das ist faszinierend und zugleich beängstigend. Ich habe eine leichte Hüftdysplasie und einen krummen Rücken. die Stimme unseres Kinderarztes habe ich noch heute im Ohr. Ich war fast vier, als er zu meiner Mutter sagte: »Sagen Sie dem Kind beim Laufen, es soll die Füße nach außen drehen, und stecken Sie die Kleine ins Ballett zu Frau Haydt, bis sie zwölf ist, die kriegt sie grade, da machen Sie sich keine Sorgen.« Frau Haydt trug immer einen Turban auf dem Kopf und in der rechten Hand einen 1,70 Meter langen Stock, mit dem sie den Takt angab, für Ruhe sorgte oder den sie uns in den Rücken drückte, damit wir im Spagat mit der Nase das Knie auch wirklich berührten. Sie war sehr streng und wenig begeistert darüber, dass ich mich »bockig und trotzig«, aber erfolgreich gegen das rosafarbene Trikot mit dem Röckchen wehrte und das schwarze schmuck- und rüschenlose vorzog. Zugleich zeigte sie frenetische Euphorie über meine »ganz hervorragende Dehnbarkeit«. Ich hatte immer Schwierigkeiten, bei den Choreografien mitzukommen, Arme und Beine zu koordinieren, trotzdem wollte sie, dass ich bei der Akademie vortanzte. »Es wäre die pure Vergeudung eines besonderen Potenzials, keine kann sich so verbiegen.« Zum Vortanzen kam ich dann gar nicht, nur bis zur ärztlichen Untersuchung. Die erfolgte durch »Beschau« und »Abtasten«. »Die Kniescheiben sind zu klein, sitzen nicht richtig, zu weit innen, der Hals ist schön lang, aber so lang wird sie auch werden. Wie alt ist sie jetzt – zehn? Die wird zu lang, schauen sie sich die Arme an, die reichen bis zum Knie, die verdrängt jetzt schon jede Menge Luft, und wenn sie noch so biegsam ist.« Und damit war ich ausgemustert. Ich war erleichtert. Frau Haydt hat sich ihre Enttäuschung nie anmerken lassen, sie war weiter streng mit mir und entzückt, wenn ich mich nach hinten bog, meinen Fuß am ausgestreckten Bein hinter meinem Rücken über den Kopf erst zur Nasenspitze zog und dann die Ferse in den Mund nahm. Nun bin ich allerdings besorgt. Ich hatte keine Ahnung, dass das später zu solchen Problemen führen könnte.

Ja, das ist das Paradoxe am Ehlers-Danlos-Syndrom. Eindrucksvolle Eigenschaften wie die Hypermobilität, die in jungen Jahren oft bewundert werden, können im Erwachsenenalter zu erheblichen gesundheitlichen Problemen mit starken Beschwerden führen. Abgesehen von klassischen Gelenkproblemen haben Menschen mit EDS oft auch massive Beschwerden mit ihren Blutgefäßen – wir erinnern uns an Max' Aneurysma –, ebenso mit ihren Bändern und anderen Organen, wobei die Symptome und ihre Ausprägung natürlich von Patient zu Patient variieren.

Was können Betroffene denn tun, um derartige Symptome zu lindern oder sie gar im Vorfeld zu verhindern?

Wie bei vielen Erkrankungen sind auch hier Prävention und eine möglichst frühzeitige Diagnose der Schlüssel. Bei dieser Krankheit ist es vor allem wichtig, eine übermäßige Belastung der Gelenke zu vermeiden und gleichzeitig die Muskulatur zu stärken. Dies kann die Stabilität der Gelenke unterstützen und so ihre Beweglichkeit langfristig erhalten. Zielgerichtete Physiotherapie oder auch spezielle Funktionskleidung (Kompressionskleidung) kann darüber hinaus helfen, Schmerzen zu lindern und die Funktionsfähigkeit des Bewegungsapparates zu verbessern. In manchen Fällen sind jedoch auch Schmerzmittel oder andere Medikamente erforderlich, um die Alltagsbelastungen zu bestehen. Eine wesentliche Hilfestellung bieten auch bei dieser seltenen Krankheit und ihren zahlreichen Subformen gesellschaftliche Unterstützungssysteme wie Selbsthilfegruppen und gemeinnützige Organisationen, die die Vielfalt und Einzigartigkeit jedes Einzelnen schätzen und tatkräftig unterstützen. Sie bieten Betroffenen und ihren Familien Zuspruch und Informationen. Wie ein Navigationssystem in einer unübersichtlichen medizinischen Landschaft helfen sie den Patienten und ihren Angehörigen bei der Orientierung und begleiten sie im Alltag mit all seinen besonderen Herausforderungen. In einer solchen Gemeinschaft treffen Patienten oft das erste Mal auf echtes Verständnis, tauschen persönliche Erfahrungen aus, teilen wertvolle Tipps und bieten einander emotionale Unterstützung. Gleichzeitig dient die spezialisierte Schwarmintelligenz der Gruppe als wertvolle Informationsquelle, da nützliches und vor allem verständliches Wissen zu seltenen Erkrankungen häufig nur schwer zugänglich ist. Erfahrungen mit Ärzten, Therapieansätzen und Medikamenten werden ausgetauscht, was wiederum hilft, qualifizierte Entscheidungen hinsichtlich der eigenen Gesundheitsversorgung zu treffen. Außerdem sind Selbsthilfegruppen eine mächtige Plattform für Selbstermächtigung und Selbstwirksamkeit, denn solidarisch organisiert können Patienten ihre Anliegen gegenüber Gesundheitseinrichtungen, Versicherungen oder politischen Entscheidungsträgern wesentlich wirkungsvoller vertreten als auf sich allein gestellt. Gerade dies ist bei seltenen Erkrankungen von besonderer Relevanz, da sie meist nicht die öffentliche Aufmerksamkeit erhalten, die ihnen zusteht.

Auch für Menschen mit dem Ehlers-Danlos-Syndrom, das oft mit chronischen Schmerzen, Gelenkinstabilität und anderen Symptomen einhergeht, kann die Zugehörigkeit zu einer solchen Gruppe entscheidende Vorteile bedeuten. So können dort im Austausch mit anderen Erkrankten etwa Strategien zur Schmerzbewältigung erlernt oder Informationen zu spezialisierten Physiotherapieansätzen eingeholt werden. Schon das Leben mit einer solchen Erkrankung ist herausfordernd genug – insbesondere in einer Gesellschaft wie der unseren, die körperliche Perfektion so sehr schätzt. Umso wichtiger ist es, dass wir beginnen, Verständnis und Empathie für diejenigen zu zeigen, die lebenslang mit solchen kräftezehrenden Herausforderungen leben müssen.

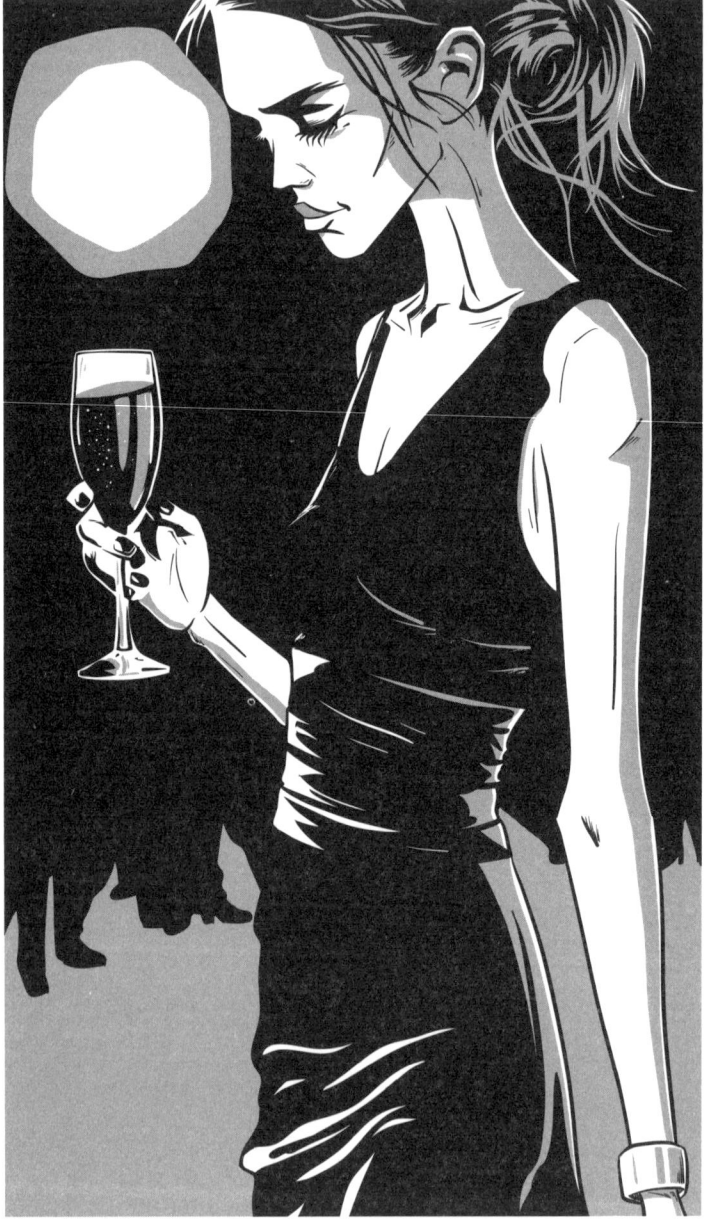

KAPITEL 7
Lektionen in Demut

Gerade in der vermeintlich glitzernden Welt des Showbusiness, in der das Rampenlicht ebenso hell wie unerbittlich scheint und in der unser nächster Fall spielt, ist der Umgang mit Stress eine Kunst für sich. Auch wenn wir uns gern mit nostalgisch verklärtem Blick in die »gute alte Zeit« vom Gegenteil überzeugen wollen: Stress, dieser unsichtbare, doch allgegenwärtige Begleiter, ist kein Produkt des modernen Lebens. Es gab ihn schon lange vor zumindest fragwürdigen Erfindungen wie Smartphones und Deadlines. Stress wurde von Anbeginn der Menschheit serienmäßig in jeder Baureihe der Gattung verbaut – von den klassischen Modellen wie dem Neandertaler bis hin zum heute lebenden Homo sapiens, dem »vernünftigen Menschen«. (Ich erspare uns an dieser Stelle einen Exkurs über die Frage, ob angesichts der heutigen Weltlage das Attribut »vernünftig« Sinn ergibt.) Fest steht, dass unsere körperliche Reaktion auf Stress seit Urzeiten dieselbe ist.

Doch in einer Welt, die sich in rasantem Tempo weiterentwickelt und in der die Anforderungen an uns stetig wachsen, haben wir ständig das Gefühl, es ginge um unser Leben. Stress und Burn-out stellen schon seit Langem echte Bedrohungen unseres Wohlbefindens dar. 1974 wurde das »burn out«-Syndrom erstmals vom Psychotherapeuten Herbert J. Freudenberger beschrieben, damals als Problematik von Menschen in Sozialberufen. Wir fühlen uns gestresst, wenn wir die Anforderungen unserer Umwelt an uns so einschätzen, dass sie unsere Fähigkeit übersteigen, sie erfolgreich zu bewältigen. Elemente wie Unvorhersehbarkeit, Unkontrollierbarkeit und das Gefühl der Überlastung sind meist inkludiert. Wenn wir von diesen Gefühlen der Angst, die den Stress begleiten, überwältigt werden, ist Schicht im Schacht, und nichts geht mehr.

Die Erscheinungsformen von Stress und Angst sind identisch – wussten Sie das? Empfinden wir Stress, rast unser Herz, die Muskeln spannen sich an, und unsere Konzentration wird schlagartig geschärft. So stellt unser Organismus eigentlich die Weichen für die bekannte »Fight or Flight«-Reaktion; sie entscheidet zwischen Kampf (der Konfrontation mit der stressauslösenden Angst) oder Flucht (dem Vermeiden oder dem Rückzug vor dieser Stressquelle).

Doch was passiert – um beim Bild des Showbusiness zu bleiben –, wenn der Vorhang niemals fällt? Wenn der letzte Applaus verklungen ist, aber der Stress einfach im Publikum sitzen bleibt und nicht gehen will?

Es gibt in dieser Hinsicht erst einmal den verborgenen Stress, der durch früh erworbene ungelöste Traumata und internalisierte Muster ein ständiges »Grundrauschen« verursacht. Für gewöhnlich sind wir in unserem alltäglichen Leben taub für dieses Störgeräusche der Psyche, weil wir es als »zu unserer Persönlichkeit gehörend« empfinden. Aber auch ungehört kann dieser verborgene Stress für Erkrankungen verantwortlich sein und an den Nerven zehren. Noch einen anderen Dauerstressauslöser gibt es, der zwar vielen Menschen bekannt ist, aus dessen Fängen sie aber keinen Ausweg finden: den sogenannten »On-Modus«, in dem das Risiko eines Burn-outs lauert – ausgebrannt. Das emotionale Äquivalent einer ausgebrannten Glühbirne, die so lange unter Spannung war, bis sie schließlich durchbrannte und nicht mehr leuchtete. Die Konsequenz ist, auch im übertragenen Sinne, der Einzug der Dunkelheit ins eigene Leben. Rien ne va plus. Das System schaltet buchstäblich ab, weil es uns nicht möglich war, abzuschalten.

Wir meinen, nicht abschalten zu können, weil wir ja ständig gefordert werden, weil es immer etwas zu tun gibt, sei es für die Arbeit oder das Privatleben, und uns kaum mehr die Zeit bleibt, zu atmen. Sie kennen das? Haben wir dem Stress etwas entgegenzusetzen? Das habe ich in den vergangenen Jahren viele verschiedene Menschen gefragt.

Auch im Zuge der Dreharbeiten für eine Dokumentationsreihe über Yoga in Indien, die wir vor einigen Jahren für den Sender Arte hergestellt haben, stellte ich diese Frage öfter. Ich stellte sie Yogis und Yoginis, einem meditierenden Nachrichtenredakteur, einem indischen Ökobauern und zwei Gurus. Die Antwort war eigentlich stets die gleiche, und alle Gefragten kannten bemerkenswerterweise den westlichen Begriff »Stressmanagement«. Erstens sagten sie alle: »Ihr Westler stellt uns diese Frage alle irgendwann auf die eine oder andere Weise.« Zweitens meinten sie, wir müssten uns managen: unseren Körper und unseren Geist, nicht unseren Stress. Die Anforderungen von außen, die den Stress verursachen, könnten wir nicht managen, aber uns, unser System, sehr wohl.

Natürlich wurde ein Guru ausführlicher. Stress sei nicht Teil unseres Lebens und entstehe nicht aufgrund der Art unserer Arbeit und anderer Anforderungen. Würde man uns entlassen, wären wir auch gestresst. Es sei so, dass wir nicht wüssten, wie wir unseren Geist, unseren Körper, unsere Energien, unsere Emotionen, unsere Chemie steuern können. »Die meisten wissen nicht, wie sie überhaupt irgendetwas steuern können – sie funktionieren zufällig«, meinte er. Stress sei also nur die mangelnde Fähigkeit, die innere Situation zu bewältigen, nicht die äußere. Der Guru war ziemlich streng und auch ein wenig ärgerlich, weil wir am falschen Ort des Ashrams, dem er vorsteht, auf ihn gewartet und ihn so Zeit gekostet hatten. Er betonte aber, er sei nicht gestresst; denn auch, wenn wir nun Zeit, die für etwas anderes eingeplant war, von ihm bekämen, fände unser Gespräch in einem Kontext statt, der ihm schon seit 60 Jahren am Herzen liege: Immer mehr Menschen dazu zu verhelfen, freudig und friedlich zu sein, indem er dazu beitrage, den enormen Nutzen der Yoga-Praxis auf der Welt zu verbreiten. Yoga bedeute im spirituellen Sinne Vereinigung, aber auch das Joch, was für körperliche Disziplin stünde. Wenn unser Tun und unser Dasein stressig für uns seien, müssten wir den Kontext ändern. Dies liege ganz persönlich bei uns.

Als der Mann unsere erstaunten Mienen sah, lächelte er und meinte, wir sollten es ausprobieren: 40 Tage Yoga und Meditation, und unser Schlaf werde gesünder und kürzer sein. Dann sah er auf seine Uhr und erklärte uns, er müsse nun den gesamten Tagesplan mit seinem Assistenten umstrukturieren und könne uns jetzt auch noch eine Geschichte zu unterschiedlichen Kontext-Entwürfen für das eigene Tun und Sein erzählen:

Irgendwo an irgendeinem Tag arbeiteten drei Männer auf einer Baustelle. Ein anderer Mann kam vorbei und fragte den ersten Mann: »Was machen Sie hier?« Der blickte zu ihm auf und sagte: »Sie müssen blind und taub sein, wenn Sie nicht sehen und hören, dass ich Steine klopfe.« Der interessierte Mann ging zum Nächsten und fragte ihn: »Was machen Sie hier?« Der Mann hielt in seiner Arbeit inne und antwortete: »Ich tue etwas, um meinen Bauch zu füllen. Deswegen komme ich wie alle anderen hierher und tue, was sie von mir verlangen. Ich muss nur meinen Bauch füllen, das ist alles.« Er ging nun zum Dritten: »Was machen Sie hier?« Dieser Mann stand freudig auf und sagte: »Ich baue hier einen wunderschönen Tempel!«

Ich habe es dem Guru nicht gesagt, aber ein Franziskanerpater, den ich Jahre zuvor ebenfalls gefragt hatte, wie wir Stress bewältigen könnten, hatte mir dieselbe Geschichte erzählt. Nur dass der dritte Mann voller Freude war, dass er eine wunderschöne Kirche baute. Aber ob Tempel oder Kirche: Die drei Männer in der Geschichte taten dasselbe, aber ihre Erfahrung dessen war grundverschieden.

Der Kontext also, für den wir uns entscheiden bei dem, was wir tun, ist mitentscheidend über die Qualität unseres Lebens. Diese Übung mit dem Kontext ist zwar nicht das Allheilmittel gegen Stress, aber ein Werkzeug, mit dem es sich zu hantieren lohnt.

Die Arbeit an diesem Buch zum Beispiel passte nicht ansatzweise in mein Leben: viel zu wenig Zeit und jede Menge Umstände, die mir ein konzentriertes Arbeiten an den Kapiteln immer wieder unmöglich machten. Der entstandene Zeitdruck hätte gut und gerne immensen Stress auslösen können, aber es hielt sich im Rahmen. Der Kontext, in den ich meine Mitarbeit an diesem Buch gesetzt habe, ist einer, der mich froh stimmt. Denn wenn dieses Buch auch nur für einen einzigen Menschen hilfreich ist, hat sich die Arbeit daran gelohnt.

Die europäische Kräuterheilkunde hat übrigens überaus hilfreiche Heilpflanzen in ihrem Repertoire, die gute und starke Partner für uns sein können, wenn es hoch hergeht und wir nicht mehr wissen, wo uns der Kopf steht. Es ist klug, auf die Unterstützung von Mutter Natur zu bauen und ihre Hilfestellung anzunehmen, die sie uns manchmal sogar am Wegesrand wachsend anbietet. Kräuter wie Melisse, Passionsblume, Baldrian, Hopfen oder Pestwurz sind in meiner Kräuterapotheke daher immer vorrätig.

➤ Heilpflanzen mit positiver Wirkung bei Stressleiden

Melisse:
Die nach Zitrone duftende Heilpflanze wirkt angst- und krampflösend.

Baldrian:
Erleichtert in höherer Dosierung das Einschlafen und sorgt in niedrigerer Dosierung für Beruhigung.

Passionsblume:
Extrakte der Pflanze zeigen in Studien eine angstlösende Wirkung.

Pestwurz:
Die Inhaltsstoffe wirken krampflösend und lindern stressbedingte Verspannungen, Migräne und Spannungskopfschmerzen.

Hopfen:
Die enthaltenen Bitterstoffe haben eine beruhigende und krampflösende Wirkung.

Kombinationspräparate vereinen die Wirkung verschiedener Pflanzen, die sich ideal ergänzen, wie zum Beispiel Pestwurz, Baldrian, Passionsblume und Melisse. Damit lassen sich Nervosität, Unruhe, Anspannung und Prüfungsangst lindern; auch damit verbundene Symptome wie krampfartige Magen-Darm-Beschwerden, Reizbarkeit oder gelegentliche Ein- und Durchschlafstörungen lassen nach. Die bewährte Kombination aus Hopfen und Baldrian sorgt für erholsamen Schlaf, auch bei stressbedingten Schlafstörungen.

Wir dürfen uns bewusst machen, dass es die magischen Knöpfe, die jeder von uns gern drücken möchte, wenn wieder einmal alles zu viel wird, tatsächlich gibt: Knöpfe, die Stress in Sekundenschnelle zum Abklingen bringen. Versuchen Sie es mit einer Minipause, mit tiefem Atmen, zählen Sie beim Einatmen bis vier, beim Ausatmen bis fünf, und tun sie dies zwölf Atemzüge lang, oder stampfen Sie mit den flachen Füßen 40 Mal auf. Auch wenn es kitschig klingt: Lenken Sie Ihre Aufmerksamkeit auf etwas Schönes, vielleicht ein Gemälde oder den Anblick eines Vogels am Fenster. Oder nutzen Sie positive Selbstgespräche als Ihren persönlichen Zaubertrank. Es reden sowieso schon alle mit ihren elektronischen Geräten – da werden Sie beim Führen eines inneren Dialogs kaum negativ auffallen.

Natürlich ist die Reise zur Überwindung von Stress eine sehr persönliche Angelegenheit. Was für mich als eher spirituell orientierten Menschen funktioniert, muss für einen durch und durch rationalen Zeitgenossen nicht unbedingt passen. Sollten Sie zur letzteren Kategorie zählen, werden Sie aber sicherlich andere effektive Wege und Werkzeuge zur eigenen Entspannung finden – wenn Sie es zulassen, anstatt den Stress zu verdrängen, und sich bewusst auf die Suche nach für Sie maßgeschneiderten Lösungen machen.

Es existiert ein Füllhorn wirksamer Methoden, um Balance in diesem zwar an sich schönen, aber oft hektischen Leben zu finden. Alles, was es braucht, sind Mut und Offenheit für die Heilpraktiken, die das Wissen der Menschheit bereithält.

Martin

Als niedergelassener Arzt in meiner eigenen Praxis, Direktor eines Instituts und Familienvater befinde ich mich täglich an Orten, an welchen Stress nicht nur allgegenwärtig, sondern oft überwältigend ist. Jeder Tag bringt neue Herausforderungen: die Behandlung kritisch und chronisch kranker Patienten, das Navigieren durch komplexe medizinische Fälle, der ständige Spagat zwischen Beruf und Privatleben. Stress ist wie ein ständiger Begleiter, der in jedem Winkel unseres Lebens lauert. Auch in Gesprächen mit Patienten, Angehörigen oder Mitarbeitern spürt man diesen Druck. Auch viele Mails und Telefonate werden zu einem Stressfaktor, denn immer scheint darin jemand etwas von einem zu wollen, und ständige Erwartungen und Forderungen belasten.

Doch ähnlich wie Esther habe ich persönlich für mich ein Ventil gefunden, das mir hilft, den Druck zu bewältigen: das Schreiben. In stillen Momenten, oft spät in der Nacht, greife ich zum Stift. Das Schreiben ist für mich wie eine Therapie; es ermöglicht mir, meine Gedanken und Gefühle zu ordnen, meine Erlebnisse zu verarbeiten und eine gewisse Distanz zu den täglichen Belastungen zu gewinnen. Auf dem Papier kann ich meinen Sorgen und Ängsten freien Lauf lassen, kann reflektieren und neue Perspektiven entdecken. Dieses persönliche Ausdrucksmittel hat sich als unschätzbar wertvoll erwiesen – zum einen, um geistige Klarheit zu erlangen, zum anderen, um meine emotionale Resilienz zu stärken.

Unser Körper erinnert mich an eine Fabrik, die vom Tag unserer Geburt an rund um die Uhr außerordentlich beeindruckende Leistungen erbringt und daher lebenslang sorgsam gepflegt und gewartet werden muss. Doch die unzähligen Abläufe innerhalb dieser komplexen Fabrik basieren auf einem fein ausgesteuerten Gleichgewicht, ohne das sie dauerhaft nicht funktionieren kann. Positiver Stress – eine natürliche Reaktion, die uns in gefährlichen oder fordernden Situationen am Leben hält –, ist der Anlasser, der alle Maschinen der Fabrik startet und ihre Zahnräder, Leitungen und Schaltkreise in Gang setzt. Doch ohne Pausen gerät unser Körper unweigerlich unter schädlichen Dauerstress. Wie in einer Fabrik voll überhitzter Maschinen, die ohne Unterlass auf Hochtouren arbeiten, besteht dann die Gefahr von Defekten, die sich – statt durch durchgebrannte Kabel und Kurzschlüsse – bei uns Menschen in Form von Gesundheitsproblemen manifestieren.

Aber was ist eigentlich Stress? Für die meisten Menschen in modernen Industriegesellschaften ist Stress alltäglich. Die Gratwanderung zwischen einem glücklichen Privatleben und dem beruflichen Vorankommen fordert ebenso ihren Tribut wie allgegenwärtiger Zeitdruck und der permanente Vergleich mit anderen. Schauten unsere Großväter sonntags neidvoll über den Gartenzaun, wenn der Nachbar sein nagelneues Auto auf Hochglanz brachte, so bekommen wir heute in den sozialen Medien rund um die Uhr die Illusion präsentiert, alle anderen wären ständig in irgendeinem Traumurlaub, würden in den angesagtesten Restaurants schlemmen – natürlich ohne dabei auf ihre sportliche Traumfigur verzichten zu müssen – und legten derweil, fast nebenbei, noch eine sagenhafte Karriere hin. Auch wenn uns unser Verstand sagt, dass dies nur ein kuratierter Kleinstausschnitt von Leben ist, können uns solche »Maßstäbe« unfassbar stressen. Hinzu kommen immer komplexer erscheinende zwischenmenschliche Beziehungsstrukturen, unvorhergesehene Schicksalsschläge und weitere stressfördernde Faktoren.

Verstehen wir uns nicht falsch: Stress ist wichtig. Er hilft uns durch die Ausschüttung von Noradrenalin und Adrenalin, brenzlige Situationen zu überstehen – Situationen, die ohne derartige körperliche Mechanismen in vielen Fällen wesentlich schlimmere Folgen haben würden. Die durch Stress ausgelösten Reaktionen sind vom genialsten Designer aller Zeiten, der Evolution, entwickelt worden und seit Jahrtausenden erprobt. Sie stellen sicher, dass unsere Hochleistungsmaschine, wenn es darauf ankommt, noch einen Gang zulegen kann. Eigentlich haben sich seit dem ersten aufrecht gehenden Menschen nur die Art der Gefahren geändert, nicht aber das bewährte Survival-Programm unseres Organismus. Dem ist es vollkommen egal, ob ein wütendes Mammut oder ein SUV auf uns zurast. Am Ende zählt nur das Ergebnis: Überleben und körperliche Unversehrtheit.

Nach der ersten schnellen Reaktion der erwähnten beiden Hormone steigt unser Cortisolspiegel im Blut. Cortisol, oft als »Stresshormon« bezeichnet, spielt eine Schlüsselrolle in unserer Reaktion auf Stress. Wenn es uns kurzfristig hilft, auf Herausforderungen zu reagieren, kann ein erhöhter Cortisolspiegel nach dem Stressereignis weiterhin im Körper verbleiben. Das führt dazu, dass wir uns länger als nötig in einem Zustand der Alarmbereitschaft und Unruhe befinden, was langfristig unsere Gesundheit beeinträchtigen kann. Kurzzeitiger Stress hat also durchaus positive Aspekte und hilft uns mitunter, durch geschärfte Wahrnehmung und überdurchschnittliche Reaktionsfähigkeit plötzlich auftretende Gefahren unbeschadet zu meistern; negativer Stress hingegen hat sich in der heutigen Zeit für viele zu einem ständigen Begleiter entwickelt.

Auch alltägliche Situationen, etwa zu enge Abgabefristen für berufliche Projekte, finanzielle Sorgen oder langfristige komplizierte zwischenmenschliche Beziehungen, verursachen schädlichen Dauerstress. Durch die anhaltende Ausschüttung von Hormonen führt dieser Dauerstress zu wahrnehmbaren, medizinisch messbaren Problemen. Dauerstress kann zu chronischen Beschwerden des Verdauungsapparats führen und sich auf das Herz-Kreislauf-System negativ auswirken. Bluthochdruck, Herz-Kreislauf-Erkrankungen, schmerzhafte Muskelverspannungen, Tinnitus und eine allgemeine Schwächung unseres Immunsystems (ein Einfallstor für Infektionen) sind alarmierende Stresssymptome. Der ständig erhöhte Cortisolspiegel führt bei manchem Betroffenen außerdem zu einer ungewollten Gewichtszunahme. Insbesondere im Bauchbereich wächst das Fettpolster: Die sogenannten »Love Handles« entstehen, ein in meinen Augen unpassend verharmlosender Begriff. Darüber hinaus reduziert sich durch Stress die körpereigene Fähigkeit zur Wundheilung, was Hautprobleme wie Akne oder Ekzeme zur Folge haben kann.

Die Liste der körperlichen Anzeichen ist lang, doch in meiner Praxis sehe ich oft, dass kontinuierlicher Stress auch zu psychischen Symptomen wie gesteigerter Aggressivität oder permanenter Niedergeschlagenheit führt. Bleiben diese alarmierenden Beeinträchtigungen unbehandelt, können sie Angstzustände, Depressionen, Gedächtnisprobleme oder ein Burn-out-Syndrom nach sich ziehen.

Auch wenn manch ignoranter Zeitgenosse es als Zeichen von Schwäche oder schlicht als Erfindung einer verweichlichten Gesellschaft abtut, ein Burn-out stellt den Moment dar, in dem Körper und Seele rufen: »Ich kann nicht mehr, ich brauche jetzt eine Pause, sonst passiert etwas viel Schlimmeres!« Burn-out ist das Resultat von anhaltendem Stress, ob am Arbeitsplatz oder im Privatleben. Negativer Stress, der sich so aufgestaut hat, dass man emotional, mental und körperlich vollkommen ausgelaugt ist.

Betroffene fühlen sich ständig müde und reizbar, und sogar die kleinsten Aufgaben erscheinen wie der Aufstieg auf den Gipfel des Mount Everest, ohne Sauerstoffmaske. Durch Dauerstress kann der mentale Druck so groß werden, dass alltägliche Aufgaben überwältigend erscheinen und das Gefühl von Freude und Zufriedenheit spürbar vermindert ist. Burn-out – interessanterweise erst kürzlich von der Weltgesundheitsorganisation WHO als Syndrom anerkannt – ist demnach ein Zustand, den man keinesfalls auf die leichte Schulter nehmen darf und dem man idealerweise bereits im Vorfeld prophylaktisch entgegenwirken sollte. Es ist lebensnotwendig, auf die Warnsignale des Körpers und Geistes zu hören und geeignete Maßnahmen zu ergreifen, bevor man das Gefühl hat, völlig »abgestürzt« zu sein.

Ob und wie stark jemand eine Situation als stressig empfindet, hängt auch von den eigenen Ressourcen ab. Denn natürlich sind die eigene Biografie, der persönliche Charakter und der Grad persönlicher Resilienz – also der psychischen Widerstandskraft, die es uns ermöglicht, schwierige Lebenssituationen ohne dauerhafte Beschädigung zu überstehen – entscheidende Faktoren im Umgang mit Stress. Von elementarer Bedeutung ist jedoch auch die erlernte Fähigkeit, Stress als schädlich anzuerkennen und Techniken anzuwenden, um ihn effizient abzubauen. Dies kann ausdrücklich bedeuten, professionelle psychologische Hilfe in Anspruch zu nehmen, aber vor allem heißt es, sich in seinem Leben ganz bewusst

Zeit für Erholung und Entspannung einzuräumen und immer wieder die eigenen Prioritäten zu überdenken, um zu einer gesünderen Lebensbalance zu finden.

Untersuchungen zeigen, dass die Anzahl von unter Dauerstress stehenden Kindern und Jugendlichen in erschreckender Weise zugenommen hat. Schulangst, Mobbing, zu viele Verpflichtungen und zu wenig Freizeit sind in diesem Zusammenhang häufig genannte Stressoren; sie verdeutlichen, wie wichtig es ist, bereits Kindern geeignete Strategien zum Umgang mit negativem Stress zu vermitteln. Wir alle sollten daran denken, nicht nur unseren persönlichen »Akku« regelmäßig aufzuladen, um nicht plötzlich außer Betrieb zu sein, sondern auch auf mögliche Stresssymptome in unserem Umfeld zu achten und gegebenenfalls Hilfe anzubieten.

In der folgenden Krankengeschichte betreten wir das Leben von Pia, einer jungen, erfolgreichen Frau, die sich selbst unter enormen Druck setzte, um in einem schnelllebigen, oberflächlichen, von Eitelkeiten geprägten Mikrokosmos mithalten zu können.

Ausgerechnet bei der Verleihung des Bayrischen Filmpreises überfielen die 28-jährige Journalistin teuflische Bauchkrämpfe. Schon am roten Teppich hatte es sie erstmals heftig gezwickt, doch die dann folgende Attacke war kaum noch auszuhalten. Und das sollte etwas heißen, denn die zielstrebige Society-Reporterin war tough und mit allen Wassern gewaschen. Was Pia zu diesem Zeitpunkt allerdings nicht wissen konnte: Die Zeiten, in denen ein Grippemittel oder eine Kopfschmerztablette ausreichten, um in ihrem fordernden Job zu bestehen, waren von diesem Abend an Geschichte. Nun begannen ihre Lektionen in Demut, und sie musste auf schmerzvolle Weise lernen, dass die eigene Gesundheit wesentlich wertvoller ist als schicke Abendgalas und exklusive VIP-Interviews. Fanden sich in ihrem Briefkasten bislang Einladungen zu den begehrtesten Münchner Society-Events, quoll er nun über vor Arztrechnungen. Ihre Clique aus erfolgreichen Jungunternehmern, Schauspielerinnen und anderen aufsteigenden Sternen des Münchner Gesellschaftshimmels hatte sich – nach anfänglich mit großem Pathos in den sozialen Medien veröffentlichten Genesungswünschen – rasch von ihr abgewandt. Krank zu sein, so bemerkte sie bitter in einem unserer späteren Gespräche, war in diesen Kreisen offenbar nur dann cool, wenn man schnell wieder gesund wurde oder aber nach kurzem Leiden eine schöne Leiche abgab.

Wie oft hatte Pia selbst Spekulationen über den plötzlichen Gewichtsverlust oder den wankenden Gang eines Promis angestellt? War es Krebs, Multiple Sklerose oder doch nur zu viel Alkohol? Die Leser der Magazine und Onlineportale, für die sie den neuesten Klatsch und Tratsch sammelte und aufbereitete, liebten derartige Gerüchte, machten sie doch gefeierte Stars und bewunderte Persönlichkeiten zu gewöhnlichen Sterblichen. Nun war sie gezwungen, sich selbst so zu erleben. Statt ein glamouröses Leben zwischen Champagner, lautem »Servus!« und Society-Bussis zu führen, hatte Pia es mittlerweile zu einer ganz anderen Prominenz gebracht: Seit dem Abend des Filmpreises waren 14 Monate vergangen, in denen es ihr unfreiwillig gelungen war, in nahezu allen Münchner Krankenhäusern namentlich bekannt zu sein. Der traurige Grund hierfür war, dass sie mehrmals in der Woche vom Rettungsdienst regelrecht eingesammelt wurde.

Trotz der von ihr stets beklagten schier unerträglichen Schmerzen konnte keine organische Ursache für ihr Leiden gefunden werden. Aber die Notaufnahmen der Krankenhäuser helfen jedem Patienten in Not, und der ein oder andere niedergelassene Arzt spielte »das Spiel« ebenfalls mit, wenn auch immer öfter mit hochgezogenen Augenbrauen.

Die Endzwanzigerin war auf dem besten Weg zur klassischen »Drehtürpatientin«. So bezeichnen wir Mediziner Personen, die immer wieder in der Praxis vorstellig werden oder über Jahre hinweg bei etlichen anderen Ärzten waren. Bei diesen Patienten kann eine psychosomatische Erkrankung nie eindeutig ausgeschlossen werden. Zugleich können verschiedene Symptome, die scheinbar gar nicht zusammenpassen, bisher falsch gedeutete Hinweise auf eine seltene Erkrankung geben.

Mittlerweile ertappte sich Pia dabei, Selbstgespräche zu führen, was sie zusätzlich beunruhigte und psychisch schwer belastete. Außerdem schlief sie immer öfter mit angeschaltetem Licht ein, weil sie Angst hatte, jemand könnte nachts in ihre Wohnung einbrechen.

An einem kalten Winterabend, fast anderthalb Jahre nach den ersten Symptomen, war Pia am Ende ihrer Kräfte angelangt. Sie, die immer für ihre Stärke bewundert worden war, sah keinen Ausweg mehr. Freunde hatte sie in ihrer Wahlheimat München nicht mehr, und nach einem unschönen Streit, der sich an dem für ihre Eltern fragwürdigen Berufsethos ihrer Tochter entfacht hatte, herrschte auch familiär Funkstille. Pia nahm an diesem Abend ihr Smartphone vom Tisch und rief das erste Mal in ihrem Leben bei der Telefonseelsorge an.

Direkt am nächsten Morgen vereinbarte sie dann einen Termin für das obligatorische Erstgespräch in einer psychiatrischen Praxis. Wenn ihr Körper angeblich gesund sei, dachte sie, müsste es doch ihre Psyche sein, die schwer erkrankt war. Pia hatte das große Glück, an einen erfahrenen und einfühlsamen Psychiater zu geraten. Auf Anhieb vertraute sie dem Mann, der im Alter ihres Vaters zu sein schien.

Die Sitzungen bei ihm verschafften der Patientin zwar eine gewisse seelische Erleichterung, doch nahmen die heftigen Schmerzattacken in ihrem Bauch zu. Sie folgte dem Ratschlag des Psychiaters, sich für einen längeren Zeitraum aus München zurückzuziehen, um den Stress und die permanenten Erinnerungen an ihr »altes, gesundes Leben« auszublenden. Pia telefonierte nun seit langer Zeit das erste Mal wieder mit ihrer Mutter im heimischen Remagen. Elisabeth R. war schockiert zu hören, wie schlecht es ihrer einzigen Tochter ging. Sofort war klar, dass alle Differenzen beigelegt werden mussten. Schon am nächsten Abend fiel Pia ihren Eltern vor dem Bahnhof der rheinland-pfälzischen Kleinstadt in die Arme. Sogar Pias Vater Hans, ein stämmiger, meist wortkarger und sehr pragmatischer Mann, der vor seiner Pensionierung als Hausmeister im Universitätsklinikum Bonn gearbeitet hatte, überkamen in diesem Moment die Tränen.

Der Vater der Patientin war es dann auch, der vorschlug, sich an uns im Bonner Zentrum für Seltene Erkrankungen zu wenden. Von seinen alten Kollegen wusste er, dass dort erst seit Kurzem ein recht junger, neuer Leiter die Verantwortung trug, auch wenn er meinen Namen gedanklich als »Dr. Fliege« abgespeichert hatte. Am nächsten Vormittag rief er im ZSE Bonn an. Auch mit persönlichen Kontakten ins Universitätsklinikum wird niemand bevorzugt, und so dauerte es in Pias Fall sieben weitere Wochen, bis sie sich in meiner Sprechstunde vorstellen konnte. Eine siebenwöchige Wartezeit ist eigentlich sogar recht kurz, denn die wenigen Termine in den begehrten Sprechstunden für Patientinnen und Patienten ohne Diagnose oder mit seltenen Erkrankungen sind oft über Monate hinweg vergeben – ein Umstand, der zeigt, dass in

Deutschland jede Menge Bedarf an solch spezialisierten Einrichtungen und der entsprechenden finanziellen Förderung besteht.

Für Pia war das Warten kein großes Problem, denn sie genoss es sehr, in Remagen von ihrer Mutter umsorgt zu werden und endlich wieder etwas zur Ruhe zu kommen. Als mir die arbeitsunfähige freie Journalistin schließlich gegenübersaß, fielen mir gleich die tiefen Furchen auf der Stirn der jungen Frau auf. Sie ließen Rückschlüsse auf den Schweregrad der von ihr in den vorangegangenen anderthalb Jahren erlittenen Schmerzattacken zu.

Schon während meiner ausführlichen Anamnese verdichteten sich für mich die Anzeichen für eine mir wohlbekannte seltene autosomal-dominant vererbte Erkrankung: das hereditäre Angioödem (HAE), eine Krankheit, die in Familien von Generation zu Generation weitergegeben werden kann. Diese Erkrankung zeichnet sich durch häufige Schwellungen an verschiedenen Körperstellen, sogenannten Angioödemen, aus und kann von heftigen Schmerzen im Bauchbereich begleitet werden. Die daraufhin von mir veranlassten Untersuchungen und genetischen Labortests zeigten Wochen später tatsächlich ein Resultat, das von den Humangenetikern als möglicherweise pathogen, also krankhaft, eingeschätzt wurde.

Die Medikamente, die der Patientin daraufhin gegen das hereditäre Angioödem verschrieben wurden, brachten jedoch zu meinem Erstaunen keine Linderung. Denn schon wenige Wochen später sah ich Pia wieder. Ihr hilflos wirkender Vater hatte seine vor Schmerzen wimmernde Tochter mit dem eigenen Wagen in die Notaufnahme der Uniklinik gebracht. Da Pia sich bereits bei mir und meinem Team in Behandlung befand, wurde ich von meinen Kollegen umgehend hinzugezogen. Es war also kein hereditäres Angioödem, aber welches mysteriöse Leiden quälte die junge Frau dann? Nachdem die erste Diagnose sich als falsch erwiesen hatte, tauschte ich mich in der nächsten interdisziplinären Fallkonferenz erneut mit den anderen Fachärztinnen und Fachärzten des Teams aus.

Im Rahmen meiner weiteren Recherchen stieß ich auf eine andere infrage kommende Erkrankung: die sogenannte intermittierende Porphyrie. Diese Erkrankung betrifft einen spezifischen Prozess im Körper: die Produktion von Molekülen namens Porphyrinen, die eine zentrale Rolle für das Hämoglobin spielen. Hämoglobin ist ein lebenswichtiges Protein in unserem Blut, das für den Transport von Sauerstoff verantwortlich ist. Bei Personen mit intermittierender Porphyrie funktioniert die Produktion dieser Moleküle nicht richtig, was zu periodischen Beschwerden führt. Die Krankheit zeichnet sich durch Anfälle aus, in denen Betroffene unter starken Bauchschmerzen, Lichtempfindlichkeit der Haut, Müdigkeit und in einigen Fällen auch unter Herz-, Blutdruck- und Nervensystemproblemen leiden können. Das Adjektiv »intermittierend« weist darauf hin, dass die Symptome nicht ständig vorhanden sind, sondern vielmehr episodisch auftreten – sie kommen und gehen.

Intermittierende Porphyrie ist häufig genetisch bedingt und gehört zu den Störungen der Häm-Biosynthese. Das bedeutet, es liegt ein Enzymdefekt vor, der zu einer übermäßigen Produktion und Ansammlung von Porphyrinen führt, was wiederum die besagten Anfälle auslöst. Es gibt verschiedene Arten von Porphyrien, die sich danach unterscheiden, ob sie die Blutbildung (erythropoetisch) oder die Leberfunktion (hepatisch) beeinträchtigen.

Neben dem Leitsymptom, den immer wieder auftretenden rasenden Bauchschmerzen, würde dieser Befund auch Pias psychiatrische Auffälligkeiten erklären. Denn sowohl die depressiven Verstimmungen als auch die Selbstgespräche und der paranoide Wahn, Fremde würden sich nachts unbefugt Zutritt zu ihrer Wohnung verschaffen, um ihr wehzutun, passten zum Symptomspektrum dieser Krankheit.

Eine intermittierende Porphyrie verläuft meistens latent, bis exogene oder endogene Auslöser einen akuten Schub auslösen. Ich suchte erneut das Gespräch mit Pia, und in dessen Verlauf wurde die Diagnose durch neue Informationen immer wahrscheinlicher. Nachdem die junge Frau augenscheinlich Vertrauen gefasst hatte, berichtete sie mir von ihrem ständigen Kampf ums Idealgewicht. Sie hatte, um Kleidergröße Null zu erreichen, in der bayrischen Landeshauptstadt über Jahre hinweg immer wieder gehungert und sich mit Crash-Diäten und dubiosen Fastenkuren kasteit. Auch der dauerhafte Negativstress, immer die Erste und Schnellste sein zu wollen, von dem Pia mir an diesem Tag erzählte und der durch so manchen Partyexzess mit Absinth und anderen berauschenden Substanzen nicht wirklich gelindert wurde, konnte ein nachvollziehbarer Auslöser für die vermutete Porphyrie gewesen sein.

Auf Basis der neuen Erkenntnisse ordnete ich jetzt eine erweiterte Diagnostik an. Der über einen Zeitraum von 24 Stunden gesammelte Urin der Patientin ergab im Labor einen evidenten Hinweis auf die vermutete akute intermittierende Porphyrie. Nur wenige Tage später bestätigte auch die Genetik die Diagnose, und endlich konnten geeignete Maßnahmen ergriffen werden, die es Pia ermöglichen sollten, in Zukunft ein relativ normales Leben zu führen. Bei unserer Suche nach der Ursache der Beschwerden unserer Patientin stellte sich heraus, dass die Krankheit, unter der sie litt, tatsächlich durch einen genetischen Fehler verursacht wurde.

Bei solchen Erbkrankheiten gibt es leider oft keine Heilung im herkömmlichen Sinne.

Deshalb konzentrierten wir uns bei der Behandlung darauf, dass Pia die Dinge meiden sollte, die ihre Krankheit verschlimmern könnten. Diese Vorgehensweise nennen wir »Expositionsprophylaxe« – ein kompliziertes Wort dafür, Probleme zu verhindern, bevor sie auftreten. Hierzu gehört das Vermeiden bestimmter Medikamente, insbesondere solcher, die bekanntermaßen Anfälle auslösen können, wie einige Antibiotika und Schmerzmittel. Außerdem rieten wir Pia davon ab, Alkohol zu konsumieren, da dieser die Symptome der Porphyrie oft verschlimmert. Gleiches gilt für das Rauchen, das ebenfalls negative Auswirkungen auf die Erkrankung haben kann. Auch vom Fasten und extrem kohlenhydratarmen Diäten sollte Pia zukünftig die Finger lassen, um das Risiko weiterer Krankheitsepisoden zu reduzieren. Eine ausgewogene Ernährung ist essenziell, um den Körper bei dieser Erkrankung zu stabilisieren.

Stress, sowohl körperlich als auch emotional, kann ebenso als Auslöser für Porphyrie-Anfälle wirken und sollte daher von Pia in Zukunft ebenfalls dringend vermieden werden. Auch der Schutz vor direktem Sonnenlicht wurde ihr empfohlen, da UV-Strahlen für einige Menschen mit Porphyrie problematisch sind und die Erkrankung verschlimmern. Gleichzeitig behandelten wir die vorliegenden Symptome, die das Nervensystem und die Psyche betreffen, mit Antidepressiva und angstlösenden Medikamenten. Bei einem akuten Ausbruch der Krankheit würden wir auf weitere medikamentöse Behandlungen, zum Beispiel Infusionen mit Glukose oder Hämin (einem Medikament, das bestimmte Stoffwechselprozesse im Körper unterstützt) zurückgreifen können.

Um Pias Probleme langfristig in den Griff zu bekommen,

empfahl ich ihr, neben der Fortführung einer Psychotherapie auch regelmäßig Krankengymnastik zu machen. Denn während die Psychotherapie ihr dabei helfen sollte, mit emotionalen und psychischen Belastungen umzugehen, würde die Krankengymnastik dazu beitragen, durch gezielte Übungen Pias körperliche Beschwerden zu lindern. Die beste Medizin schien mir allerdings eine radikale Neuordnung ihres Lebens zu sein.

Mehr als ein halbes Jahr später sah ich Pia in der Bonner Innenstadt hinter der Kuchentheke eines Cafés wieder, in dem ich eine Geburtstagstorte abholen wollte. Sie wirkte glücklich und entspannt und erzählte mir, dass sie eine Ausbildung zur Konditorin mache und sich das erste Mal in ihrem Leben morgens darauf freue, zur Arbeit zu kommen. Endlich, so waren sinngemäß ihre Worte, hatte sie eine Aufgabe gefunden, die ihr und anderen Menschen wahre Freude schenkte.

➤ Akute intermittierende Porphyrie (AIP)

Was?
AIP ist eine seltene Störung des Stoffwechsels, also der Art und Weise, wie unser Körper Nahrung in Energie umwandelt. Sie gehört zu den Porphyrien, einer Gruppe von Krankheiten, die entstehen, wenn etwas bei der Herstellung von Häm schiefgeht. Häm ist ein wesentlicher Bestandteil des Hämoglobins, das Sauerstoff in unserem Blut trägt.

Folgen:
Die Krankheit führt dazu, dass sich Porphyrine und deren Bausteine im Körper anhäufen und wieder ausgeschieden werden. Dies kann akute (plötzliche und heftige) und ernsthafte Symptome verursachen.

Häufige Symptome:
Zu den typischen Beschwerden gehören starke Bauchschmerzen, Übelkeit und Erbrechen. Neurologische Komplikationen, also Probleme mit dem Nervensystem, können auch auftreten, zum Beispiel Lähmungen oder Veränderungen im Verhalten und in der Stimmung. Weniger häufig kann es auch zu einer Überempfindlichkeit gegenüber Sonnenlicht kommen, was jedoch bei AIP seltener der Fall ist als bei anderen Porphyrien.

Ursachen:

Ein genetischer Defekt im PBGD-Gen verursacht AIP. Dieses Gen ist dafür verantwortlich, den Bauplan für das Enzym Porphobilinogen-Deaminase zu liefern, das bei der Herstellung von Häm hilft. Auslöser für die Krankheitsschübe können bestimmte Medikamente, Alkohol, Hormonschwankungen, Stress und bestimmte Ernährungsweisen sein.

Behandlung:

Um Anfälle zu verhindern, ist es wichtig, bekannte Auslöser zu meiden. Die Symptome werden je nach Bedarf behandelt. Bei akuten Anfällen können Infusionen mit Glukose (einer Zuckerlösung) und Häm-Arginat, einer speziellen Behandlung, die hilft, den Körper wieder ins Gleichgewicht zu bringen, gegeben werden. Regelmäßige Kontrollen sind wichtig.

Wissenswert:

Oft gibt es keine Anzeichen von AIP, bis plötzlich eine akute Attacke durch bestimmte Auslöser wie Medikamente, Stress, Fasten oder die Menstruation hervorgerufen wird.

Man kann sich AIP vorstellen als eine unsichtbare Schwäche in einer Maschine, die normalerweise Häm produziert. Bestimmte Umstände können diese Produktion zum Erliegen bringen, was dazu führt, dass sich schädliche Zwischenprodukte anhäufen.

Wir haben dieses Kapitel aus gutem Grunde »Lektionen in Demut« genannt. Ich glaube, dass eine plötzliche Krankheit auch zur Erinnerung an unsere Zerbrechlichkeit und die Vergänglichkeit unseres Lebens dient. In einer Gesellschaft, in der wir unsere Identität und unseren Wert oft an Dinge wie Beruf, Status und Geld knüpfen, können Krankheiten uns auf schmerzhafte Weise Bescheidenheit lehren und uns aufzeigen, was im Leben wirklich wichtig ist: Gesundheit, Liebe, Freundschaft, Vertrauen in sich selbst und andere Menschen. Die Vulnerabilität unserer körperlichen und seelischen Gesundheit gerät in unserem oft hektischen und weitgehend fremdbestimmten Leben, in dem die Kostbarkeit des einzelnen Moments verloren geht, viel zu oft in Vergessenheit. Das wird mir in den Gesprächen mit meinen Patientinnen und Patienten stets aufs Neue bewusst.

Ich erinnere mich an eine Zeit, in der ich aufgrund einer Verletzung nicht auftreten konnte. Die Isolation und das Gefühl, plötzlich von dem getrennt zu sein, was ich so sehr liebte, war sehr verwirrend und hat mir große Angst gemacht. Mir wurde bewusst, wie viel Wert wir auf unsere Identität legen, die uns der Beruf schenkt, oder auf gesellschaftliche Rollen, das Ansehen oder Titel – und wie flüchtig diese abstrakten Identitäten sind, wenn es wirklich darauf ankommt.

Aus Sicht der Religion galt Krankheit lange als göttliche Strafe oder Prüfung. Erst mit der Aufklärung, dem Siegeszug der Forschung und dem Fortschritt der Medizin begannen wir, Krankheit mehr als ein Problem zu sehen, das gelöst werden muss und glücklicherweise in vielen Fällen auch gelöst werden kann. Und die medizinische

Entwicklung schreitet weiter voran; ich erinnere an moderne Krebstherapien oder immer erfolgreichere Organtransplantationen. Aber vielleicht verlassen wir uns daher heutzutage zu sehr auf die Wissenschaft und haben im von Rationalität, Protokollen und Diagnostik geprägten medizinischen Denken und Handeln etwas verloren: die Fähigkeit nämlich, inmitten der Erschütterungen einer Erkrankung Demut, Stärke und Widerstandsfähigkeit in uns zu finden, unsere eigenen Schlüsse zu ziehen, aber auch Zweifel gegenüber Ärzten zu formulieren und in solchen Fällen die berühmte zweite oder gar dritte Meinung einzuholen.

Unsere moderne Gesellschaft schätzt Stärke und Unabhängigkeit. Es gibt noch immer viel zu wenig Raum für Schwäche. Und die meisten von uns sind nicht geübt darin, Hilfe zuzulassen. Wir haben in vielerlei Hinsicht Fortschritte gemacht, doch bei unserer Einstellung zu Krankheiten gibt es meines Erachtens noch eine Menge Luft nach oben. Auch wenn es nicht leicht ist, das richtige Gleichgewicht zwischen Fürsorge und Unabhängigkeit zu finden, ist es doch elementar, dass wir sowohl die Stärke im Kampf gegen eine Krankheit ausreichend würdigen als auch die Kraft, die es einem kranken Menschen abverlangt, Hilfe und Unterstützung anzunehmen. Es ist höchste Zeit, dass wir als Einzelne, aber vor allem auch als Gesellschaft mehr Empathie und Verständnis für diejenigen aufbringen, die mit Krankheiten kämpfen. Und wir sollten die Demut annehmen, die uns ihre Geschichten lehren. Denn letztendlich ist keiner von uns unverwundbar oder gar unsterblich. Wenn wir unsere Zerbrechlichkeit akzeptieren, könnte es uns gelingen, Krankheit nicht als Leiden oder gar als Schwäche oder Makel, sondern als eine von vielen wertvollen Erfahrungen zu betrachten, die das menschliche Dasein ausmachen. Doch zurück zu Pias Fall, der für mich wieder einmal die Frage aufwirft, wie viel wir eigentlich über unseren eigenen Körper und die komplexen Abläufe wissen, die in ihm stattfinden. Deine Patientin leidet an einer sogenannten intermittierenden Porphyrie.

Die intermittierende Porphyrie ist eine seltene Erkrankung, die ihren Ursprung in der Leber hat. Im Grunde genommen fehlen dem Körper bestimmte 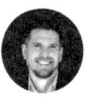 Stoffe, die er braucht, um ein wichtiges Molekül namens Häm zu bilden. Wenn diese Zutaten fehlen, sammeln sich andere Substanzen in der Leber an, die dort in solchen Mengen nichts zu suchen haben. Noch problematischer wird es, wenn weitere Faktoren, beispielsweise dauerhafter Negativstress, die Einnahme bestimmter Medikamente oder Alkohol- und Drogenkonsum (oft als Methode, ebenjenen Stress zu regulieren oder zu unterdrücken) die Grunderkrankung triggern und verschlimmern. Sogar Fasten oder radikale Diäten können den Zustand eines Betroffenen extrem verschlechtern. Die dann auftretenden Symptome können vielfältig sein und reichen von körperlichen Beschwerden wie Bauchschmerzen, Übelkeit und häufigem Erbrechen bis hin zu neurologischen Symptomen wie Depressionen und Halluzinationen, worunter Pia ja auch litt. Was eine Diagnose zusätzlich erschwert: Symptome der intermittierenden Porphyrie treten oft vollkommen unvorhersehbar auf und verschwinden kurz darauf ebenso plötzlich wieder. Dies macht die Krankheit für die Betroffenen besonders belastend, da sie beginnen, am eigenen Urteilsvermögen und der Zuverlässigkeit ihrer Wahrnehmung zu zweifeln.

Ich kann mir gut vorstellen, wie groß der Leidensdruck für Patienten sein muss, die nicht nur mit Schmerzen und anderen körperlichen Symptomen zu kämpfen haben, sondern sich in manchen Fällen auch noch als durchgeknallter Simulant oder Hypochonder behandelt fühlen müssen, weil es ihren Ärzten nicht gelingt, eine zutreffende Diagnose zu stellen. Warum ist der Diagnoseweg im Fall der intermittierenden Porphyrie oft so lang?

Wie wir aus vorangegangenen Kapiteln wissen, stellen seltene Erkrankungen für Patienten und Mediziner gleichermaßen eine außergewöhnliche Heraus- forderung dar. Anhand von Pias Fall lässt sich das besonders gut aufzeigen: Ein Hauptproblem der Diagnosestellung sind, wie bei der intermittierenden Porphyrie, die unspezifischen und variablen Symptome, die mit anderen, viel häufiger auftretenden Krankheitsbildern verwechselt werden können. Da es sich aber um eine seltene Krankheit handelt, haben viele Ärzte in ihrer beruflichen Laufbahn noch nie einen solchen Fall gesehen. Dementsprechend sind sie nicht vertraut mit den klinischen Manifestationen oder den zur Verfügung stehenden diagnostischen Tests. Vergessen wir nicht, dass auch ich als Spezialist für die Seltenen mit meiner ersten Differenzialdiagnose HAE falsch lag. Wie soll es dann erst einer Hausärztin oder einem Assistenzarzt in der Notaufnahme gehen? Der aus dieser Prämisse erwachsende lange und unsichere Diagnoseweg kann für Patienten enorm belastend sein. Viele Betroffene fühlen sich ab einem gewissen Zeitpunkt nicht mehr ernst genommen oder verzweifeln daran, dass ihnen nicht geholfen wird. Durch Fehldiagnosen kann es darüber hinaus zu unnötigen oder sogar schädlichen sogenannten iatrogenen Behandlungen oder Therapien kommen. Das heißt, das Krankheitsbild wird durch die ärztliche Behandlung eventuell sogar noch verschlimmert. Eine rechtzeitige Diagnose ist auch deshalb wichtig, da ja bei vielen seltenen Erkrankungen glücklicherweise adäquate Behandlungsoptionen zur Verfügung stehen – Therapien, die das Fortschreiten der Erkrankung aufhalten oder deren Symptome lindern. Eine verspätete Diagnose jedoch kann das Risiko für Komplikationen erhöhen, die leider nicht selten zum Tod führen.

Das unterstreicht erneut die dringende Notwendigkeit, das Bewusstsein für seltene Krankheiten zu wecken und sowohl die Forschung als auch die medizinische Ausbildung in diesem Bereich massiv zu fördern.

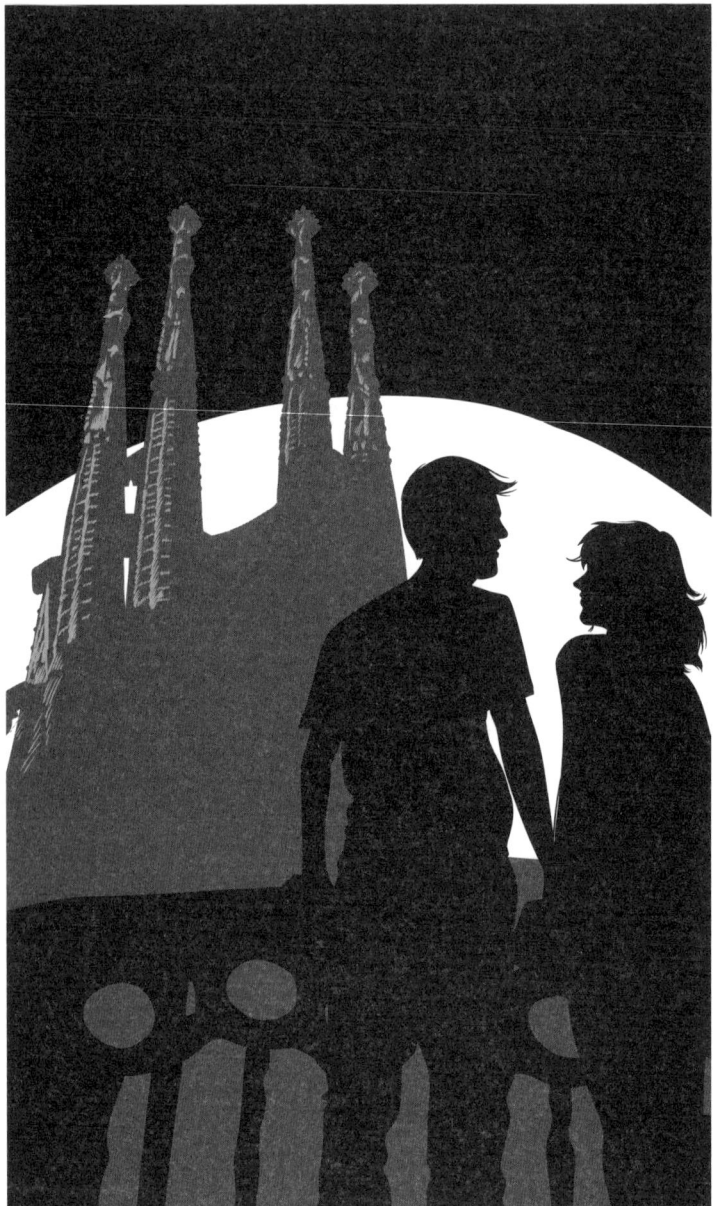

KAPITEL 8
Zurück von den Toten

Das menschliche Herz, von jeher tief in unserer Symbolik verwurzelt, wird nicht nur als ein lebenswichtiges Organ betrachtet, sondern gilt weltumspannend in vielen Kulturen auch als Sitz und Spiegel unserer Empfindungen und unserer Spiritualität. Doch es ist die Kombination von Erkenntnissen aus verschiedenen medizinischen Traditionen – wie etwa der westlichen Schulmedizin, der traditionellen europäischen Medizin (TEM), der indischen traditionellen Heilkunst Ayurveda, der traditionellen chinesischen Medizin (TCM) sowie der japanischen Makrobiotik –, die einen profunden und ganzheitlichen Einblick in die Herzgesundheit ermöglicht.

In der westlichen Schulmedizin steht vor allem die Prävention von Herzkrankheiten im Mittelpunkt. Regelmäßige Bewegung und der Verzicht auf schädliche Gewohnheiten wie Rauchen oder fettreiche Ernährung sollen zur Aufrechterhaltung der Herzgesundheit beitragen. Medizinische Vorsorge und regelmäßige Kontrolluntersuchungen sind von großer Bedeutung, um potenzielle Risikofaktoren frühzeitig zu erkennen.

Die Ayurveda-Medizin betrachtet das Herz als Sitz der menschlichen Seele. Eine auf die individuellen Konstitutionstypen Vata, Pitta und Kapha angepasste Diät und Lebensweise werden empfohlen, um das notwendige organische Gleichgewicht zu wahren. Darüber hinaus sollen ayurvedische Kräuter dabei helfen, die Herzfunktion zu stärken und emotionalen Stress zu reduzieren. Arjuna (Terminalia arjuna), ein Baum, dessen Rinde seit Jahrhunderten in der Ayurveda-Medizin verwendet wird, um die Herzgesundheit zu unterstützen und den Cholesterinspiegel zu regulieren, ist in diesem Zusammenhang ein herausragendes Beispiel. Brahmi (Bacopa monnieri), eine Pflanzenart aus der Familie der Wegerichgewächse, ist bekannt für seine adaptogenen, also bei Stress stärkenden und unterstützenden Eigenschaften und kann Stress mindern und die geistige Klarheit verbessern. Knoblauch, der in Honig reift und synergetisch mit dessen Enzymen seine Wirksamkeit entfaltet, ist in dieser alten indischen Heilkunst eine weitere Säule zur Pflege des Herz-Kreislauf-Systems. Aber auch Ashwagandha (Withania somnifera), oft als indischer Ginseng bezeichnet, wirkt sich positiv auf die Stressbewältigung aus und unterstützt darüber hinaus die Herzgesundheit durch Senkung des Blutdrucks und Verbesserung der Herzfrequenz-Variabilität. Die Kombination dieser ayurvedischen Mittel kann eine ganzheitliche Unterstützung des Herz-Kreislauf-Systems und des emotionalen Wohlbefindens bieten.

Emotionen spielen eine große Rolle: So kann der gesunde Zustand im Herzen eines Individuums durch ein Übermaß an Kummer, Sorgen, Eifersucht, Aufregung, Furcht, Zorn und andere energieraubende Gefühle und Geisteszustände gestört werden. Aber auch mangelhafte Ernährung oder übermäßiges Fasten können einen Menschen schwächen und krank machen. Die Verminderung von Energie führt, wenn man sich dem schädlichen Einfluss der oben genannten Faktoren nicht entzieht, mit der Zeit zu Sosa, was sich am besten mit »zerstörende Krankheit« übersetzen lässt.

In der traditionellen chinesischen Medizin gilt das Herz als

Kaiser der Organe, der für unsere spirituellen und geistigen Aktivitäten verantwortlich ist. Zu den physiologischen Funktionen des Herzens gehört laut TCM nicht nur die Steuerung des Blutkreislaufs in unserem Körper, sondern auch die Kontrolle über unsere geistigen Aktivitäten. Das Herz ist außerdem der Ort, an dem der »Geist« (Shen) wohnt. Shen entspricht in der chinesischen Medizin der Seele, umfasst aber auch den Verstand. Es ist der Sitz unseres Bewusstseins und gilt als Zentrum unserer geistigen und körperlichen Aktivitäten, als Quelle von Denk- und Handlungsprozessen, mentaler Konzentration, Planung, Kreativität und Intelligenz.

Die TCM kennt sieben Emotionen, die jeweils als Kategorien zu verstehen sind, in denen wiederum eine Vielzahl weiterer Emotionen Platz finden und die den verschiedenen Organen zugeordnet sind: Das Herz gehört zur Freude, die Leber zu Wut und Zorn, Traurigkeit wird der Lunge zugeordnet, Sorge/Nachdenklichkeit/Grübeln der Milz, Angst und Schock gehen an die Nieren. Die Art und Weise, wie diese Emotionen im Körper sichtbar werden – etwa durch Lachen, Schluchzen, Stöhnen, Seufzen, Gesten, Körperbewegungen und Gesichtsausdrücke –, gelten als Spiegelbild von Shen. Gemeinhin ist der »Geist«, dieser Lehre folgend, gleichbedeutend mit der Vitalität eines Individuums, die oft an der Gesichtsfarbe, dem Augenausdruck und anderen körperlichen Merkmalen erkennbar ist.

Traurigkeit und Trauer, aber auch übermäßige Freude schwächen das Herz-Qi. Wut lässt es stagnieren. Besonders negative Emotionen also schwächen oder paralysieren sogar das Herz-Qi und können so zu ernsthaften Erkrankungen des Herz-Kreislauf-Systems führen. Qi heißt in der chinesischen Medizin die Lebensenergie, die unseren Körper, aber auch unsere Welt und das gesamte Universum auf Energiebahnen (den sogenannten Meridianen) durchfließt. Durch die Aufnahme und Verwertung verschiedener Energiequellen wird Qi gebildet, es gibt aber auch ein gewisses individuelles, angeborenes Potenzial. Alles Lebensnotwendige erhalten wir aus der Nahrung, und durch Atmung. Lunge, Verdauung und Stoffwechsel müssen wir in der Lage sein, diese »Energien« für den Organismus verfügbar zu machen. Das gelingt, wenn das Qi ungehindert fließen kann. Also ist eine harmonische Energiezirkulation, unterstützt durch Akupunktur, Kräutertherapie und Qi Gong, das wichtigste Element, emotionales Gleichgewicht zu bewahren und die Herzgesundheit zu fördern.

Die japanische traditionelle Medizin hat sich lange Zeit an der chinesischen Medizin entlang entwickelt und später dann zusätzlich die makrobiotische Ernährung zu einer wichtigen Säule einer starken Gesundheit ernannt. Den Empfehlungen der makrobiotischen Ernährung wird in der breiten Masse der japanischen Küchen bis heute gefolgt. Sie ist wohl ein nicht zu unterschätzender Faktor für die recht geringe Anfälligkeit der Japaner für Herz-Kreislauf-Erkrankungen. Eine weitere traditionelle Stütze für die Herzgesundheit liefert auch in Japan der Knoblauch. Man lässt ihn dort 18 Monate reifen und fermentieren. Der so veredelte Saft ist ein echter Kraftprotz, gehört zu den Königsmitteln und hat in einer Vielzahl japanischer und amerikanischer Studien seine blutdrucksenkende, arterienentschlackende und Herzerkrankungen vorbeugende Wirkung bewiesen. Darüber hinaus steckt der fermentierte Knoblauch voller Mikronährstoffe, die der Organismus dankbar aufnimmt. Hideyo Harada, eine japanische Pianistin, mit der ich in den letzten Jahren immer wieder auf Lesereise war, schwört darauf, dass man den Duft des Knoblauchsafts durch die vorangegangene Fermentierung nicht mehr ausdünstet.

Die traditionelle europäische Medizin und Kräuterheilkunde ist komplex, multidimensional und überaus reich an Wissen über die Heilkraft von Mutter Natur. Sie bietet eine Vielzahl an Pflanzen, die positive Effekte auf das Herz haben können: zur Blutdruckregulierung Galgant, Weißdorn zur Stärkung der Herzfunktion, Bärlauch zur Blutreinigung und Lavendel oder der von mir geschätzte Baldrian zur Beruhigung von Stress-Symptomen. All dies sind nur einige Beispiele für die synergistische Verbindung von Naturheilkunde und Herzgesundheit. Auch bei uns sind die Emotionen traditionell einzelnen Organen zugeordnet, weitgehend deckungsgleich mit den anderen Heiltraditionen. Beispielsweise werden Liebe und Freude mit dem Herzen verbunden. Und schon mein kräuterkundiger Großonkel pflegte zu sagen: »Das Herz regiert den Geist.«

Wie bekannt, können das Gehirn und unsere Organe über das Nervensystem miteinander kommunizieren. Sie verständigen sich nicht nur über sensorische Wahrnehmungen, sondern auch über Gefühle, Erlebnisse und sogar Erinnerungen. Bereits Hildegard von Bingen, die große Äbtissin, Visionärin und Ärztin aus dem Mittelalter, wusste um diesen Sachverhalt. Sie war davon überzeugt, dass schlechte Gedanken und Gefühle den Körper dazu anregen, »schlechte Säfte« zu produzieren. Die wissenschaftliche Forschung hat viele ihrer Thesen sinngemäß bestätigt. Es ist heute unbestritten, dass Emotionen wie Ärger, Wut oder Hass das Gehirn so stimulieren, dass es Stresshormone, darunter Cortisol, freisetzt. Ein Anstieg des Cortisolspiegels beeinflusst wiederum einen Anstieg der Blutfettwerte und der Herzfrequenz, was langfristig zur Schwächung des gesamten Organismus führen kann. Emotionaler Stress belastet also nicht nur unsere Psyche (oder überfordert sie sogar), sondern auch unser Herz. Ich weiß, wovon ich spreche, denn ich habe erlebt, dass sich bei mir ein

Mitralklappen-Prolaps mit Mitralklappen-Insuffizienz herausbildete, und zwar eben durch enorme andauernde emotionale Überforderung: Sorge, Kummer, Trauer im Übermaß – und dazu mangelhafte Ernährung.

Die Mitralklappe spielt eine wichtige Rolle zwischen dem linken Vorhof und der linken Herzkammer. Sie unterstützt das Herz dabei, das in der Lunge mit Sauerstoff angereicherte Blut vom linken Vorhof in die linke Herzkammer und von dort in den Körper zu pumpen. Die Mitralklappe funktioniert wie ein Ventil, das den Rückfluss des Blutes verhindert, indem sie sich öffnet, um das Blut vom linken Vorhof in die linke Herzkammer fließen zu lassen, und sich schließt, wenn die Kammer sich zusammenzieht, um das Blut in die Aorta zu treiben. Dieser Vorgang setzt voraus, dass die Mitralklappe richtig schließt.

In meinem Fall tat sie das leider nicht – oder vielmehr: nicht mehr. Dadurch floss ein Teil des Bluts zurück in den linken Vorhof, wo es nicht sein sollte und wo auch keine Verweildauer vorgesehen ist. Das Herz musste nun bei jeder Pumpaktion einen Mehraufwand an Kraft und Energie aufbringen. Darüber hinaus konnte das Gewebe der Innenwand des linken Vorhofs durch den unruhigen »Wildwasser«-Blutfluss aufgeraut werden, was – begünstigt durch die Verweildauer des Blutes im Vorhof-, zu einer höheren Infektionsanfälligkeit etwa für Streptokokken führte. Also ist Vorsicht geboten zum Beispiel bei einer Halsentzündung oder jeder anderen bakteriengetriebenen Entzündung im Körper.

Gemeinhin, so sagten mir die Ärzte, sei so eine Bindegewebsschwäche der Mitralklappe angeboren. Ich hatte sie ausgebildet. Heute wundert mich das nicht mehr.

Es war 2001. Mein Vater hatte im Verlauf von 14 Jahren fünf Herzinfarkte, einen Herzstillstand, mehrere Lungenödeme, eine Lungenembolie, die Amputation des rechten

Unterschenkels oberhalb des Knies und den dazugehörigen wirtschaftlichen Zusammenbruch durchgemacht. Dazu hatte er die letzten Jahre seines Lebens nichts mehr aufzubieten gegen seine Kriegstraumata, die er im Zweiten Weltkrieg, auf dem Weg durch Europa und im Kessel von Stalingrad, in der darauffolgenden Kriegsgefangenschaft, auf der Flucht aus ebendieser und auf dem langen Weg in eine weitgehend zerstörte Heimat verinnerlichte. Traumata, die er ein erfolgreiches Geschäftsleben lang vermeintlich verdrängen konnte. Lieber schob er seine Herzkrankheit ausschließlich der vielen Arbeit zu. Nach der Amputation 1995 konnte er keine Dunkelheit mehr ertragen und wachte Nächte bei Neonbeleuchtung im Schlafzimmer durch. Wenn er doch eingeschlafen war, schrie er sich aus Granatenhagel und unter Leichenbergen hervor wieder zurück in die Gegenwart. Er wurde klaustrophobisch, hielt es kaum mehr aus im Haus und brauchte den freien Himmel über sich, um atmen zu können.

Am 11. August 2001 starb er am späteren Abend in seinem Rollstuhl unter freiem Himmel zu Hause auf der Terrasse. Er hielt den Telefonhörer in der Hand. Die Nummer, die er gewählt hatte, gehörte zu einem Kameraden, einem von acht, die die Hölle überlebt hatten. Aus einem 2700 Mann starken Bataillon, das zu Kriegsbeginn losgezogen war. Es kam nicht mehr zu dem Telefonat. Mein Vater starb an einem Hinterwandinfarkt. »Es muss verflucht schnell gegangen sein«, sagte der Notarzt.

Auch die Gesundheit meiner Mutter gab Grund zu ständiger Besorgnis. Schon mit Ende dreißig gab ihre Bauchspeicheldrüse den Dienst weitgehend auf. Sie hatte einen Diabetes Typ 1 entwickelt, und die Ärzte konnten sie nie wirklich auf die richtige Insulindosis einstellen. »Der Zuckerspiegel Ihrer Mutter ist für uns ein Buch mit sieben Siegeln«, kommentierte dies ein Arzt Anfang der 1990er-Jahre. Das bedeutete dramatische Unterzuckerungen, Zusammenbrüche, Koma, Rettungswagen, Blaulicht, solange ich als Tochter denken kann.

Wenige Monate bevor mein Vater starb, waren sie beide am selben Tag in verschiedene Krankenhäuser eingeliefert worden. Ich arbeitete viel zu viel, nicht zuletzt, um das wirtschaftliche Armageddon unserer kleinen Familie abzufedern, versuchte – ständig auf der Autobahn – im Chaos den Überblick zu behalten, und führte eine Beziehung, die mich belastete und in der ich nicht glücklich war. Um diese Zeit herum bekam ich Herzrhythmusstörungen, die innerhalb kurzer Zeit erschreckend heftig wurden. Dazu gesellte sich ein Gefühl großer Schwäche. Über viele Monate hinweg gab es keinen Augenblick, in dem ich mein Herz nicht schmerzhaft spürte, trotz Stolpern angestrengt weiter atmete oder den nächsten Herzschlag ängstlich erwartete. Es musste weitergehen. Auch wenn ich es nicht wahrhaben wollte, hatte ich einen großen Teil meines Selbst entkoppelt. Ich war nicht in der Lage, mich gut um mich selbst zu kümmern, nur überspielen, wie es mir wirklich ging, konnte ich gut. Erst nachdem ich nachts vor einem drehfreien Tag aufwachte, weil mein Herz stolperte und dann so lange aussetzte, dass ich mir in Panik mit der Faust in den Brustkorb schlug und am nächsten Morgen im Supermarkt halb bewusstlos ins Getränkeregal stürzte, fuhr ich – wohlgemerkt selbst – mit dem Auto in eine große Berliner Klinik.

Wenig beeindruckt von den Symptomen, von denen ich berichtete und von denen sich ulkigerweise keines in der Notaufnahme zeigte, bekam ich ein Gespräch mit einem Arzt für Psychosomatik, der nicht allzu viel Zeit hatte. Er fragte nach Herzerkrankungen in der Familie, ich berichtete von meinem Vater, und er schickte mich mit der Diagnose einer »Herzangstneurose« nach Hause. Ich fand das einleuchtend und hatte lieber eine »Macke« als eine veritable Herzerkrankung. Was für ein Missverständnis!

Trotzdem hatte ich immerhin den ersten Schritt getan und unterzog mein Befinden vom Scheitel bis zur Sohle einer Introspektion. Dabei wurde ich mir bewusst, dass ich jeden Herzschlag auch in einem meiner vorderen Zähne spüren konnte, einem, der mal sehr geschmerzt hatte und behandelt wurde. Dann rief ich einen Freund an und erzählte ihm von meiner Macke.

»Die Psycho-Macke zeigst du mal schön einem Kardiologen« lautete die Antwort. »Der von meinem Vater ist super, ich mach dir einen Termin.« Es braucht sie, diese Freunde, die für einen handeln, wenn man sich selbst im Weg steht.

Nach dem ersten Termin beim Kardiologen verließ ich die Praxis mit einem mobilen 24-Stunden-Dauer-EKG unter der Bluse. Beim zweiten Termin sah ich es dann, mein armes, tapferes, erstaunlich belastbares, liebe- und sorgenvolles Herz, auf dem Ultraschall-Bildschirm, wie es stolperte. Wie es einen Impuls bekam, ihn aber nicht voll umsetzen konnte, um dann nach einer Pause wieder im Takt weiterzuschlagen. Es sah genauso aus, wie es sich anfühlte. »Also, da haben Sie aber schon eine bis drei Herzmuskelentzündungen hinter sich gebracht, Fräuleinchen, gucken Sie mal, die kleinen Stellen, die sich nicht bewegen, das sind Narben, sehen wir dann aber im MRT genauer. Ihnen muss es aber anständig mies gegangen sein! Und das hier, gucken Sie mal, Ihre Mitralklappe, na, das habe ich mir schon beim Abhören gedacht, sie sind nicht ganz dicht.«

Dass der Arzt mich »Fräuleinchen« nannte und andauernd scherzte, fand ich, trotz kurzzeitig aufflammender feministischer Empörung, irgendwie tröstlich. Dann erklärte er mir geduldig, warum nicht alles so funktionierte, wie es in einem gesunden Organismus eigentlich sollte. Was es mit der erhöhten Infektionsanfälligkeit des Herzens auf sich hatte und weshalb ich speziell deswegen einen Herzpass – ein kleines Kärtchen, auf dem meine Diagnose vermerkt war – künftig immer bei mir führen solle. »Und erst mal keine übermäßigen Anstrengungen. Ruhe reinbringen – zur Not operieren wir, und dann hält die Klappe die Klappe.«

Ruhe gab es erst einmal nicht. Mein Vater starb, wie gesagt, am 11. August 2001. Der Kamerad, den er kurz vor seinem Tod hatte anrufen wollen, kam zur Beerdigung. Er war nun der letzte der acht Männer, die aus der menschengemachten Hölle des Zweiten Weltkriegs zurückgekommen waren.

Nur vier Wochen nach dem Tod meines Vaters geschah etwas bis dahin Unvorstellbares: Zwei Flugzeuge bohrten sich wie übergroße Projektile in die Türme des New Yorker World Trade Center, die zu diesem Zeitpunkt höchsten Bauwerke der Stadt, Symbol der wirtschaftlichen Potenz der USA. Eine dritte Passagiermaschine stürzte wenig später ins Pentagon, den Sitz des amerikanischen Verteidigungsministeriums. Insgesamt fanden fast 3000 Menschen einen gewaltsamen Tod.

Ich saß in Zürich und weinte über das Unfassbare. Ich weinte um die Opfer. Ich weinte mit den Angehörigen, von denen viele zu diesem Zeitpunkt noch bangten und hofften. Ich weinte vor Trauer und vor Zorn. Ich weinte auch um meinen Vater. Ich weinte über all das, was er uns in seinem Unvermögen, seine Traumata zu bewältigen, angetan hatte. Ich weinte in Erinnerung an all die grausamen Erlebnisse, von denen er mir erzählt hatte. Ich weinte um die vielen, die er getötet hatte. Ich weinte um all die anderen, die in diesem Krieg an seiner Seite Angst hatten und elendig verreckt waren. Ich spürte mein Herz Kapriolen schlagen und wartete, wie viele andere, auf den Beginn des Dritten Weltkrieges.

Vor dem Hintergrund dieser Tragödie hat sich in mir etwas

geklärt. Wenn auch nicht sofort, so aber doch in der Folge, habe ich mich von den Wurzeln des Zahns, der mit meinem Herzen pochte und es stetig mit Bakterien flutete, sowie dem Mann, mit dem ich nicht glücklich werden konnte, getrennt. Ich habe Ruhe einkehren lassen. Ich habe gelernt, gesunde, frisch zubereitete Kost zu mir zu nehmen, mich zum Essen hinzusetzen und zu schweigen, mit Ruhe und in regelmäßigen Abständen zwei Liter Wasser am Tag zu trinken, meine Gedanken zu beobachten und zu meditieren. Ich habe mit Gott gehadert und gestritten, bis ich nur noch mit mir selbst sprach. Ich habe mich auf den Weg gemacht und bin gepilgert – tatsächlich ist mein gesamtes Leben seit damals eine einzige große Pilgerreise. Auf meinen Wegen habe ich echte Religion gefunden, jenseits aller Institutionen und Dogmen. Ganz im Sinne des lateinische Wortes *religio* – die Rückverbindung –, habe ich eine tiefe Verbindung zum Göttlichen gefunden, das mich trägt, wenn ich den Stuhl unter meinem Geist wegziehe.

Ganz so weit war ich damals, im Sommer 2002, noch nicht, aber auf einem guten Weg und schon weit gekommen. Mein Herz hatte sich beruhigt, die Korrekturen in meinem Leben honoriert, und ich hatte deutlich an Kraft gewonnen. Trotzdem war ich mehr als erstaunt und glücklich, als mir in einer großen Klinik in Hamburg zwei Kardiologen mitteilten, ich müsse zukünftig keinen Herzpass mehr bei mir tragen. Nach Sichtung der Ergebnisse der bildgebenden Diagnoseverfahren, die in Hamburg durchgeführt worden waren, und nach Abgleich mit den früheren Befunden der Untersuchungen in Berlin zeigten sie mir meine Mitralklappe, die nun wieder geschmeidig fast ganz einwandfrei schloss. Nur eine minimale Vorwölbung in den Vorhof war noch erkennbar, nicht zu vergleichen mit dem sichtbaren Desaster, das man kaum ein Jahr zuvor beobachten konnte. Als sie mich fragten, ob sie meinen Fall mit sämtlichen Unterlagen für eine Studie zu spontanen Heilungen einreichen dürften, habe ich gerne eingewilligt.

Wenn ich Ihnen also die alten und auch die deutschen oder europäischen medizinischen Traditionen, in deren Heilphilosophien Emotionen eine große Rolle spielen, ans Herz lege, erfolgt dies aus berufenem Munde und tiefer Überzeugung. Aus ureigener Erfahrung weiß ich nun, dass spirituelle Verbundenheit als Schutzschild dienen und die Kraft des Herzens stärken kann. Sie ist Ambrosia fürs Herz. Die Sehnsucht nach den wahren Werten des Lebens, nach Frieden und Heimat, nach Mitgefühl, Geborgenheit, Zärtlichkeit, Akzeptanz und Liebe, ist Richtschnur und Antrieb zugleich. Sie bedeutet Lebensfreude. Sie weckt die »Lust nach Ewigkeit«, die Hildegard von Bingen als »Seufzen zu Gott« beschreibt. Die gleiche Lust nach Ewigkeit, von der Friedrich Nietzsche in seinem Werk *Also sprach Zarathustra* schreibt. Allerdings ohne das Seufzen zu einem kirchlichen, dogmatischen Gott, den die Menschen der Postmoderne durch die Aufklärung getötet haben. Lust nach Ewigkeit also in einer neuen Welt, in der sich der neue Mensch nun unabhängig, sich selbst findend und ermächtigend den wahren Werten zuwenden soll, um sein Glück zu finden.

Wenn wir also von Vorsorge und Behandlung bereits bestehender Herzkrankheiten reden, ist meines Erachtens ein ganzheitlicher Ansatz unerlässlich. Eine ausgewogene Ernährung, regelmäßige Bewegung, individuell angepasste Maßnahmen aus verschiedenen medizinischen Traditionen und spirituelle Praktiken bilden solch ein ganzheitliches Konzept für unsere Herzgesundheit.

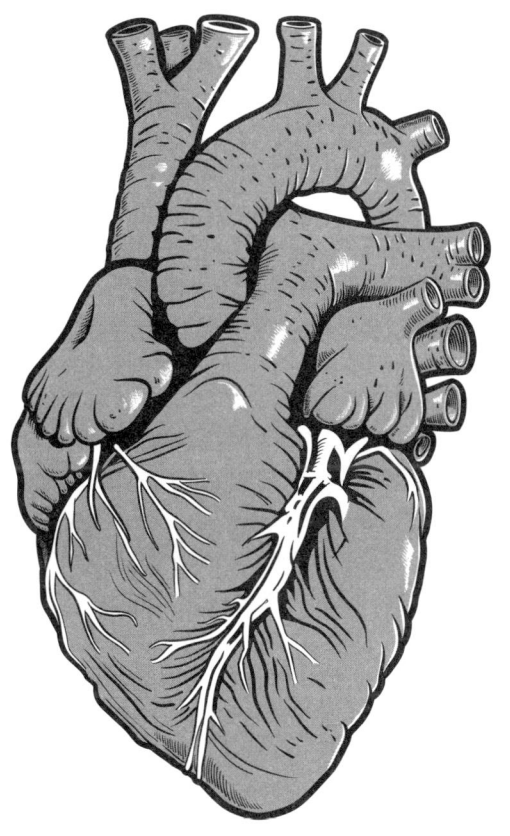

Unsere Nerven und psychischen Funktionen benötigen eine Vielzahl wichtiger Nährstoffe, da die Verarbeitung starker Emotionen viel Energie verbraucht. Vitamine wie B1, B3, B6, B12, Folsäure und Vitamin C spielen eine entscheidende Rolle für unsere seelische und körperliche Stabilität. Darüber hinaus unterstützt Magnesium zusammen mit den Vitaminen B3 und B6 ein widerstandsfähiges Nervensystem. Ein Mangel an diesen Mikronährstoffen, sei es durch übermäßigen Verbrauch, eine unzureichende Versorgung oder eine schlechte Aufnahme durch den Körper, kann zu verschiedenen gesundheitlichen Problemen führen. Dazu zählen etwa Herzrhythmusstörungen, wie von Esther beschrieben.

Ich teile Esthers Sicht auf traditionelle Medizin, denn auch in meinem Berufsleben sehe ich fast täglich, wie eng die Seele und der Körper miteinander verbunden sind, wie ein seelisches Ungleichgewicht organische Krankheiten auslösen kann und wie sich Psyche und Physis im Krankheitsfall wechselseitig beeinflussen. Dieser Erkenntnis gibt die westliche Schulmedizin durch den medizinischen Terminus »Psychosomatik« lediglich einen anderen Namen, sie trägt aber damit letztlich den seit Jahrtausenden andauernden Beobachtungen und Schlussfolgerungen unserer Vorfahren auf dem ganzen Globus Rechnung. Unser Nervensystem lässt sich in zwei große Teile aufteilen: das vegetative und das somatische Nervensystem. Das vegetative Nervensystem kümmert sich um alles, was wir nicht bewusst steuern können, zum Beispiel um das Schlagen unseres Herzens oder das Atmen. Das somatische Nervensystem ist für die Bewegungen zuständig, die wir bewusst ausführen, wie das Bewegen der Arme oder Beine. Zusammen bilden sie das Nervensystem in seiner Gesamtheit, das aus einem zentralen Teil (unser Gehirn und Rückenmark) und einem peripheren Teil (alle Nerven, die sich im Rest des Körpers ausbreiten) besteht.

Lebensfunktionen wie Atmung, Herzschlag, Verdauung und Schlaf-Wach-Rhythmus, die reflexhaft oder automatisch ablaufen, werden über das vegetative Nervensystem reguliert und der jeweiligen Situation oder besonderen Anforderungen angepasst. Darüber hinaus steuert das vegetative Nervensystem den Hormonhaushalt, das Immunsystem, unseren Stoffwechsel und die Drüsensekretion. Das somatische oder animalische Nervensystem ermöglicht hingegen, wie gesagt, eine willkürliche und bewusste Reaktionsweise. Manche Organe wie die Lunge, die wir für die Atmung, aber auch fürs Sprechen brauchen, werden von beiden Systemen beeinflusst. Ein Teil dieser beiden Systeme liegt im zentralen Nervensystem, ist also im Gehirn und im Rückenmark zu finden.

Doch kommen wir auf das menschliche Herz zu sprechen, ein fantastisches und extrem ausdauerndes Organ. Über die gesamte Lebensspanne hinweg schlägt das Herz eines durchschnittlichen Menschen in Ruhephasen etwa 60- bis 100-mal pro Minute. Wenn wir diese Rate auf ein ganzes Leben hochrechnen, kommt man auf beeindruckende Zahlen: So schlägt unser Herz im Laufe eines durchschnittlich 80 Jahre dauernden Lebens mehr als 2,5 Milliarden Mal. Von welch elementarer Bedeutung es für das Leben ist, verdeutlicht auch die Tatsache, dass das Herz das erste Organ ist, das sich in einem menschlichen Embryo entwickelt. Etwa am 22. Tag nach der Befruchtung der Eizelle fängt es erstmalig an zu schlagen und sorgt von da an unermüdlich dafür, dass wir am Leben bleiben.

Wir Menschen drücken unsere Zuneigung und Dankbarkeit für diesen – im gesunden Zustand äußerst leistungsstarken – Muskel auf sehr romantische Weise aus. Seit Jahrtausenden symbolisiert das Herz Liebe und Güte, ob in der christlichen Ikonografie oder in der Emoji-Bildsprache unserer modernen, digitalen Kommunikation. Doch fernab von Religion, Romantik und Popkultur ist das Herz vor allem eins: ein faszinierendes und sehr vitales Organ, ja, ein wahres Arbeitstier, wenn wir uns nur an die 2,5 Milliarden Herzschläge erinnern – eine enorme Leistung für das Pumporgan, das gerade mal die Größe einer Faust hat und normalerweise zwischen 250 und 350 Gramm wiegt.

Um seine enorme Leistung zu erbringen, benötigt das Herz jeden Tag eine Menge Energie. Umgerechnet könnte man damit einen Lastwagen etwa 32 Kilometer weit fahren lassen. Auf ein ganzes Leben hochgerechnet, ergäbe sich eine Strecke, die einmal zum Mond und wieder zurück reicht. Um die beeindruckende und kontinuierliche Leistung des Pumpens von Blut durch unseren Körper über unser gesamtes Leben hinweg zu ermöglichen, ist unser Herz mit einem bemerkenswerten elektrischen System ausgestattet. Dieses ermöglicht es ihm, weitgehend autonom vom restlichen Nervensystem des Körpers zu arbeiten. Es sorgt dafür, dass es in einem geregelten Rhythmus schlägt und sich die Herzkammern und -vorhöfe in einer koordinierten Weise zusammenziehen.

Zu diesem Zwecke verfügt das menschliche Herz über spezielle Zellen, die sogenannten Schrittmacherzellen, die elektrische Signale erzeugen. Diese Zellen befinden sich im Sinusknoten, einer kleinen Struktur im rechten Vorhof des Herzens. Der Sinusknoten wird deshalb oft als der »natürliche Schrittmacher« des Herzens bezeichnet. Von dort breiten sich die elektrischen Impulse über die Vorhöfe aus und sorgen dafür, dass diese sich zusammenziehen und das Blut in die Kammern pumpen.

Nachdem die elektrischen Signale die Vorhöfe durchlaufen haben, erreichen sie den AV-Knoten (Atrioventrikularknoten), der zwischen den Vorhöfen und den Kammern liegt. Der AV-Knoten verzögert die Weiterleitung der Signale leicht, um sicherzustellen, dass die Vorhöfe das Blut vollständig in die Kammern pumpen können, bevor diese sich zusammenziehen. Anschließend gelangen die Signale über das His-Bündel und die Purkinje-Fasern zu den Wänden der Herzkammern und veranlassen diese, zu kontrahieren und das Blut in die Lunge und den restlichen Körper zu pumpen.

Die Fähigkeit des Herzens, eigene elektrische Impulse zu generieren und zu leiten, macht es zu einem einzigartig autonomen Organ. Es kann seinen Rhythmus unabhängig von externen Stimuli (äußeren Reizen) anpassen, was für unsere Fähigkeit zu überleben von entscheidender Bedeutung ist. Trotz dieser gewissen Unabhängigkeit ist das Herz dennoch in der Lage, auf Signale des autonomen Nervensystems zu reagieren, was es ihm ermöglicht, seine Schlagfrequenz je nach den Bedürfnissen des Körpers – etwa bei Ruhe oder körperlicher Aktivität – anzupassen.

Die Effizienz dieses Systems lässt sich manchmal in Arztserien bewundern, wo gezeigt wird, dass das Herz sogar außerhalb des Körpers für einige Zeit weiterschlagen kann. Dies ist allerdings nur möglich, wenn es weiterhin mit Sauerstoff versorgt wird. Ein wesentlicher Faktor, der es dem Herz ermöglicht, in einem gesunden Rhythmus zu schlagen, ist die bereits beschriebene bioelektrische Aktivität, die es selbst erzeugt. Diese Aktivität entsteht durch das koordinierte Senden elektrischer Signale innerhalb des Herzens. Jede Kontraktion des Herzens – jeder Herzschlag – wird durch ein solches elektrisches Signal ausgelöst. Obwohl manchmal von einem »elektromagnetischen Feld« gesprochen wird, ist es hier zutreffender, von einem bioelektrischen Feld zu sprechen. Dieses ist ein Nebenprodukt der elektrischen Impulse, die das Herz zum

Schlagen bringen und den Rhythmus des Herzschlags steuern. Es ist diese einzigartige Fähigkeit, die es dem Herz ermöglicht, auch unter besonderen Bedingungen, zum Beispiel während medizinischer Eingriffe, weiterzuschlagen.

Unser Herz besteht im Wesentlichen aus einer linken und rechten Hälfte, die beide noch einmal unterteilt sind. Die vier Hohlräume des Herzens (linker und rechter Vorhof, linke und rechte Herzkammer) sind durch Klappen miteinander verbunden. Während die rechte Hälfte sauerstoffarmes Blut in die Lungen pumpt, wo es mit Sauerstoff angereichert wird, presst die linke Hälfte das sauerstoffreiche Blut über das weitverzweigte Kreislaufsystem in den gesamten Körper. Mit jedem Herzschlag werden ca. 70 Milliliter Blut befördert – so viel Flüssigkeit, wie etwa in eine Espressotasse passt. Bei normalem Blutdruck bewegt sich das Blut durch die Pumpaktivität des Herzens mit einer Geschwindigkeit von etwa einem Kilometer pro Stunde durch den Körper. Treiben wir Sport, kann die Pumpleistung des Herzes um den Faktor fünf ansteigen, womit sich entsprechend die Fließgeschwindigkeit des Blutes sowie das Energieangebot für unseren Körper erhöht.

Unser Herz »spricht« tatsächlich zu uns, wenn wir nur genau hinhören. Als Ärzte können wir mit einem Stethoskop am Brustkorb eines Patienten zwei charakteristische Geräusche wahrnehmen, die zusammen den klassischen »Herzschlag« ausmachen. Diese Geräusche, bekannt als »Lub« (erster Herzton) und »Dub« (zweiter Herzton), entstehen durch das Schließen der Herzklappen. Der erste Herzton, »Lub«, ist zu hören, wenn sich die Mitral- und die Trikuspidalklappe schließen. Diese Klappen befinden sich zwischen den Vorhöfen und den Kammern des Herzens. Sie schließen sich, wenn das Herz sich zusammenzieht (systolische Phase), um das Blut aus den Kammern zu pumpen. Die Trikuspidalklappe trennt den rechten Vorhof von der rechten Kammer und regelt den Einfluss des sauerstoffarmen Blutes, das aus dem Körper zurückkommt. Die Mitralklappe trennt den linken Vorhof von der linken Kammer und steuert den Einfluss des sauerstoffreichen Blutes, das aus den Lungen kommt.

Der zweite Herzton, »Dub«, folgt, wenn sich die Aorten- und Pulmonalklappen schließen. Diese Klappen befinden sich an den Ausgängen der Herzkammern und verhindern, dass Blut nach der Kontraktion des Herzens zurück in die Kammern fließt. Die Aortenklappe kontrolliert den Blutfluss von der linken Kammer in die Aorta und somit in den gesamten Körper. Die Pulmonalklappe steuert den Blutfluss von der rechten Kammer in die Lungenarterien, die das sauerstoffarme Blut zu den Lungen führen, wo es mit Sauerstoff angereichert wird. Das Schließen dieser Klappen markiert das Ende der Kontraktion und den Beginn der Ruhephase des Herzens, in der es sich wieder mit Blut füllt.

Neuere Forschungsergebnisse zeigen, dass unser Herz auch »fühlen« kann, denn es verfügt über ein komplexes Netzwerk aus Neuronen, Neurotransmittern, Proteinen und Zellen und weist damit Ähnlichkeiten zur Funktion unseres Gehirns auf. Vielleicht erklärt dies, warum wir emotionale Ausnahmezustände wie Nervosität, Verliebtheit oder Wut oft auch im Herz wahrnehmen können.

Doch bedauerlicherweise besitzt unser eigentlich so starkes und widerstandsfähiges Herz auch Schwachstellen. Im Gegensatz zur Leber verfügt es zum Beispiel nur über eine begrenzte Fähigkeit zur Selbstheilung und Regeneration. Fleißige Forscher arbeiten akribisch daran, Methoden zu entwickeln, diese Schwachstelle zu beheben, und vielleicht wird es bald möglich sein, Herzschäden vollständig zu reparieren beziehungsweise unsere Selbstheilungskräfte so zu optimieren, dass sich unser Herz selbst regeneriert. Wie wir im folgenden Fall sehen werden, kann ein Herz, das nicht richtig funktioniert, schwerwiegende Auswirkungen nicht nur auf die körperliche Gesundheit, sondern auch auf die Seele, die zwischenmenschlichen Beziehungen, den Berufsalltag, ja unser gesamtes Leben haben.

Da das Herz das Zentrum des Herz-Kreislauf-Systems ist, führen Defekte an diesem Organ unweigerlich zu einer Kaskade nicht nur lokaler, sondern den ganzen Körper betreffender Probleme. Ein geschwächtes Herz kann die Aufgabe, das Blut effizient und zielgerichtet durch den Körper zu pumpen, nicht mehr vollständig erfüllen – ein Zustand, den wir als Herzinsuffizienz bezeichnen. Dabei sammelt sich nach und nach Flüssigkeit in den Lungen sowie in anderen Körperteilen, was zu Schwellungen (sogenannten Ödemen), Luftnot und chronischer Müdigkeit führt. Durch diesen Symptomkomplex wird die körperliche Belastbarkeit stark herabgesetzt, da nicht ausreichend Sauerstoff zu den Muskeln und lebenswichtigen Organen gelangt.

Ein fehlerhaft arbeitendes Herz kann aber auch zu einer Erhöhung des Blutdrucks führen, da es versucht, gegen seine Einschränkungen anzuarbeiten. Hierdurch erhöht sich das Risiko für einen Herzinfarkt, Schlaganfall und für andere Herz-Kreislauf-Erkrankungen. Bei einem Herzinfarkt wird der Blutfluss zu einem Teil des Herzmuskels blockiert, was zu Schäden und manchmal auch zum Absterben von zuvor gesundem Herzgewebe führt. Dadurch leidet die Pumpfunktion des Herzens.

Schlägt das Herz in unregelmäßigem Rhythmus, kann dies ebenfalls folgenschwere Auswirkungen haben. Die durch eine solche Arrhythmie geminderte Effizienz des Herzens kann zu Benommenheit, Ohnmachtsanfällen oder im schlimmsten

Fall sogar zum gefürchteten plötzlichen Herztod führen. Da das Herz den gesamten Körper mit Blut versorgt, kann es bei Einschränkungen von dessen Pumpfunktion auch zu einer Minderdurchblutung des Gehirns kommen. In einem solchen Fall droht eine Beeinträchtigung der kognitiven Fähigkeiten, und es besteht das erhöhte Risiko einer Demenzerkrankung.

Im Grunde genommen können alle wichtigen Organe durch Herzkrankheiten in Mitleidenschaft gezogen werden. So auch die Nieren: Da ihre Filterfunktion stark von einem stabilen Blutdruck und von konstantem Blutfluss abhängig ist, führt eine mangelnde Durchblutung zur Ansammlung toxischer Abfallstoffe im Körper. Der Körper vergiftet sich dann selbst. Die gesamte Lebensqualität eines Menschen kann also durch eine Fehlfunktion des Herzens zunichte gemacht werden. Das zeigt auch der mysteriöse Fall von Tobias.

Tobias schlich hinter seiner frisch angetrauten Frau Julia durch das sommerliche Barcelona und fühlte sich hundsmiserabel. Und das ausgerechnet am zweiten Tag ihrer Hochzeitsreise. Ob irgendetwas mit den Tapas am Mittag nicht gestimmt hatte? Vielleicht waren die überbackenen Muscheln nicht durchgebraten gewesen. Die waren ihm, und er fand sein Wortspiel trotz der Übelkeit lustig, von Anfang an »spanisch vorgekommen«.

Kurz vor dem Ziel ihres Ausflugs, der weltberühmten Kathedrale Sagrada Família, entschied Tobias, ins Hotel zurückzukehren. Dem 32-Jährigen war furchtbar schwindlig, und die Nachmittagshitze machte das Ganze nicht besser. Noch dazu quälten Tobias diese Schmerzen, die seit der Fußoperation vor zwei Jahren seine ständigen Begleiter waren. Es hatte ein Routineeingriff am Sprunggelenk werden sollen, zumindest hatte der Orthopäde das damals gesagt; danach hätte alles wieder wie neu sein sollen. Als der Professor ihm bei der Nachuntersuchung in mitfühlendem Tonfall eröffnete, er müsse nun acht Wochen lang auf Sport verzichten, hatte Tobias heiser gelacht. Sport? Er? Schon als Kind hatte er bei Völkerball, Tischtennis und Co. nach wenigen Minuten passen müssen – zwar vollkommen erschöpft, aber ohne einen Tropfen Schweiß auf der Haut. Später hatte ihm seine Mutter Entschuldigungen für den Sportunterricht geschrieben, nicht zuletzt wegen seiner häufigen Bauchschmerzen. Inzwischen beschränkten sich die körperlichen Aktivitäten des Eventmanagers schon länger auf abendliche Spaziergänge mit seinem Rauhaardackel.

Julia drehte sich um und schaute Tobias enttäuscht an. Ihr war schon klar gewesen, dass sie mit ihm keinen Fan von Architektur und klassischem Sightseeing an der Seite hatte, aber wenigstens in ihren Flitterwochen hätte er ihr zuliebe mal über seinen Schatten springen können. Sie war sauer und beschloss, sich Gaudis Meisterwerk allein anzuschauen.

Tobias verabschiedete sich unbeholfen und mit schlechtem Gewissen von ihr und stieg schwankend in ein Taxi. Auf der Fahrt ins Hotel schossen ihm tausend Gedanken durch den Kopf. Seit Wochen peinigen ihn nun schon Schmerzen in beiden Händen. Hörte das Ganze denn nie auf? Was stimmte nicht mit ihm? In der luxuriösen Honeymoon-Suite angelangt, wankte Tobias ins Badezimmer. Ein Glas Wasser sollte für den Moment helfen. Dann wurde ihm schwarz vor Augen und er verlor das Bewusstsein.

Als Julia drei Stunden später ins Hotelzimmer zurückkehrte, fand sie ihren Ehemann auf dem Boden des Badezimmers. Er war zwar mittlerweile wieder bei Bewusstsein, konnte aber nicht aufstehen und sich kaum verständlich machen. Seine Sprache klang verwaschen, sein Blick war leer. Panisch stürzte seine Frau ans Telefon und rief die Rezeption des

Hotels an. Minuten später brachte ihn die Ambulanz ins nächstgelegene Krankenhaus, wo er aufgrund seines Zustands sofort in die Stroke-Unit, eine auf Schlaganfall-Patienten spezialisierte Abteilung, kam. Die medizinischen Tests bestätigten den Verdacht: Tobias hatte tatsächlich einen leichten Schlaganfall erlitten. Doch schon nach einer Woche war sein Zustand wieder stabil genug, um die Heimreise anzutreten. Diese Flitterwochen würde das junge Ehepaar nie vergessen.

Zurück in Deutschland und trotz einer mehrwöchigen Reha trat keine signifikante Besserung der Symptomatik ein. Neben Konzentrations- und Gedächtnisproblemen, die von den Ärzten auf den Schlaganfall zurückgeführt wurden, nahmen – zusätzlich zu seinen Kopfschmerzen – auch die Schmerzen in den Händen zu. Immer öfter fühlte Tobias sich jetzt außerdem todmüde, erschöpft und gereizt.

Auch nach der Reha bestand Tobias' Leben nur noch aus ständigen Arztbesuchen, ansonsten schien es ihm trostlos und leer. So gut es ging, versuchte er Julia und seinen Kollegen zu verheimlichen, wie schlecht es um ihn stand. Schließlich riet ihm seine Hausärztin, der er sich anvertraut hatte, zu einer Auszeit. Die Medizinerin hielt mittlerweile eine Reaktion auf die lang anhaltende Belastungssituation durch Angst, permanente Schmerzen und die endlose Ärzteodyssee als Ursache für Tobias' Symptome für denkbar. Ihres Erachtens drohte ihm ein Burn-out, würde er nicht rasch die Notbremse ziehen.

Aufgrund seiner unspezifischen Symptomatik und des Ratschlags seiner Ärztin begab sich Tobias daraufhin für vier Wochen in eine auf Schmerztherapie spezialisierte Klinik. Hier erhielt er die Diagnose eines Spannungskopfschmerzes, verbunden mit dem Verdacht auf eine mögliche Histamin-Intoleranz.

Die daraufhin begonnene strikte Ernährungsumstellung brachte keinen durchschlagenden Erfolg. Tobias verzweifelte zusehends. Auch die homöopathische Behandlung durch einen Heilpraktiker, die er auf Bitten Julias ausprobierte, zeigte keinerlei Resultate. Tobias stellte sich nun auf Anraten seiner engagierten Hausärztin bei einem Endokrinologen vor. Der Spezialist für Hormone diagnostizierte nach einigen Untersuchungen eine Schilddrüsenunterfunktion. Tobias war erleichtert, nun endlich eine nachvollziehbare Diagnose erhalten zu haben. Mit neu gewonnener Lebensfreude und voll Optimismus blickte er in die Zukunft.

Doch kurz darauf kam es, wie aus heiterem Himmel, zu einem weiteren lebensbedrohlichen Zwischenfall. Seit Wochen waren Tobias' Beschwerden merklich schwächer geworden. Für den jungen Mann mit der langen medizinischen Leidensgeschichte war dies das beruhigende Zeichen, dass die vom Endokrinologen verschriebene Medikation wirkte und sich sein Leben langsam zum Besseren wendete. An einem Donnerstagmorgen im Oktober aber wurde Tobias auf dem Weg zur Arbeit schlagartig übel, und ihn erfasste ein rasanter Schwindel. Gerade noch schaffte er es, auf den nächsten Rastplatz zu fahren und einen anderen Autofahrer um Hilfe zu bitten. Dann brach er zusammen. Mit dem Rettungshubschrauber wurde er ins Universitätsklinikum Köln geflogen. Dort erfuhr er Stunden später, dass sein Herz stillgestanden hatte und er nur dank intensiver Wiederbelebungsmaßnahmen von den Toten zurückgekehrt war.

Die Klinikärzte vermuteten neben dem plötzlichen Herztod einen weiteren Schlaganfall des Patienten. Dieser Verdacht erhärtete sich nach eingehenden Untersuchungen jedoch nicht. Um seinen stark in Mitleidenschaft gezogenen Körper und sein geschwächtes Herz zu entlasten sowie Zeit zur Planung geeigneter medizinischer Maßnahmen zu gewinnen, wurde Tobias in ein künstliches Koma versetzt und an eine Herz-Lungen-Maschine angeschlossen. Aber die Ärzte rätselten noch immer über die Ursachen von Tobias' Zusammenbruch und waren nicht in der Lage, eine eindeutige Diagnose zu stellen.

Nachdem seine Vitalwerte sich nach einigen Tagen stabilisiert hatten und er aus dem künstlichen Koma zurückgeholt werden konnte, wurde Tobias ein Defibrillator in die Brust eingesetzt. Dieses kleine Gerät sollte ihn in Zukunft vor dem plötzlichen Stillstand seines Herzens schützen.

Seit dem letzten Herzanfall litt Tobias unter einer Herzinsuffizienz und war deshalb arbeitsunfähig. Seine Tage waren grau, mittlerweile plagten ihn Depressionen. Aus dem einst selbstbewussten und lebensfrohen Mann war ein Schatten seiner selbst geworden.

Dann jedoch stabilisierte er sich völlig unerwartet; fast wie durch ein medizinisches Wunder steigerte sich seine Herzleistung im darauffolgenden halben Jahr beträchtlich. An den anderen Symptomen änderte sich allerdings nichts. Immer noch tappten die Mediziner im Dunkeln.

Da Tobias sich nicht mehr zu helfen wusste und mittlerweile sogar von Suizidgedanken geplagt wurde, begab er sich nun auch in psychologische Behandlung. Allerdings erschien dem Psychologen schon nach wenigen Sitzungen eine psychosomatische Begründung für den Krankheitsverlauf abwegig.

Die nächsten Jahre schleppte sich Tobias durch sein Leben, bis ihn seine beste Freundin eines Tages aufgeregt anrief. Sie berichtete ihm von einer TV-Reportage, in der das Zentrum für Seltene Erkrankungen am Bonner Universitätsklinikum vorgestellt worden war. Hier sollte Menschen wie ihm geholfen werden.

So kam es, dass mir Tobias über acht Jahre nach seiner Sprunggelenksoperation und dem Auftreten der ersten Symptome gegenübersaß. Ich hatte mich durch mehrere hundert Seiten umfassende Befunde gearbeitet, die mir im Vorfeld von ihm zugesandt worden waren. Ich sah meinem neuen Patienten, der dem Tod bereits zweimal von der Schippe gesprungen war, auf den ersten Blick an, dass er am Ende seiner Kräfte war.

Im Zentrum für Seltene Erkrankungen wurde Tobias' Akte nun weiter aufgearbeitet und eine Kasuistik, also eine individuelle Fallbeschreibung, erstellt. Mehrere mögliche Krankheiten wurden im Rahmen einer interdisziplinären Fallkonferenz diskutiert. Schnell dachten wir an eine seltene Herzerkrankung. Schon zwei Wochen später nahmen wir Tobias deshalb für eingehende Untersuchungen stationär in die kardiologische Abteilung des Universitätsklinikums auf. Hier führten meine Kolleginnen und Kollegen nun herzphysiologische Untersuchungen durch, und Tobias' Herz wurde durch ein Kardio-MRT sichtbar gemacht, um etwaige Anomalien erkennen zu können. Im Zuge dieser eingehenden Diagnostik wurden jedoch – außer einer leichten Verdickung der linken Herzwand – keine pathologischen Besonderheiten entdeckt. Auch Bluthochdruck bestand nicht. Das Rätsel blieb weiter ungelöst. Tobias war – einmal mehr – schwer enttäuscht.

Im Zentrum für Seltene Erkrankungen hatten wir gerade die vollständigen Ergebnisse der kardiologischen Untersuchung erhalten und diskutierten diese erneut eingehend. In dieser Zeit durchlebte Tobias ein weiteres beängstigendes Herzereignis, bei dem sein implantierter Defibrillator eingreifen musste. Die Angst vor dem Sterben war für ihn greifbar und natürlich sehr belastend. Währenddessen waren wir im Zentrum mit Hochdruck dabei, im Wettlauf gegen die Zeit die vorhandenen Informationen wie Puzzleteile zusammenzufügen.

Es war in diesem Kontext, dass ein neuer Verdacht unseren Fokus erweiterte. Angesichts der Symptome und des jüngsten Herzereignisses begannen wir zu erwägen, ob Tobias' Zustand nicht vielleicht auf eine spezifischere Ursache zurückzuführen sein könnte. Die Idee, dass es sich um Morbus Fabry handeln könnte, begann Gestalt anzunehmen. Diese Vermutung wurde verstärkt, als Tobias auf meine gezielten Fragen Antworten gab, die ebenfalls in Richtung dieser seltenen Erkrankung deuteten. Ein entscheidender Moment war die Familienanamnese: Tobias' Großmutter mütterlicherseits war bereits mit 51 Jahren an Herzversagen gestorben, und auch ihr Sohn, Tobias' Onkel, starb sehr früh, ebenfalls an Herzversagen. Und Tobias älterer Bruder war seit wenigen Jahren wegen einer starken Niereninsuffizienz dialysepflichtig. Da Morbus Fabry auf einem Gendefekt beruht, waren dies für mich wichtige Anhaltspunkte, die ins Bild passten.

Bei Morbus Fabry, einer genetischen Erkrankung, handelt es sich um eine Multi-Organ-Erkrankung. Sie wird in der Fachwelt oft mit einem Chamäleon verglichen, da ihre Symptomatik selbst für eine seltene Erkrankung in ihrem Auftreten so heterogen und variabel ist, dass sie sich bei jedem Patienten anders präsentiert. Die Krankheit ist allerdings so selten, dass die Schwierigkeit für Medizinerinnen und Mediziner in erster Linie darin besteht, sie überhaupt in Betracht zu ziehen. Dies und die vor allem zu Beginn des Krankheitsverlaufs unspezifischen Symptome führen dazu, dass Fabry-Erkrankungen – wie in Tobias' Fall – häufig erst recht spät und nach einer langen Leidensgeschichte entdeckt werden.

Ich lud Tobias erneut in die Ambulanz des Bonner Zentrums ein. In einem weiteren ausführlichen Anamnesegespräch berichtete er mir nun auch von der verminderten Schweißbildung seines Körpers, die bereits in seiner Kindheit aufgefallen war. Auch seinen Tinnitus infolge eines schon länger zurückliegenden Hörsturzes ließ er nun nicht unerwähnt.

Stück für Stück kamen wir der Wahrheit näher. Ein entscheidender Hinweis war der Nachweis von Eiweiß im Urin von Tobias, ein Anzeichen, das bei Morbus Fabry oft vorkommt. In unserem vielseitigen Team aus Fachleuten fügten wir jetzt wieder einmal die Mosaiksteine hinzu, die uns bisher gefehlt hatten, um das gesamte Bild zu sehen.

Der nächste Schritt in der Diagnose war entscheidend: Wir führten einen Enzymaktivitätstest durch, der speziell für die Aufdeckung von Morbus Fabry entwickelt wurde. Bei Morbus Fabry funktioniert ein bestimmtes Enzym, die Alpha-Galaktosidase A, nicht richtig oder aber ist nicht ausreichend aktiv. Dieses Enzym hilft normalerweise dabei, bestimmte Fettstoffe im Körper abzubauen. Seine verminderte Aktivität kann zur Anhäufung dieser Stoffe führen, was die Symptome von Morbus Fabry verursacht. Für diesen Test benötigten wir nur einen kleinen Tropfen Blut von Tobias, der auf einem speziellen Papier getrocknet wurde – daher der Name »Trockenbluttest«.

Nachdem wir die Enzymaktivität gemessen hatten, war der letzte Schritt zur Bestätigung der Diagnose eine genetische Untersuchung. Morbus Fabry wird durch Veränderungen (Mutationen) in einem bestimmten Gen verursacht. Durch die Analyse des genetischen Codes von Tobias konnten wir feststellen, ob er diese spezifischen Veränderungen trug.

Einige Tage nach diesen Untersuchungen war es dann so weit: Ich konnte Tobias, der schon fast ein Jahrzehnt im Unklaren lebte, endlich die Diagnose mitteilen. Er litt tatsächlich an Morbus Fabry. Dies war ein bedeutender Moment, denn mit der Diagnose konnten wir nun mit einer gezielten Behandlung beginnen.

Bei der Behandlung von Morbus Fabry haben wir heutzutage gute Nachrichten: Die Wissenschaft hat Wege gefunden, das Problem mit dem fehlerhaften oder fehlenden Enzym anzugehen. Einer dieser Wege ist die Herstellung des benötigten Enzyms im Labor, das dann den Patienten direkt ins Blut gespritzt wird. Diese Behandlung ersetzt das Enzym, das im Körper nicht richtig arbeitet oder fehlt, und hilft so, die Anhäufung der schädlichen Stoffe zu verringern. Für einige Patienten gibt es auch eine andere Methode, die sie sogar in Form von Tabletten einnehmen können. Diese Methode verwendet spezielle Helferproteine, auch Chaperone genannt. Diese Chaperone klammern sich an das hergestellte Enzym und helfen ihm, seine Arbeit im Körper zu verrichten. Auf diese Weise können die Enzyme besser funktionieren und dabei helfen, die Symptome von Morbus Fabry zu lindern. Eine Behandlung des Morbus Fabry ist heutzutage also möglich.

Tobias erhielt eine solche regelmäßige Enzymersatztherapie, die lebenslang erfolgen muss. Bereits aufgetretene Organschäden konnten aber durch die Therapie nur bedingt rückgängig gemacht werden. Tobias hatte dennoch großes Glück, dass diese so seltene Erkrankung nach langer und zermürbender Suche erkannt worden war. Medikamentös gut eingestellt, ging es ihm rasch besser, und die zweite Hochzeitsreise nach Barcelona konnte endlich angetreten werden.

➤ Morbus Fabry

Was?
Eine seltene Krankheit, die durch einen genetischen Fehler entsteht. Dieser Fehler betrifft den Fettstoffwechsel in unserem Körper. Verursacht wird er durch das Fehlen oder nicht richtige Funktionieren eines speziellen Eiweißes, des Enzyms Alpha-Galaktosidase A.

Folgen:
Weil dieses Enzym fehlt oder nicht funktioniert, sammelt sich ein bestimmter Fettstoff, genannt Globotriaosylceramid (Gb3), in den Zellen an. Diese Anhäufung kann verschiedene Organe schädigen.

Häufige Symptome:
Menschen mit Morbus Fabry können Schmerzen in Händen und Füßen spüren. Sie vertragen oft keine Hitze, bekommen spezielle Hautausschläge (Angiokeratome), Trübungen in der Augenhornhaut und können Schäden an Nieren, Herz und Gehirn erleiden.

Ursache:
eine Veränderung (Mutation) im GLA-Gen, das auf dem X-Chromosom liegt. Da Jungen nur ein X-Chromosom haben und Mädchen zwei, sind Jungen meist stärker betroffen. Mädchen können die Krankheit auch haben, zeigen aber oft mildere Symptome.

Behandlung:

Mit einer Behandlung, die das fehlende Enzym ersetzt, können die Ansammlungen des Fettstoffs verringert werden. Zusätzlich gibt es Behandlungen gegen die Schmerzen, und spezialisierte Ärzte unterstützen die betroffenen Organe.

Wissenswert:

Morbus Fabry begleitet Betroffene ihr ganzes Leben. Eine frühe Erkennung und Behandlung sind wichtig, um Schäden an den Organen zu vermeiden und eine gute Lebensqualität zu erhalten.

Man könnte Morbus Fabry damit vergleichen, dass sich Abfallprodukte in einer Fabrik ansammeln, weil der Teil der Maschinerie, der diese Abfälle normalerweise beseitigt (das Enzym Alpha-Galaktosidase A), defekt ist oder fehlt. Ohne Reparatur oder Ersatz dieses Teils kann die Fabrik, also unser Körper, nicht richtig arbeiten.

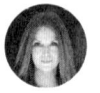 Unser Patient leidet an der Erkrankung Morbus Fabry und muss starke Schmerzen ertragen. Warum haben wir eigentlich Schmerzen, und welcher Mechanismus steckt dahinter? Und weshalb haben Patienten mit Morbus Fabry besonders häufig Schmerzen?

Schmerz ist eine komplexe, subjektive Erfahrung, die nicht ausschließlich auf physische Reize zurückzuführen ist, sondern auch emotionale und kognitive Komponenten hat. Im Grunde genommen ist Schmerz eine Art Alarmanlage unseres Körpers, um uns vor möglichen Schäden zu warnen. Stell dir vor, dass deine Körperzellen kleine Aufpasser haben, die Alarm schlagen, wenn etwas nicht stimmt, etwa wenn du dich verbrennst oder auf einen Legostein trittst, den deine Kinder in der Mitte des Wohnzimmers »vergessen« haben. Diese Aufpasser nennen wir Nozizeptoren. Sie sind freie Nervenendigungen der sensiblen Neuronen, die Informationen über Schäden oder potenzielle Schäden an das Rückenmark und weiter ans Gehirn leiten. Nozizeptoren kommen in allen schmerzempfindlichen Geweben des Körpers vor. Wenn sie Alarm schlagen, senden sie eine Nachricht an dein Gehirn, das diese Nachricht dann als Schmerz interpretiert.

In unserem Fall leidet der Patient an Morbus Fabry, ihm fehlt ein spezielles »Reinigungswerkzeug« in den Zellen, ohne das sich dort »Müll« ansammelt. Dieser Müll kann die kleinen »Aufpasser« (Nozizeptoren) und auch die »Straßen« (Blutgefäße) des Körpers irritieren und stören. Daraufhin schlagen die Nozizeptoren häufiger Fehlalarm. Das führt dazu, dass Menschen mit Morbus Fabry oft Schmerzen in den Händen und Füßen spüren, selbst wenn dort keine realen Verletzungen vorliegen.

Was würde denn passieren, wenn wir keinen Schmerz spüren könnten?

Das würde einige Probleme mit sich bringen. Man könnte sich verletzen, ohne es zu merken. Zum Beispiel könnte man sich den Fuß verstauchen oder brechen und trotzdem weiterlaufen, was die Folgen der Verletzung gravierend verschlimmern würde. Man würde auch Gefahren vollkommen falsch bewerten und unterschätzen. Würdest du beispielsweise deine Hand auf eine heiße Herdplatte legen, ohne Schmerz zu empfinden, würde das zu schweren Verbrennungen führen. Auch hättest du Schwierigkeiten, Krankheiten zu erkennen, denn Schmerz ist oft das erste Anzeichen dafür, dass etwas im Körper nicht stimmt. Ohne diese Hinweise könnten ernste Gesundheitsprobleme, etwa eine Blinddarmentzündung, übersehen werden. Unter den sehr seltenen Krankheiten gibt es einige, bei denen Menschen überhaupt keinen Schmerz fühlen können. Ein Beispiel dafür sind die sogenannten hereditären sensorischen und autonomen Neuropathien. Das klingt kompliziert, bedeutet aber einfach, dass es sich um vererbte Nervenstörungen handelt. Menschen, die mit dieser Krankheit geboren werden, empfinden von Anfang an keine Schmerzen. Das mag erst mal wie eine Superkraft klingen, bringt aber große Gefahren mit sich und führt leider dazu, dass Betroffene manchmal schon in jungen Jahren ernsthafte Verletzungen erleiden, die lebensbedrohlich sein können.

 Schmerz ist also von elementarer Bedeutung für unser Überleben?

Schmerz hat eine protektive, also eine schützende Funktion. Er wird aber von nicht Betroffenen oft unterschätzt, besonders dann, wenn er chronischer Natur ist. Schmerz ist nicht nur ein physisches, sondern auch ein tiefgreifendes emotionales Problem mit starken sozialen Auswirkungen. Denn das Leben mit chronischem Schmerz kann einen Menschen auf Dauer zermürben und gesellschaftlich isolieren. Stell dir vor, du könntest nicht mehr an liebgewonnenen Freizeitaktivitäten teilnehmen oder müsstest ständig Veranstaltungen absagen. Eine Einbahnstraße in die Einsamkeit.

Das klingt deprimierend. Ich nehme an, dass sich das Leiden von Menschen mit nicht diagnostizierten seltenen Erkrankungen, die Schmerzen verursachen, oft noch potenziert, weil ihr Umfeld sie nicht ernst nimmt.

In der Tat. Bei seltenen Erkrankungen kann es Jahre dauern, bis eine korrekte Diagnose gestellt wird. Wir haben schon früher über das Thema der langen Leidenswege für Patienten ohne Diagnose gesprochen. Oft fühlen sich diese Menschen verloren, unverstanden und verzweifelt. Ein solcher Leidensweg samt dazugehöriger Odyssee durch die Arztpraxen erschüttert das Selbstwertgefühl und untergräbt auch das Vertrauen in unser Gesundheitssystem.

Schmerz und die Einsamkeit, die oft mit Schmerzen einhergeht, auf der Bühne körperlich darzustellen ist eine Herausforderung. Schmerz gilt in der Kunst nicht nur als Leid, sondern wird auch als Anstoß für eine tiefgreifende Verwandlung des Charakters verwendet. Sowohl in der Literatur als auch im Theater wird Schmerz häufig als ein

Wegweiser zu tieferem Verständnis und zu wahrer Erkenntnis dargestellt. Aber was bedeutet das genau? »Tieferes Verständnis« bezieht sich hier auf die Fähigkeit, über die Oberfläche der Dinge hinauszuschauen und ihre wahren Ursachen und Zusammenhänge zu erfassen. Es geht darum, die Komplexität des Lebens und menschlicher Emotionen besser zu begreifen. »Wahre Erkenntnis« hingegen bedeutet, zu fundamentalen Wahrheiten über uns selbst und die Welt um uns herum zu gelangen. Schmerz, so zeigt uns die Kunst, kann uns auf diesem Weg begleiten und uns lehren, uns selbst und andere besser zu verstehen und Mitgefühl zu entwickeln.

Es stimmt, Kunst kann das Unsichtbare sichtbar machen. Der Schmerz ist eng mit unserem menschlichen Dasein verknüpft. Er prägt, sowohl physisch als auch emotional, unser Verständnis von Vergänglichkeit, Leid und Sinn des menschlichen Lebens. Schmerz kann aber manchmal auch als Weckruf verstanden werden, etwas zu ändern: mehr Sport, ein gesünderer Lebenswandel, regelmäßige Vorsorgeuntersuchen zum Beispiel. Schmerz ist unsichtbar und wird seit Jahrhunderten in der Philosophie diskutiert. Friedrich Nietzsche war der Auffassung, dass Schmerz und Leiden uns stärker machen können. »Was mich nicht umbringt, macht mich stärker« ist eins seiner bekanntesten Zitate. Es erinnert uns daran, dass Schmerz oft unerträglich erscheint, uns aber auch Resilienz, Tiefe und Demut verleihen kann.

Ich erinnere mich an die Werke von Albert Camus, in denen er oft das Absurde und das Leid des menschlichen Lebens thematisierte. Bei Camus entsteht in der Auseinandersetzung mit dem Schmerz eine Art von vollkommener Echtheit, von Authentizität. Diese Auseinandersetzung lässt uns die Frage stellen: Was bedeutet es, menschlich zu sein? Schmerz, Leid, Freude, Glück – all diese Emotionen formen unsere Erfahrung. Es sind nicht nur die guten Zeiten, die uns definieren, sondern es ist auch entscheidend, wie wir mit den Schattenseiten und der Dunkelheit umgehen. Aber zurück zu den medizinischen Fakten: Gibt es verschiedene Arten von Schmerz? Falls ja, wie unterscheiden sie sich?

Ja, Schmerz ist nicht immer gleich Schmerz. Manchmal ist er – um beim Bild des Aufpassers zu bleiben – wie ein kurzes Warnsignal, das uns sagt: »Vorsicht, hier stimmt etwas nicht!« Das nennen wir den akuten Schmerz. Er entsteht, wenn wir uns zum Beispiel den Finger einklemmen oder uns schneiden. Dieser Schmerz vergeht in der Regel rasch wieder, spätestens dann, wenn die Wunde verheilt oder der blaue Fleck verschwunden ist. Aber manchmal ist der Schmerzalarm lang anhaltend, auch dann noch, wenn eine Verletzung längst verheilt ist. Schmerz kann sogar Monate oder Jahre anhalten. Dann sprechen Mediziner von chronischem Schmerz. Manchmal weiß man nicht einmal genau, woher er kommt. In anderen Fällen spüren wir aber auch Schmerz, weil unsere Haut oder unsere Muskeln reale Verletzungen erlitten haben. Dieser Schmerz fühlt sich oft stechend oder pochend an, und wir können ihn meist genau lokalisieren, also benennen, wo es wehtut. Hierbei handelt es sich um den sogenannten somatischen Schmerz.

Entspringt der Schmerz aber tiefer aus dem Körper, aus Organen wie dem Magen oder der Blase, wirkt er oft dumpf, und es ist schwer, seine Herkunft genau zu orten. Diese Schmerzform nennen Ärzte den viszeralen, also die Eingeweide betreffenden Schmerz.

Es gibt auch Schmerzen, die sich wie ein brennendes oder elektrisches Kribbeln anfühlen. Das ist oft ein Zeichen dafür, dass Nerven beschädigt sind, weshalb wir in solchen Fällen von neuropathischem Schmerz sprechen. Interessant ist, dass auch unser Kopf und unsere Gedanken Einfluss auf Schmerzen haben können. Wird der Schmerz durch emotionale Gründe verursacht oder verstärkt, spricht man von psychogenem oder somatoformem Schmerz. Das bedeutet allerdings keineswegs, dass diese Art des Schmerzes nur eingebildet ist, denn für die Person, die ihn empfindet, wirkt er sehr real.

Erstaunlich, aber auch etwas erschreckend, wie viele Arten von Schmerz es gibt. Lassen sie sich denn allesamt vernünftig behandeln? Und was macht eine effiziente Schmerztherapie aus?

Schmerzen können unterschiedlich behandelt werden. Fangen wir mit dem akuten Schmerz an: Bei Schmerzen beispielsweise nach einem Sturz sind oft einfache Schmerzmittel oder Entzündungshemmer hilfreich. Diese bekommt man rezeptfrei in der Apotheke. Auch das Kühlen oder Hochlegen der verletzten Stelle kann helfen. Wenn der Schmerz jedoch länger anhält und chronisch wird, kann die Behandlung komplizierter werden. Neben Medikamenten kann dann auch Physiotherapie helfen, bei der man lernt, den Körper so zu bewegen, dass der Schmerz gelindert wird. Wenn Schmerzen durch emotionale Gründe ausgelöst oder verstärkt werden, wie beim psychogenen oder somatoformen Schmerz, kann eine Psychotherapie sinnvoll sein, um zu lernen, mit dem Schmerz umzugehen oder ihn zu überwinden, indem man die zugrunde liegenden Gedanken und

Gefühle besser versteht. Somatischer Schmerz, der von Haut, Muskeln oder Knochen ausgeht, kann hingegen oft durch Massagen, Wärmebehandlungen oder spezielle Übungen gelindert werden. Bei viszeralen Schmerzen, die aus unseren Organen kommen, können bestimmte Medikamente helfen, die Organe zu beruhigen oder die schmerzauslösende Einschränkung ihrer Funktion zu beheben. Neuropathischer Schmerz, der durch unsere Nerven verursacht wird, kann teilweise mit speziellen Nervenschmerz-Medikamenten behandelt werden. Diese unterscheiden sich von regulären Schmerzmitteln und werden von Spezialisten wie etwa Neurologen oder Schmerztherapeuten verschrieben. Zusätzlich zu diesen Behandlungen gibt es noch alternative Methoden wie Akupunktur, Entspannungstechniken oder Meditation, die viele Menschen auf sanfte Weise bei der Schmerzlinderung unterstützen. Ein Arzt oder Therapeut kann am besten einschätzen, welche Behandlung sinnvoll ist. Jeder Schmerz ist einzigartig, aber mit der richtigen Behandlung können die meisten Beschwerden gelindert und manchmal sogar geheilt werden.

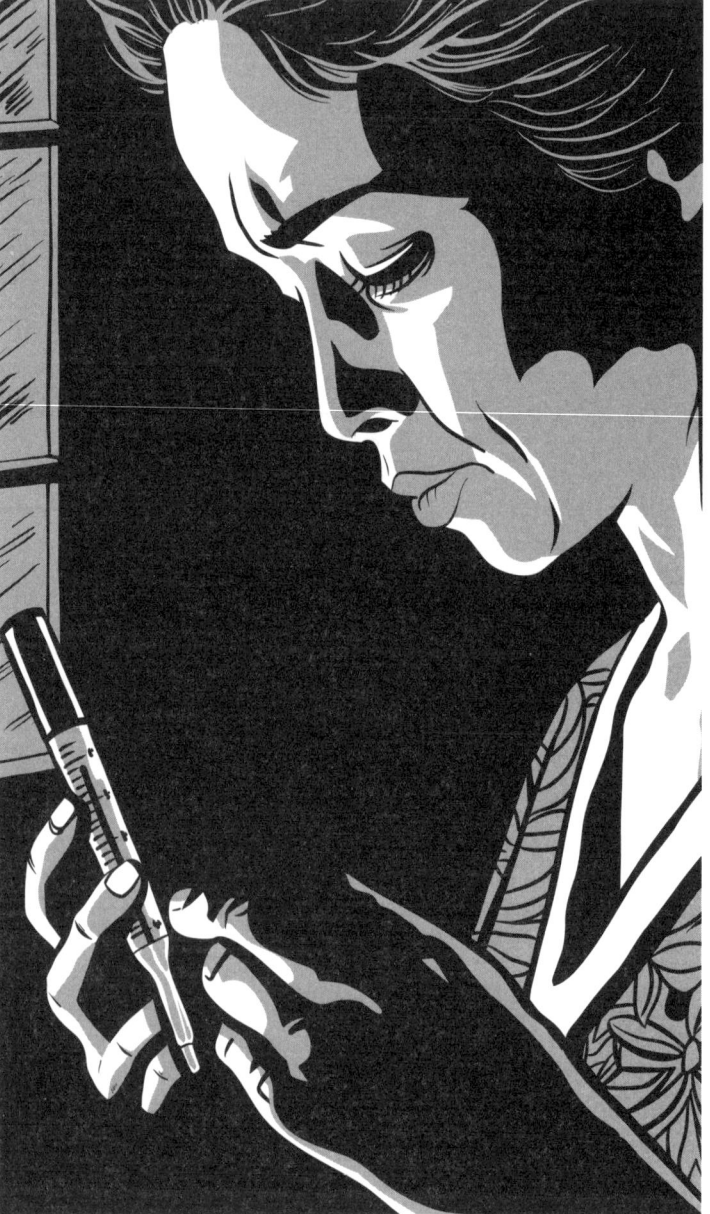

KAPITEL 9
Gefährliches Souvenir

Ich habe beim Schreiben dieser Einleitung zum Thema Fieber gebummelt, oder, um es auf Schlau zu sagen: Ich habe prokrastiniert. Ich gebe zu, ich bin eine große Prokrastiniererin. Also eine Meisterin darin, Aufgaben, die geschmeidig ein paar Stunden, Tage, Wochen oder gar Jahre auf ihre Erledigung warten könnten, mit der Beurteilung »von äußerster Dringlichkeit« zu versehen, um dann das Nichterledigte einwandfrei und moralisch voll vertretbar aufschieben zu können. »Ich habe schon lange nicht mehr nach den Bienen gesehen«, höre ich dann beispielsweise meine innere Stimme sagen. Als würden unsere Bienen auf Mallorca irgendetwas tun oder unterlassen, wenn ich nicht nach ihnen sähe. Denn Bienen prokrastinieren nicht. Im Gegenteil, sie sind das sprichwörtliche Musterbeispiel für Fleiß und bemerkenswerte Effizienz. Als ich wieder einmal bei ihnen war, bewiesen sie das aufs Neue, denn in zwei der zwölf Stöcke waren sie gerade dabei, räuberischen Eindringlingen, vermutlich Hornissen, im wahrsten Sinne des Wortes einzuheizen. Gerade so, wie unser Organismus es mithilfe von Fieber tut, um für unseren Organismus schädliche Viren oder Bakterien zu vernichten oder zumindest an ihrer Vermehrung zu hindern.

Wird eine Hornisse am Eingang des Stocks von einem

Wächter – das sind ältere, erfahrene Bienen – als solche erkannt, alarmiert dieser den Stock, und sofort stürzen sich jede Menge seiner Artgenossen auf die Angreiferin. Sie umschließen die Hornisse und vibrieren so hochfrequent mit ihren Flügeln, dass sich in kurzer Zeit die Temperatur im Inneren der Bienentraube auf für die Hornisse tödliche 47,2 Grad Celsius erhöht. Mehr als 46,2 Grad hält eine Hornisse nicht aus. Bienen aber schon: Bis auf 47,8 Grad können sie ihren Körper aufheizen und halten kurzfristig sogar Temperaturen von bis zu 50 Grad aus. Die ihren Stock und ihren Nachwuchs verteidigenden Bienen erhöhen die Temperatur sicherheitshalber sogar noch um einen Grad mehr, als nötig wäre. Die Wendung »Garaus machen« bekommt damit eine eigentlich schon im Wort steckende Bedeutung: Die Bienen »garen« die Hornisse förmlich zu Tode.

Die Temperatur erhöhen, um Angreifer abzuwehren, ist also ein in der Natur probates Mittel, kostet aber immer eine Menge Energie und kann somit auch für den Verteidiger gefährlich werden. Wie sehr ein Mensch fiebert, das heißt, wie schnell und hoch seine Körpertemperatur steigt, ist auch genetisch bedingt. So gibt es Hoch- und Niedrigfieber-Typen. Ich gehöre zur zweiten Kategorie: Bis mein Körper sich veranlasst sieht, das Kommando zur Temperaturerhöhung zu geben, muss es in meinem Organismus schon hoch hergehen. Wenn ich Fieber bekomme, bin ich meist durch eine Infektion bereits so geschwächt, dass mich selbst eine leicht erhöhte Temperatur von 38 Grad vollkommen umhaut. Deshalb muss ich bei Infektions- und Krankheitsanzeichen besonders aufmerksam sein und mir bewusst Ruhe verordnen, während andere frühzeitig durch hohes Fieber ausgebremst werden.

Wer mich nicht gut kennt, mag meine Reaktion auf einen

kleinen Schnupfen oder leichtes Kratzen im Hals für übertrieben halten. Wenn ich nämlich merke, dass mich etwas »angesprungen« hat, kontere ich sofort: Zink hoch dosiert, Vitamin C und D3, Visier runter und »En garde!«. Oder Neem-Pulver aus den Blättern des indischen Neembaumes. In Indien nennt man Neem auch den »Krankheitserleichterer«, er gehört dort in jede Hausapotheke. Neem wirkt gegen Bakterien, Viren, Pilze und verfügt über Phytohormone (um nur einen kleinen Teil seines Wirkspektrums zu nennen). Als Tee in warmem Wasser oder mit Honig zu Kugeln gerollt, und sei es noch so bitter – »Bäm, da habt ihr's, ihr Viren!« Kapseln mit dem Öl des wilden Oregano – »Nehmt das!« Sternanis, Chili und Nelken im Alkoholauszug – »Touché!« Und wenn es das Letzte ist, was ich tue, bevor mir die Kräfte schwinden: Ich koche eine Hühnersuppe und danke dem Landhuhn, dass es sein Leben für meine Gesundheit gelassen hat.

Wenn ich zu Hause bin, sozusagen unter perfekten Genesungsbedingungen, bediene ich mich der traditionellen europäischen, ayurvedischen und chinesischen Medizin. Die Schulmedizin muss erst ran, wenn ich arbeite, denn nicht nur Künstler wissen: »The Show must go on!«

Als junge Mutter hat mich das oft unterschätzte Phänomen Fieber das Fürchten gelehrt. »Kinder müssen ordentlich fiebern, das stärkt das Immunsystem«, heißt es auch heute noch oft. Von wegen! Mein Sohn gehört zu den Hochfieber-Typen. Er ist mittlerweile 15 Jahre alt, und wenn er fiebert, stellt dies bis heute eine echte Herausforderung dar. Besonders dann, wenn sein Immunsystem in der Nacht spontan entscheidet, durch Erhöhung der Körpertemperatur gegen Krankheitserreger vorzugehen. Hat das Immunsystem solche Eindringlinge erkannt, sendet es Botenstoffe aus, um dem Gehirn zu vermitteln, dass jetzt Fieber angesagt ist. Nun wirken diese Botenstoffe aber auch auf das Schlafzentrum im Gehirn. Sie sorgen dafür, dass die Anzahl der Phasen, in denen unser Gehirn im Schlaf aktiv ist, zunehmen. Wenn meinem Sohn oder mir nicht schon vor dem Schlafengehen auffällt, dass bei ihm ein Infekt im Anmarsch ist, und er in der Nacht beginnt, unkontrolliert zu fiebern, tut sich ein Höllenschlund auf, der ihn verschlingt: Er durchleidet dann schreckliche Albträume. Aber auch am helllichten Tag kann sein Organismus auf Fieberfunktion schalten. Ihm wird dann plötzlich kalt, er beginnt zu zittern, in seinem Inneren vibrieren seine Muskeln ähnlich rasant wie die Flügel der Bienen, die eine Hornisse abwehren. Durch das Vibrieren der Muskeln steigt die Körpertemperatur schnell an. Dieser Vorgang ist so erschöpfend und anstrengend, dass mein Sohn manchmal einfach einschläft und, noch bevor ich seine Medizin holen kann, in den Untiefen seiner Albträume steckt. Es gilt also unbedingt, ihn wach zu halten, bis seine Temperatur auf mindestens 38,3 Grad gesunken ist.

Den größten Fieberschrecken habe ich allerdings mit meiner Tochter erlebt. Es war Weihnachten 2010, sie war damals dreieinhalb Jahre alt. Die Weihnachtstage hatten wir auf Mallorca verbracht. Meine Mutter war bei uns, und wir saßen schon auf gepackten Koffern, denn wir wollten den Jahreswechsel auf Sri Lanka verbringen. Ich war, seit ich mit meiner Tochter im siebten Monat schwanger war, nicht mehr dort gewesen, wollte einige damals noch nicht abgeschlossene Hilfsprojekte besuchen und hatte zudem Sehnsucht nach den Menschen, die mir aus der Zeit nach dem verheerenden Tsunami von 2004 so ans Herz gewachsen waren. Einige Verwandte aus der Familie meines Mannes hatten Zweifel und fragten mich offen, ob es nicht zu risikoreich sei, mit so kleinen Kindern eine solch weite Reise zu unternehmen. Ausgestattet mit der umfangreichsten Reiseapotheke, die wohl je zusammengestellt worden war, und mit der festen Überzeugung, Sri Lanka gut genug zu kennen, teilte ich diese Bedenken damals nicht. Ich war überzeugt davon, dass – sollte irgendetwas passieren – meine Kinder dort in guter Obhut sein würden. Schließlich hatte ich gemeinsam mit der Organisation »Hilfe ohne Grenzen«, dem Technischen Hilfswerk und weiteren Organisationen dafür gesorgt, dass in Tangalle an der Südküste, also dort, wo wir die meiste Zeit unseres Aufenthalts verbringen wollten, nach der Katastrophe ein Krankenhaus wieder aufgebaut und gut ausgestattet worden war. Sehr wohl aber waren mein Mann und ich dem Rat unseres Kinderarztes und des HNO-Arztes gefolgt und hatten unseren beiden Kindern, die unter wiederkehrenden Mittelohrentzündungen litten, in einer kurzen OP sechs Wochen vor Reiseantritt sogenannte Paukenröhrchen in die Ohren einsetzen lassen, die bei einer erneuten Entzündung im Ohr den Abfluss von Sekreten aus dem Bereich hinter dem Trommelfell erleichtern würden. Die Maßnahme sollte verhindern, dass es zu einem schmerzhaften Stau, großem Druck und gar einem Riss des Trommelfelles kommen konnte. Der HNO-Arzt hatte dazu geraten, es bei einer so weiten Reise »besser nicht darauf ankommen zu lassen«.

Rückblickend würde ich einen solchen Eingriff heute nicht mehr vornehmen lassen. Nicht zuletzt, weil ich entgegen meinen Erwartungen nicht dabei sein durfte, als die Kinder in Narkose versetzt wurden. Das Erschrecken darüber, dass ihre Mutter sich von dem Mann in Weiß, der doch immer so nett gewesen war, aus dem Raum hatte drängen lassen und sie weinend allein zurückbleiben mussten, traumatisierte meine Kinder damals nachhaltig und mich auch. Noch heute plagt mich ein schlechtes Gewissen, und ich kann nicht begreifen, wie mich die Maschinerie des OP-Betriebs und der Arzt an diesem Tag so einschüchtern konnten.

Sechs Wochen nach der Operation also feierten wir Weihnachten. Auf Mallorca war es fast sommerlich, ein Wetterphänomen, das um die Weihnachtszeit und den Jahreswechsel herum öfter auf der Insel zu beobachten ist. Wir verbrachten den ersten Weihnachtsfeiertag bei klarem Himmel und praller Sonne in kurzen Hosen und T-Shirts an einem Strand mit großem Abenteuerspielplatz.

Natürlich wird es im Dezember am späten Nachmittag trotzdem schnell kühl, und so dachten wir, dass unsere Tochter, als sie am Morgen des zweiten Weihnachtstages über »Kopfaua« klagte und ihr ein bisschen »frierelich« war, sich am Vortag erkältet hätte. An jenem 26. Dezember veranstaltete eine meiner Schwägerinnen ihr traditionelles Familien-Cannelloni-Essen. Eigentlich wollten mein Mann und ich kein Risiko eingehen und unsere Tochter zusammen mit ihrem kleinen Bruder zu Hause bei Oma lassen, doch sie wollte unbedingt dabei sein. Darum nahmen wir sie mit, im Schlafanzug, nur auf eine wirklich ganz kleine Cannelloni und um den Verwandten fröhliche Weihnachten zu wünschen.

Bei unserer Schwägerin angekommen, herrschte ein fröhliches Treiben. Es gab viele Umarmungen und Küsse, und unsere Tochter durfte – weil ja ein bisschen angeschlagen – mit ihrer vier Jahre älteren Cousine einen Zeichentrickfilm im Weihnachtsprogramm sehen. Die beiden wurden aufs Sofa gesetzt, und es gab Süßigkeiten. Da unsere Tochter ja ein bisschen »frierelich« war, durfte sie ihre Mütze anbehalten und wurde in eine Wolldecke eingewickelt, die auf dem Sofa lag.

Großtanten, Tanten, Großonkel, Onkel, Cousinen und Cousins setzten sich an den großen Tisch, plauderten ausgelassen und warteten auf die Weihnachts-Cannelloni, als meine Nichte vor dem Fernseher plötzlich einen spitzen Schrei ausstieß. Ich sprang auf und stürzte nach nebenan. Unsere Nichte stand geschockt vor unserer Tochter, die schon blau angelaufen war und ein ersticktes Röcheln von sich gab. Neben ihr auf dem Sofa lag ein loses Bonbonpapier. Sofort dachte ich, sie habe sich an einem Bonbon verschluckt, das ihr nun im Hals stecke. Also nahm ich sie vor mich und schlug ihr mehrere Male auf den Rücken. Nichts – sie konnte nicht atmen. Dann wendete ich das »Heimlich-Manöver« an. Dabei umarmt man denjenigen, der sich verschluckt hat, von hinten und presst auf der Höhe des Solarplexus beherzt den Brustkorb zusammen. Nichts geschah: Der Atem unserer Tochter blieb aus.

Ich griff ihr in den Rachen, um das dort vermutete Bonbon aus dem Hals zu holen, während mein Mann sie an den Füßen packte, um sie, über Kopf haltend, zu schütteln. Ganz hinten im Rachen meiner Tochter ertasteten meine Finger ihre Zungenspitze. Die sollte eigentlich im Mundraum sein, dachte ich. Mit Daumen, Zeige- und Mittelfinger umschloss ich die Zunge, spürte dabei, dass ich unwillentlich den Gaumen verletzte, und zog sie nach vorne. Da begann unsere Tochter plötzlich zu krampfen, und ihre Kiefer schnappten zu, mit meinen Fingern zwischen den Zähnen.

Ein Großonkel übernahm unsere Tochter, damit mein Mann den Notarzt rufen konnte. Er legte sie sich über seine Schulter, weil er noch immer hoffte, dass sie etwas, das in ihrem Hals stecken geblieben war, so besser loswerden könnte. Die Frauen der Familie gingen auf die Knie, die Alten blieben auf ihren Stühlen sitzen, und sie alle beteten das »Padre nuestro«, das spanische »Vaterunser«.

Bis die Ambulanz und der Notarzt 20 Minuten später hereinstürmten, hockte ich am Boden zu Füßen des Onkels und redete auf unserer Tochter ein, die immer noch krampfte und kaum mehr wahrnehmbar röchelte. »Wie lange?«, fragte der Notarzt, und der Onkel antwortete: »Zu lange!« Ich dachte während der ganzen, endlos wirkenden Zeit panisch: »Vor sechs Jahren am zweiten Weihnachtsfeiertag, dem Tag des Tsunamis, ist es schon einmal gut ausgegangen, bitte Gott, steh meinem Kind bei, lass mich nicht unser ganzes Glück schon damals aufgebraucht haben. Lass sie bitte atmen!«

Der Arzt spritzte unserer Tochter das krampflösende Mittel Diazepam, öffnete kurz darauf behutsam ihren Mund und befreite meine Finger aus ihrem Biss. Der Onkel ließ sie in meine Arme gleiten, ihr kleiner Körper entspannte sich, und sie begann, wenn auch nur ganz schwach und kaum hörbar, ohne Widerstand zu atmen.

Erst einige Stunden später in der Klinik, in die unsere Tochter stationär aufgenommen worden war, begriff ich, welchen Kardinalfehler ich begangen hatte und dass ich höchstselbst für den fast tödlichen Fieberkrampf unseres Kindes verantwortlich war: Unsere Tochter hatte gefröstelt und ihr Immunsystem bereits Botenstoffe an den Hypothalamus gesendet, damit der Körper zur Infektabwehr seine Temperatur erhöhte. Unter der Decke, in die ich sie eingewickelt hatte, bekam sie Schüttelfrost, ihr Körper erwärmte sich, und dies, da sie so gut eingepackt war, so schnell, dass ihr kleiner Organismus nicht in der Lage war, damit umzugehen. Auslöser für einen Fieberkrampf ist gar nicht die Höhe des Fiebers; vielmehr ist das hohe Tempo ausschlaggebend, in dem die Körpertemperatur ansteigt.

Ich machte mir große Vorwürfe wegen meines fatalen Unwissens und falschen Verhaltens. Die Sorge um unsere Tochter, deren Fieber trotz fiebersenkender, über einen Tropf zugeführter Medikamente unerklärlicherweise nicht sinken wollte, war gewaltig und steigerte sich in den darauffolgenden Tagen bis ins Unerträgliche. Es gibt ein weiteres Kapitel in diesem Buch, das sich mit dem befasst, was weiter geschah. Und so prokastiniere ich den Fortlauf der dramatischen Geschichte bis dorthin.

Fieber ist ein so faszinierendes wie in manchen Fällen – Esther hat es gerade eindrucksvoll beschrieben – furchteinflößendes Phänomen, über das wir in Vorbereitung auf unseren nächsten Fall sprechen wollen. Vielleicht starten wir mit einer Situation, die jeder kennt. Stellen wir uns einen kühlen Wintertag vor. Unser Körper ist wie ein gemütliches Haus, das über eine moderne Heizungsanlage mit feinen Regelsensoren verfügt. Dieses »Heizungssystem« kann jederzeit dafür sorgen, dass wir uns wohl und angenehm temperiert fühlen und selbst eisige Außentemperaturen vor der Haustüre ausgeglichen werden.

Normalerweise hält unser Körper seine Temperatur konstant bei etwa 37 Grad Celsius, ähnlich wie das Thermostat in unserer Wohnung für eine angenehme Raumtemperatur sorgt. Infiziert sich unser Körper allerdings mit Bakterien oder Viren, setzt ein komplexer Prozess ein: Unser Körper möchte die »unliebsamen Gäste« schnellstmöglich loswerden. Daher dreht er an einem zentralen Thermostat die Heizung höher, in der Hoffnung, es komme dadurch zu einer raschen Verabschiedung des ungebetenen Besuchs. Das Ergebnis ist Fieber. Fieber entsteht, weil bestimmte Substanzen, die wir im medizinischen Fachjargon als Pyrogene bezeichnen, im Körper als Reaktion auf die »Eindringlinge« freigesetzt werden. Ihr Zielbereich ist unser Gehirn, und zwar eine ganz besondere Hirnregion, die Esther vorhin schon erwähnte: der sogenannte Hypothalamus. Der Hypothalamus fungiert in unserem Körper als interne Schaltzentrale und reguliert, eben wie ein Raumthermostat, unsere Körpertemperatur. Die Pyrogene signalisieren ihm nun, die Körpertemperatur zu erhöhen. Darauf reagiert unser Körper mit verschiedenen Mechanismen. So ziehen sich beispielsweise die Blutgefäße zusammen, aber auch vermehrtes Zittern, wie beim sogenannten Schüttelfrost, sorgt – analog zum Flügelstakkato der sich verteidigenden Bienen in Esthers Geschichte – mittels gesteigerter Muskelaktivität für zusätzliche Wärme und einen erhöhten Stoffwechsel. Durch das Zusammenspiel dieser Mechanismen steigt die Körpertemperatur über das normale Maß hinaus auf 38 Grad oder mehr. Unsere Haut fühlt sich dann heiß an, und wir beginnen zu schwitzen, um wieder abzukühlen.

Fieber kann aber auch als Alarmzeichen unseres Körpers verstanden werden, denn es gibt uns aktiv zu verstehen, dass unser Körper gegen etwas ankämpft. Eigentlich ist Fieber etwas Gutes, denn es hilft unserem Körper bei der Gesundung. Wird das Fieber aber zu hoch – wir sprechen hier von Temperaturen über 40 Grad –, kann es für den Körper gefährlich werden. Die Heizung überhitzt dann, und unser Körper muss mit fiebersenkenden Medikamenten, sogenannten Antipyretika, oder mechanischen Maßnahmen (wie Wadenwickeln) abgekühlt werden. Gelingt dies nicht, braucht man ärztliche Hilfe.

Aber schauen wir uns die Thematik noch einmal im Detail an: Fieber wird definiert als eine Erhöhung der Körpertemperatur über den Normbereich hinaus. Für Erwachsene bedeutet dies, dass eine mit dem Fieberthermometer gemessene Temperatur von über 38 Grad Celsius als Fieber betrachtet wird. Um eine möglichst präzise Körpertemperatur zu ermitteln, sollte am besten rektal, also im Po, gemessen werden. Unsere »normale« Körpertemperatur variiert jedoch und unterliegt

Tagesschwankungen. Normalerweise liegt sie, wie erwähnt, bei etwa 37 Grad. Nach dem Aufwachen können aber aufgrund der auf ein Minimum gesenkten körperlichen Aktivität während des Schlafs niedrigere Temperaturen gemessen werden, die dann im Laufe des Tages ansteigen. Auch körperliche Anstrengung, Veränderungen im Hormonspiegel – beispielsweise während des Menstruationszyklus –, Lebensalter, Umgebungstemperatur und andere Faktoren beeinflussen unsere Körpertemperatur.

Bei Säuglingen und Kindern sind generell leicht höhere Körpertemperaturen als bei Erwachsenen die Norm. In der Regel sprechen wir aber auch bei Kindern ab einer Körpertemperatur von über 38 Grad Celsius von Fieber. Kinder weisen häufig andere Fieberzeichen auf als Erwachsene. Bei kleinen Kindern und Babys zum Beispiel kann bereits ein heißer Kopf oder warme Haut ein Hinweis auf Fieber sein. Sie zeigen dann meistens auch ein anderes Verhalten als sonst, sind vielleicht quengeliger oder weniger aktiv. Im Gegensatz dazu neigen Erwachsene dazu, Symptome wie Kopfschmerzen, Schüttelfrost und allgemeines Unwohlsein zu erleben und suchen oft Ruhe, um mit dem Fieber umzugehen.

Bei der Beurteilung von Fieber orientieren wir Ärzte uns an den Fieberstufen. So sprechen wir bei Temperaturen von 38 bis 38,5 Grad von leichtem Fieber, bei 38,6 bis 39 Grad von mäßigem Fieber und bei Messwerten von 39,1 bis 39,9 Grad von hohem Fieber. Ab 40 Grad und höher ist das Fieber als gefährlich einzuschätzen; hier sprechen wir von sehr hohem Fieber, bei dem ärztliche Hilfe notwendig wird. Säuglinge und Kinder sollten bei hohen Temperaturen frühzeitig fiebersenkende Mittel erhalten, um Fieberkrämpfe, die lebensgefährlich verlaufen können, zu vermeiden.

Fieber ist im Allgemeinen eine normale Reaktion auf eine

zugrunde liegende Ursache wie etwa eine Infektion und sollte nicht als eigenständige Krankheit betrachtet werden. In früheren Zeiten war man nicht immer dieser Auffassung. Beispielsweise wurde im alten Griechenland vermutet, Fieber werde durch ein Ungleichgewicht der vier Körpersäfte (Blut, Schleim, gelbe Galle, schwarze Galle) verursacht. Diese Theorie von Hippokrates hatte mehr als ein Jahrtausend lang Bestand. Im Mittelalter und bis in die Neuzeit hinein wurden die Ursachen und die Behandlung von Fieber dann oft mit geistlichen oder mystischen Theorien vermischt.

Die moderne Medizin hingegen sieht Fieber als wichtiges Diagnosewerkzeug und Symptom zugrunde liegender Erkrankungen. Therapien zielen deshalb darauf ab, die Unannehmlichkeiten für den Betroffenen zu reduzieren, aber vor allem die Ursachen des Fiebers zu erkennen und effektiv zu bekämpfen, etwa durch ein Antibiotikum gegen Bakterien.

Es finden sich auch seltene Erkrankungen, die als Leitsymptom Fieber aufweisen. Diese Krankheiten lassen sich oft der Gruppe der autoinflammatorischen Syndrome zuordnen, das heißt, es liegen anhaltende Entzündungsreaktionen vor, die scheinbar von selbst auftreten, also ohne dass eine Infektion oder Allergie besteht. Derartige Erkrankungen sind meist genetisch bedingt und manifestieren sich oft schon im Kindes- oder Jugendalter. Ein Beispiel für eine solche seltene Erkrankung ist das Familiäre Mittelmeerfieber. Es ist genetisch bedingt und tritt, wie der Name vermuten lässt, vor allem bei Menschen aus dem Mittelmeerraum auf. Betroffene Patienten erleiden immer wieder episodische Fieberattacken und Entzündungen im Bauch- oder Brustbereich, die oft mit starken Schmerzen einhergehen.

Eine weitere erwähnenswerte Gruppe sind die Cryopyrin-assoziierten periodischen Syndrome, kurz CAPS. Diese Gruppe von Erkrankungen umfasst verschiedene Erkrankungen wie etwa das Muckle-Wells-Syndrom. Auch hier spielt das wiederkehrende Fieber eine große Rolle. Hinzu kommen Hautausschläge und Gelenkschmerzen. Die Diagnose und Behandlung dieser seltenen Erkrankungen kann herausfordernd und komplex sein und erfolgt häufig durch Spezialisten für seltene Erkrankungen aus dem Bereich der Immunologie oder Rheumatologie.

Mittlerweile stehen auch für den Bereich der autoinflammatorischen Syndrome moderne Behandlungsmethoden zur Verfügung, insbesondere in Form spezifischer Medikamente. Hierdurch können wir ganz gezielt in Entzündungsprozesse eingreifen, um Fieberschübe und andere Symptome zu kontrollieren. Welche Rolle Fieber in unserem nächsten Fall spielt, werden wir gleich erfahren. Die Auflösung hat mich seinerzeit selbst sehr überrascht, nicht zuletzt aufgrund der besonderen Umstände, die nicht nur medizinischer Natur waren.

Ein paar sonnige Tage an der Côte d'Azur standen bevor, während im heimischen Koblenz bereits das erste bunte Laub von den Bäumen fiel … Sandrine freute sich auf die leckeren Croissants und den Ausblick auf das azurblau glitzernde Meer. Aber vor allem konnte es die 48-Jährige kaum erwarten, ihren geliebten Vater wiederzusehen, der versprochen hatte, sie und seine achtjährige Enkeltochter Madeleine am Flughafen von Nizza abzuholen. Und auf ihn war, wie immer, Verlass: Als Mutter und Tochter die Ankunftshalle betraten, erwartete der drahtige Mittsiebziger sie bereits mit einem breiten Lächeln auf dem sonnengebräunten Gesicht.

Auf der Fahrt zu dem alten Natursteinhaus, das idyllisch an einem Berghang lag, schaute Sandrine ihren Vater verstohlen von der Seite an. Gut sah er immer noch aus, ein wenig wie die langhaarige Hippie-Version von Alain Delon. Seine französische Wahlheimat hatte in den letzten 20 Jahren offenbar auch optisch auf ihn abgefärbt. Doch sie sah auch die neuen Falten, die sich seit ihrem letzten Besuch vor anderthalb Jahren in sein Gesicht gegraben hatten.

Zeit seines Lebens war Gregor ein Glückskind und Sonnyboy gewesen. Bereits in den späten 1960er-Jahren hatte seine rasante Karriere als Modefotograf begonnen. In diesem aufregenden Job hatte er Sandrines Mutter, eine Maskenbildnerin, kennengelernt. Viele hatten Julie, der bildschönen, einige Jahre älteren Französin, damals von dem jungen deutschen Dandy abgeraten und ihr die zahlreichen gebrochenen Herzen aufgezählt, die Gregors bisherigen Weg pflasterten. Doch Julie hatte sich unsterblich in den charismatischen Deutschen verliebt und alle Warnungen in den Wind geschlagen. Zum Erstaunen seiner besorgten Freunde und all der Menschen, die glaubten, ihn gut zu kennen, verwandelte sich der notorische Filou tatsächlich in einen treuen Ehemann und, nach Sandrines Geburt, in einen liebevollen Vater. Über 40 Jahre lang waren Gregor und Julie verheiratet. Bis zuletzt wirkten sie verliebt und glücklich.

Doch Sandrines Mutter war vor vier Jahren an Brustkrebs gestorben. Gregor war der Liebe seines Lebens bis zuletzt nicht von der Seite gewichen. Nach ihrem Tod hatte er seine Kamera nicht mehr in die Hand genommen, obwohl er trotz seines Alters immer noch regelmäßig lukrative Anfragen von Modemagazinen bekam, die den besonderen Look seiner Bilder liebten. Stattdessen hatte er im warmen Südfrankreich eine neue Leidenschaft für sich entdeckt: das Gärtnern. Den großen Garten hinter seinem Haus hatte Gregor in ein wahres Biotop voll leuchtender Farben verwandelt. Im Mittelpunkt: ein kleiner, erfrischender Naturpool, für seine Enkeltochter schon beim letzten Besuch das absolute Highlight.

Die Tage vergingen schnell, und zu Gregors Freude schien Madeleine seinen »grünen Daumen« und die Liebe zu Pflanzen geerbt zu haben. Da traf es sich gut, dass gerade jetzt die zehn lang ersehnten großen Tonkübel aus einer Manufaktur im indischen Goa geliefert worden waren. Madeleine war sofort Feuer und Flamme, als Gregor die dicke Plastikplane im Garten anhob und sie einen ersten Blick auf die kunstvoll von Hand bemalten Töpfe werfen konnte. Die Achtjährige zeigte sich begeistert von dem Plan, gemeinsam mit ihrem coolen Opa Feigen-, Zitronen- und Oleanderbäume darin zu pflanzen.

Schon am nächsten Morgen legten die beiden los, während Sandrine ausschlafen und die kinderfreie Zeit für einen Bummel durch Nizza nutzen konnte. Eine angenehme Ablenkung für die Übersetzerin, die sich erst vor einem Jahr von ihrem Mann getrennt hatte. Beim Gärtnern erzählte der Großvater seiner Enkeltochter die kindgerechte Version seiner früheren Abenteuer in aufregenden Metropolen wie Paris, Hongkong, New York und London.

Als Gregor Sandrine und Madeleine vier Tage später zum Flughafen fuhr, kränkelte seine Enkelin. Die Erwachsenen schoben die Abgeschlagenheit des Mädchens auf die Gartenarbeit der letzten Tage und machten sich daher keine weiteren Sorgen. Doch noch am selben Abend, kurz nach der Ankunft in ihrer Koblenzer Wohnung, traten bei Madeleine weitere, sehr ernste Symptome auf. Sandrine war gerade dabei, die Koffer auszupacken, als ihre Tochter sie mit panischer Stimme aus dem Badezimmer rief. Sie hatte sich erbrochen, klagte über starke Kopfschmerzen, die laut ihrer Angabe bis in die Augen ausstrahlten, und glühte förmlich. Das Fieberthermometer zeigte 39,9 Grad. Sandrine bekam einen Riesenschreck. Sofort wählte sie die mobile Bereitschaftsnummer der Kinderarztpraxis.

Eine halbe Stunde später traf Madeleines Ärztin in der Wohnung ein. Sie maß erneut Fieber und ermittelte nun eine Temperatur von 40,1 Grad. Daraufhin verabreichte sie Madeleine ein fiebersenkendes Zäpfchen und wies Sandrine an, stündlich die Temperatur ihrer Tochter zu kontrollieren. Zusätzlich sollte die Mutter Wadenwickel anlegen, um die hohe Temperatur zu senken. Würde aber das Fieber auf über 41,5 Grad steigen, müsste Madeleine sofort in die Notaufnahme der Kinderklinik. In Anbetracht des Erbrechens und der anderen Symptome schloss die Medizinerin auf einen Magen-Darm-Infekt und riet – sollte Madeleine überhaupt Appetit zeigen – zu Stopfkost wie Bananen oder Zwieback.

In dieser Herbstnacht machte die besorgte Sandrine kein Auge zu. Das Fieber ihres Kindes stieg zwischenzeitlich auf 40,6 Grad. Durch weitere Zäpfchen und kalte Wadenwickel versuchte sie Madeleine abzukühlen, die, von wirren Fieberträumen geplagt, im Schlaf immer wieder unverständliche Worte murmelte.

Gleich am nächsten Morgen rief die vollkommen übermüdete Mutter in der kinderärztlichen Gemeinschaftspraxis an. Dieses Mal stattete ein junger Kollege den Hausbesuch ab, da sich Madeleines Ärztin von ihrer Nachtschicht erholte. Er mischte dem kleinen Mädchen eine Elektrolyt-Lösung in den Tee, um den durch das Schwitzen und Erbrechen geschwächten Mineralstoffhaushalt zu normalisieren. Madeleines Fieber war zwar inzwischen gesunken, betrug allerdings immer noch stolze 39,7 Grad. Das Kind war ansprechbar, wirkte aber durch die Strapazen der Nacht sehr erschöpft und leicht apathisch. Zu den Kopf- und Augenschmerzen und der Übelkeit hatten sich nun auch noch starke Muskelschmerzen hinzugesellt, die der Kinderarzt mit Ibuprofen behandelte. Als der Mediziner die Wohnung verlassen hatte, schlief seine kleine Patientin sofort wieder ein.

Eine Stunde später schaute Sandrine erneut nach Madeleine und bemerkte, dass der Pyjama ihrer Tochter schweißnass war. Beim Wechseln des Oberteils bekam sie einen Riesenschreck, denn der gesamte Oberkörper des Mädchens war von einem roten Ausschlag übersät. Schreckensvisionen von einem Masernausbruch oder einer anderen potenziell lebensbedrohlichen Krankheit schossen ihr durch den Kopf. In ihrer Panik fand Sandrine Madeleines Impfausweis nicht und war sich auf einmal gar nicht mehr sicher, ob die übliche Masern-Mumps-Röteln-Impfung im Kleinkindalter überhaupt vorgenommen worden war.

Sandrine rief einen Krankenwagen und fuhr mit ihrer Tochter in die Notaufnahme. Dort wurden sowohl das Mädchen als auch seine Mutter aufgrund des Verdachts auf Masern sofort isoliert. Das Masernvirus ist hochansteckend, auch wenn die Infektion mit ihm noch heute zuweilen als harmlose Kinderkrankheit unterschätzt wird. Zwar verlaufen zwei Drittel aller Masernerkrankungen komplikationslos, doch kann die Krankheit zu tödlichen Gehirnentzündungen mit gravierenden Spätfolgen führen.

Der Verdacht auf Masern oder andere durch die Luft übertragbare Viruserkrankungen wie zum Beispiel Röteln wurde jedoch im Krankenhaus durch einen rasch durchgeführten Bluttest zerstreut und die Quarantäne von Mutter und Kind daraufhin wieder aufgehoben. Was aber war dann der Grund für die starken Beschwerden des Mädchens? Gegen welchen unsichtbaren Feind kämpfte ihr Körper mit dem hohen Fieber an?

Da Madeleines Temperatur am Abend auf 38,6 Grad gesunken war und sich die Ärztinnen und Ärzte im Koblenzer Krankenhaus die Symptome ihrer Patientin auch nach weiteren Untersuchungen nicht erklären konnten, traf der leitende Oberarzt eine Entscheidung: Als erfahrenem Mediziner war ihm bewusst, dass Madeleine in eine Klinik mit Maximalversorgung verlegt werden musste. Er nahm Kontakt mit dem nur eine Autostunde entfernten Bonner Universitätsklinikum auf.

Aufgrund Madeleines akuter Symptomatik, den ungeklärten Ursachen und dem Krankheitsverlauf stimmte das Universitätsklinikum einer raschen Verlegung zu. Bereits am nächsten Morgen wurde das Mädchen in Begleitung seiner Mama in einem Krankenwagen auf den Bonner Venusberg gefahren und dort auf die pädiatrische Station aufgenommen. Doch auch die Kinderärzte des Universitätsklinikums waren ratlos und konnten sich das Symptombild nicht erklären. Um weitere, möglicherweise auch seltene Krankheiten auszuschließen, entschieden sich die Mediziner dazu, das angegliederte Zentrum für Seltene Erkrankungen einzubinden.

Hier machte ich mich mit meinen Kolleginnen und Kollegen sofort an die Arbeit. Als Erstes standen ein großes Blutbild und eine erneute eingehende Untersuchung Madeleines auf dem Programm. Als ich den Hals der kleinen Patientin abtastete, stöhnte sie auf. Die Lymphknoten des Mädchens waren erheblich geschwollen und lösten bereits bei leichtem Druck eine starke Schmerzreaktion aus. Das Kind schien außerdem vom Krankentransport außergewöhnlich ermüdet zu sein. In einem Familienzimmer ruhten sich Mutter und Tochter aus und warteten genauso gespannt wie ich auf die Ergebnisse des Labors, die für den nächsten Tag erwartet wurden.

Gegen 22 Uhr drückte Sandrine auf den roten Notfallknopf

neben dem Bett ihrer Tochter. Sie war durch ein unnatürlich lautes Seufzen ihrer Tochter geweckt worden. Als die Nachtschwester mit der diensthabenden Ärztin das Zimmer betrat, war Madeleine schon nicht mehr bei Bewusstsein, und aus ihrem Mundwinkel rann eine dünne Blutspur. Ihre Körpertemperatur lag bei lebensbedrohlichen 41,6 Grad. Umgehend wurde die bewusstlose kleine Patientin auf die Intensivstation verlegt. Hier wurde auch die Quelle der Blutung lokalisiert: Madeleines Zahnfleisch blutete aus unerfindlichen Gründen. Um das extrem hohe Fieber zu senken, wurde Madeleine eine Infusion gelegt und ihr Körper künstlich gekühlt.

Als ich früh am nächsten Morgen die Intensivstation betrat, war Madeleines Mutter in Tränen aufgelöst. Ich bat sie in ein Behandlungszimmer und versuchte im Gespräch mit ihr, weitere Erkenntnisse zu gewinnen. Es musste irgendein Detail geben, was bisher übersehen worden war. Erst jetzt erzählte mir die Mutter des Mädchens beiläufig, dass Madeleine noch vor wenigen Tagen energiegeladen und gesund mit ihrem Opa durch den Garten in Südfrankreich getobt war und dort Pflanzenerde in die großen Kübel aus dem fernen Indien geschichtet hatte.

Jetzt wurde ich hellhörig. Ich erinnerte mich an einen Artikel, den ich kürzlich in einer medizinischen Fachzeitschrift gelesen hatte. In dem wissenschaftlichen Text war es um den Klimawandel, die globale Erderwärmung und die damit verbundene Ausbreitung exotischer Infektionskrankheiten nach Europa gegangen. Mit dieser Information im Hinterkopf begab ich mich in die interdisziplinäre Fallkonferenz, die an diesem Tag nur einen einzigen Tagesordnungspunkt hatte: den akuten intensivmedizinischen Fall der kleinen Madeleine. Zuvor hatte ich ein sehr aufschlussreiches Telefongespräch mit einem Arzt des Hamburger Bernhard-Nocht-Instituts geführt, das auf die Erforschung und Behandlung von Erkrankungen aus dem Bereich der Tropenmedizin spezialisiert ist.

Dieses Mal lief in der Konferenz, die oft lange multidisziplinäre Gespräche zwischen den anwesenden Spezialisten beinhaltet, alles anders als sonst. Ich präsentierte meine Erkenntnisse und sorgte damit bei den meisten meiner Kolleginnen und Kollegen in der Runde für sprachloses Erstaunen. Nur die anwesende Virologin schaute mich sehr aufmerksam an und begann, mir präzise Fragen zu stellen. Wo in Frankreich? Was für Pflanzenkübel? Aus Goa? Interessant.

Eine halbe Stunde später traf eine frische Blutprobe der noch immer stark fiebernden Madeleine im Labor der Uniklinik ein. Nun wurde gezielt nach einem durch die Weibchen der tropischen Tigermücke übertragenen Krankheitserreger gefahndet: dem gefürchteten Dengue-Virus, das noch vor einigen Jahre fast ausschließlich in tropischen Gefilden auftrat. Doch durch die steigenden Temperaturen auf der Erde und den globalen Handel breiteten sich der Wirt (die Tigermücke) und das Virus immer weiter aus – mittlerweile bis nach Südeuropa.

Ab dem fünften Krankheitstag lässt sich das Dengue-Virus anhand seines Erbguts im Labor durch das PCR-Verfahren nachweisen. Die Polymerasekettenreaktion, kurz PCR, die auch Laien spätestens seit der Corona-Pandemie bekannt sein dürfte, ist eine Technik, die es erlaubt, sehr kleine Mengen an DNA schnell und präzise zu identifizieren und millionenfach zu vervielfältigen, sodass sie leicht untersucht werden können. Dies geschah auch in Madeleines Fall – und die Virus-DNA konnte nachgewiesen werden.

Beim sogenannten Dengue-Fieber handelt es sich um eine typische Zoonose, eine Infektion, die in diesem Falle vom Tier auf den Menschen übertragen wird und sich nur symptomatisch behandeln lässt. Das bedeutet, dass die Therapie darauf abzielt, die Symptome der Krankheit zu lindern und den Patientenkomfort zu verbessern, anstatt das Virus direkt zu bekämpfen. In Madeleines Fall umfasste dies die Gabe von fiebersenkenden Mitteln, ausreichender Flüssigkeitszufuhr zur Vermeidung von Dehydration sowie Bettruhe, um dem Körper zu helfen, mit der Infektion fertig zu werden.

Dazu blieb die kleine Patientin noch einen weiteren Tag auf unserer Intensivstation. Dann war das Fieber ausreichend gesenkt. Nach drei weiteren Tagen der Beobachtung konnte das Mädchen geheilt entlassen werden. Der Großvater in Frankreich war indessen im Regenwasser, das sich in den indischen Töpfen befand, auf unbekannte Insektenlarven gestoßen. Im Labor bestätigte sich der Verdacht: Die Larven stammten tatsächlich von der Tigermücke, welche die Reise aus dem fernen Goa überlebt hatte.

➤ Dengue-Fieber

Was?

Dengue ist eine virale Infektion, die durch den Stich von infizierten Tigermücken (Aedes aegypti, auch Gelbfiebermücke genannt, und Aedes albopictus, auch Asiatische Tigermücke genannt) übertragen wird.

Folgen:

Wenn sich jemand mit dem Dengue-Virus ansteckt, bekommt er meistens Fieber, das von leicht bis sehr stark variieren kann. In einigen Fällen kann es zu einer besonders gefährlichen Form kommen, dem sogenannten Dengue-hämorrhagischen Fieber. Dabei handelt es sich um eine ernste Erkrankung, bei der es zu inneren Blutungen kommt, was lebensbedrohlich sein kann.

Häufige Symptome:

hohes Fieber, starke Kopf- und Gliederschmerzen, Schmerzen hinter den Augen, Muskel-, Gelenkschmerzen (daher die Bezeichnung »Knochenbrecher-Fieber«), Hautausschlag und leichte Blutungen.

Ursachen:

Infektion durch eines von vier Dengue-Viren (DENV 1–4). Eine vorherige Infektion mit einem der vier Virentypen bietet keine Immunität gegen die anderen und kann das Risiko für schwerere Verläufe bei späteren Infektionen sogar erhöhen.

Regionen Deutschlands bieten die wärmeren Temperaturen heute ideale Lebensbedingungen für solche Mückenarten oder aber auch für die ursprünglich im Mittelmeerraum heimische (und vor allem durch die Boulevardmedien als giftige Bedrohung dämonisierte) Nosferatuspinne. Das sind die Schattenseiten der Globalisierung: Der Waren- und Personenverkehr zwischen fast allen Ländern der Erde ermöglicht – wie im Fall der kleinen Madeleine – die Ausbreitung von Krankheitsvektoren. Meinst du, dass wir uns in Deutschland dauerhaft auf solche Krankheiten einstellen müssen?

Es ist zumindest eine reale Möglichkeit, die wir durchaus ernst nehmen müssen. Nicht nur Dengue, auch andere Krankheiten könnten sich in unseren Breitengraden ausbreiten. Dies ist ein deutliches Zeichen dafür, wie eng die Themen Gesundheit, Klimawandel und Globalisierung miteinander verknüpft sind.

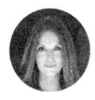
Was kann man dagegen tun? Es klingt, als ginge das Problem weit über die Medizin hinaus.

Tatsächlich müssen wir auf vielen Ebenen agieren. Neben der medizinischen Forschung und Prävention ist es vor allem wichtig, Maßnahmen gegen den Klimawandel zu ergreifen und unsere bisherige Lebensweise zu überdenken. Es geht nicht nur darum, Krankheiten zu behandeln, sondern auch darum, ihre Ausbreitung zu verhindern. Dazu gehört die Erkenntnis, dass Viehzucht und somit letztlich Fleischverzehr dafür sorgen, dass Krankheiten von Wildtieren auf Menschen übergehen. So können gerade sogenannte Megafarmen mit riesigen Viehbeständen und schlechten Haltebedingungen nicht nur in exotischen Ländern als regelrechte Inkubatoren für Zoonosen fungieren. Da muss zum Beispiel nur ein Wildtier, wie etwa eine Fledermaus, dazwischenfunken, und schon kann dieser Erreger im nächsten Schritt auf den Menschen übergehen.

 Die Gesundheit eines Landes oder einer Region hängt also auch von globalen Entwicklungen und Entscheidungen ab. Wir müssen alle zusammenarbeiten, um die Gesundheit und Sicherheit der Erdbevölkerung zu gewährleisten. Hier spielen viele Aspekte eine Rolle. Der Klimawandel etwa beeinflusst nicht nur unser Wetter, sondern auch unsere Gesundheit. Wenn wir gezielt etwas dagegen unternehmen, können wir gleichzeitig die Ausbreitung einiger Krankheiten vermeiden oder zumindest eindämmen. Ich stelle mir Städte vor, in denen es mehr Grünflächen und weniger Autos gibt. Die Luft ist sauberer, was gut für unsere Lungen ist. Zugleich sind Grünflächen kleine Wellness-Oasen, die uns vor großer Hitze schützen und zum Bewegen und Entspannen einladen. Wenn wir mehr zu Fuß gehen oder Fahrrad fahren, tun wir nicht nur der Umwelt, sondern auch unserem Herz einen Gefallen. Und weniger Autos auf der Straße bedeuten weniger umweltschädliche Abgase, und Atemwegserkrankungen nehmen ab. Durch den Klimawandel kann es zudem passieren, dass sauberes Wasser – unser Lebenselixier – knapp wird. Indem wir sicherstellen, dass jeder Zugang zu sauberem Wasser hat, schützen wir uns vor Krankheiten, die durch Parasiten übertragen werden, unter anderem vor Dengue und Malaria. Auch das Essen ist von Belang: Eine nachhaltige, umweltbewusste Landwirtschaft sorgt auch für eine gesündere Ernährung. Das hilft uns und unserem Planeten. Ebenso können unsere Gebäude und die Architektur unserer Städte einen deutlichen Unterschied machen. Wenn wir in Häusern leben, die im Sommer kühl und im Winter warm bleiben, ohne viel Energie zu verbrauchen, ist das gut für unsere Gesundheit und fürs Klima. Nicht zu unterschätzen ist bei alldem die Bedeutung von Bildung. Bildung und Aufklärung zum Thema Klimawandel und Globalisierung in den Kindergärten, Schulen und Universitäten sollten wir unbedingt vorantreiben und immer wieder von der Politik einfordern. Es ist wichtig, Bescheid zu wissen; die Politik muss dafür die Möglichkeit schaffen. Je mehr wir über die Zusammenhänge von Klimawandel und Gesundheit lernen, desto besser können wir uns und unseren Planeten schützen.

Aber wir müssen auch in der Medizin neue Strategien entwickeln. Beispielsweise ist es nicht auszuschließen, dass Dengue und Malaria zukünftig in Deutschland nicht mehr zu den seltenen, sondern zu den häufigeren Erkrankungen zählen werden. Deshalb müssen dringend andere Therapien entwickelt werden. Es gibt mittlerweile etwa schon Impfungen zur Vorbeugung einiger dieser Infektionen. Diese können und müssen weiter verbessert werden.

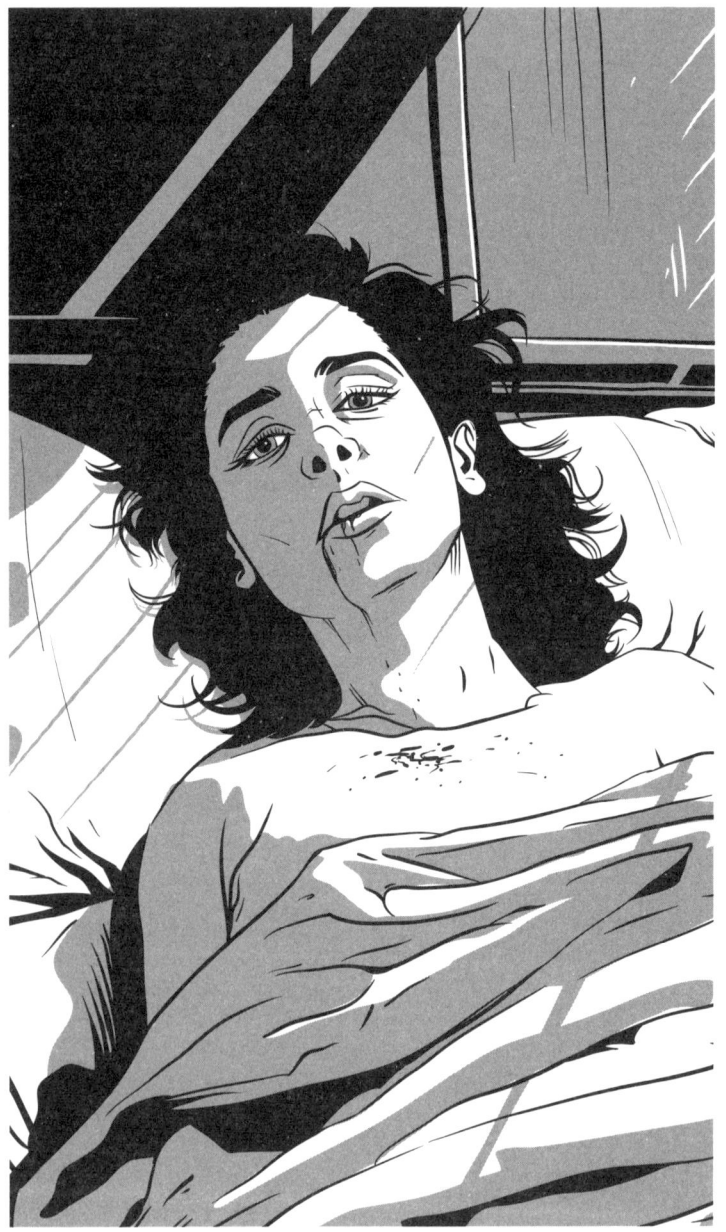

KAPITEL 10
Blutige Wahrheit

Sie erinnern sich sicher noch an das letzte Kapitel, in dem es auch ums Thema Fieber geht. In ihm berichte ich von den verschiedenen Fiebertypen in unserer kleinen Familie und einem lebensbedrohlichen Fieberkrampf meiner Tochter am Weihnachtsfeiertag. Noch nicht gelesen? Macht nichts, ich hatte Ihnen ja eingangs sogar empfohlen, dieses Buch in Ihrer eigenen Reihenfolge zu lesen. Sollten Sie jetzt aber doch interessiert sein, blättern Sie einfach zurück zum Kapitel *Gefährliches Souvenir*.

Ich will hier noch einmal von den für mich und unsere gesamte Familie dramatischen Ereignissen des 26. Dezember 2010 erzählen, weil sie auch auf die seltene Erkrankung hinführen, die in diesem Kapitel eine Rolle spielt. Am frühen Nachmittag des zweiten Weihnachtstages hatte meine Tochter, damals dreieinhalb Jahre alt, während eines Familientreffens auf Mallorca einen schweren, 20 Minuten andauernden Fieberkrampf. Dieser Anfall konnte erst vom Notarzt durch die Injektion eines Sedativums gestoppt werden. Im direkten Anschluss an den verstörenden Zwischenfall wurde sie stationär in eine nahe Klinik aufgenommen. Hier ging das Drama erst richtig los, auch wenn wir zu diesem Zeitpunkt noch davon ausgingen, dass sich unser kleines Mädchen lediglich erkältet hatte und ihre rasant angestiegene Körpertemperatur den Fieberkrampf ausgelöst hatte.

Acht Stunden waren seit dem Anfall unserer Tochter vergangen. Ich hielt sie noch immer in den Armen, nun aber in einem Krankenhausbett. Nach wie vor zeigte sie nur schwache Reaktionen und sprach kein Wort, trotzdem waren wir erleichtert, denn sie atmete. Und das war uns für den Moment genug.

Über einen Tropf wurde ihr eine fiebersenkende Infusion verabreicht, doch ihre Temperatur wollte einfach nicht unter 38,5 Grad sinken. Ich spürte mit meiner mütterlichen Sensorik, dass ihr gesamter Körper in Aufruhr war.

Am späteren Abend kam der diensthabende Arzt ins Zimmer und eröffnete uns, man habe entschieden, sicherheitshalber mit einer Antibiotika-Therapie zu beginnen. Er habe mit dem Kollegen gesprochen, der unsere Tochter ab dem folgenden Tag behandeln würde; auch dieser befürworte eine antibakterielle Therapie.

Trotz seines souveränen Auftretens bemerkte ich die Besorgnis des Arztes. Dieser Tag hatte uns alle das Fürchten gelernt, und so gab ich in vollem Vertrauen auf den medizinischen Sachverstand des Krankenhauspersonals mein Einverständnis und wünschte nur noch das Ende der Nacht herbei. Der Schlaf unserer Tochter war unruhig, sie wirkte flatterig wie ein verletzter Kolibri. Ich wachte neben ihrem Bett.

Am frühen Morgen des nächsten Tages begannen die Untersuchungen. Blut- und Urinproben hatte man bereits nach der Aufnahme am Tag zuvor genommen. Die ersten Ergebnisse gaben jedoch wenig Aufschluss über die Ursache der extrem erhöhten Entzündungswerte in ihrem Körper. Mehr Blut wurde abgenommen und eine ausgedehnte Ultraschalluntersuchung durchgeführt. Doch es war nichts Auffälliges erkennbar, alles sah so weit gut aus. Nur unser Kind nicht.

Das fand auch der neue Arzt, der nun für das Leben und die Gesundheit unserer Tochter zuständig war. Er war es, der das erste Mal offen ansprach, dass ihre Krankheitszeichen sehr ernst seien. Das Fieber sei sehr hoch und nur schwer kontrollierbar.

In der ayurvedischen Medizin würde meine Tochter dem Konstitutionstyp Kapha/Pitta, also Wasser/Feuer zugeordnet werden, wobei Wasser das führende Element wäre. Nach dieser alten Lehre gibt es, wie bereits in einem anderen Kapitel erwähnt, drei Doshas – drei Bioenergien, die für sämtliche Körperfunktionen eines Menschen verantwortlich sind. Das in der Konstitution eines Menschen vorherrschende, am stärksten ausgeprägte der drei Doshas zeigt sich in entsprechenden Körper-, Wesens- und Persönlichkeitsmerkmalen.

Weiter heißt es im Ayurveda, die Welt bestehe seit ihrer Entstehung aus fünf Elementen: dem Äther/Raum, der Luft, dem Wasser, dem Feuer und der Erde – Elemente, die sich auch im Mikrokosmos des Menschen wiederfinden und aus denen, in unterschiedlicher Kombination, die drei Doshas gebildet sind. So setzt sich das Dosha Vata aus Luft und Äther zusammen und steht für die Lebensenergie. Ihm unterstehen die Atmung sowie unser Nervensystem, und es reguliert unsere Bewegungen. Pitta hingegen gilt als Energie der Erhitzung und stellt eine Kombination der Elemente Feuer und Wasser dar. Dieses Dosha ist verantwortlich für sämtliche biochemische Vorgänge in unserem Körper und kontrolliert sowohl unseren Stoffwechsel als auch die Verdauung. Das dritte Dosha heißt Kapha und besteht aus Wasser und Erde. Es reguliert den Aufbau der Körperstrukturen, gilt als formende Energie und trägt die Verantwortung für die Gesundheit unserer Gelenke, ihre Beweglichkeit und Stabilität. Kerngesund ist der Mensch laut der traditionellen indischen Heilkunst, wenn die drei Doshas ausgeglichen sind. Krankheit entsteht dann, wenn ein Ungleichgewicht vorliegt.

Meine Tochter war ganz offensichtlich aus der Balance. Ist Kapha eher feucht und kühl, so wird Pitta Trockenheit und Hitze zugeordnet. Bei meiner Tochter hatte Pitta eindeutig die Kontrolle übernommen. Ihr Körper loderte regelrecht, von Erkältungszeichen wie Schnupfen oder Husten war indes keine Spur. Ihre Atemwege schienen frei – kein Rasseln, kein Schleim. Hatte ich beim Gespräch mit dem Notarzt noch angemerkt, dass Fieber ja grundsätzlich nicht unser Feind sei, sondern ein Zeichen für ein kämpferisches und somit intaktes Immunsystem, konnte ich nun mit ansehen, dass dieses Fieber mit solcher Kraft wütete, dass es meine Tochter zusehends schwächte. Kapha, die kühle, feuchte Süße, war aus ihrem Organismus gewichen, verdampft durch Pitta, das saure, scharfe Feuer, das nun übermächtig schien.

Dass unsere Tochter unter einer metabolischen Azidose – einer stoffwechselbedingten Übersäuerung ihres Blutes – litt, konnte ich sogar riechen. Unsere Tochter mochte oder konnte nichts zu sich nehmen: keine Kohlenhydrate, keinen Zucker – und somit keine Energie. Wenn der Körper nicht genügend Energie aus Kohlenhydraten bekommt, weil vielleicht nicht genug davon in der Ernährung vorhanden ist oder der Körper sie nicht richtig verwenden kann, sucht er nach alternativen Energiequellen. Eine dieser Alternativen ist der Fettstoffwechsel. Der Körper beginnt dann, Fette statt Kohlenhydrate zur Energiegewinnung zu nutzen. Dieser Vorgang wird Ketose genannt.

Während der Ketose werden Fette in der Leber in sogenannte Ketonkörper umgewandelt. Diese Ketonkörper dienen als Energiequelle für den Körper. Allerdings sind Ketonkörper sauer, und wenn sie in großen Mengen produziert werden, führt dies zu einer Ansäuerung des Blutes. Es wird also buchstäblich »Säure freigesetzt«. Obwohl die Ketose ein natürlicher und oft sicherer metabolischer Zustand ist, kann eine zu hohe Konzentration von Ketonkörpern im Blut zu Problemen führen, besonders wenn sie über längere Zeit anhält.

Krankheitserreger lieben ein saures Niveau; viele Krankheiten entstehen überhaupt erst dann, wenn man »sauer ist«. Der Volksmund kennt viele dieser bildhaften Redewendungen, die eigentlich nichts anderes beschreiben als Gesundheitszustände oder deren Schieflage: »Mir kommt die Galle hoch«, »Das schlug ihm auf den Magen«, »Das Blut stockte ihr in den Adern«, »Es brach mir das Herz« oder eben: »Ich bin sauer«.

Unsere Tochter bekam nun Glukoselösung und hoch dosierte Elektrolyte über den Tropf. Ihre Lebensgeister wurden wieder geweckt. Sie sprach – leise, aber bestimmt. Sie forderte eine Geschichte von uns, eine Geschichte von einem wütenden, roten Stier, der ihre Krankheit besiegt. »Mein Kopf brennt, Mama, mein Hirn verbrennt.«

Als ich diese Worte hörte, lief es mir kalt den Rücken herunter. Ich spürte, wie sich meine Nackenhaare aufstellten. Umgehend schrillte mein Alarmsystem auf, und vor meinem geistigen Auge blinkte rot leuchtend nur ein Wort: »Hirnhautentzündung!« Sofort prüfte ich, ob ihr Nacken steif war, ein Leitsymptom der vor allem für Kinder lebensbedrohlichen Meningitis. Gott sei Dank: Ihr Kopf ließ sich nach hinten beugen.

Als der Arzt kurz darauf zur Abendvisite kam, schilderte ich ihm, was sie gesagt hatte, und berichtete von meinem Verdacht. Er untersuchte unsere Tochter eingehend und gab Entwarnung. Bevor er sich verabschiedete, wollte er noch das nächste Antibiotikum ausprobieren, da die drei vorigen Präparate keine Wirkung gezeigt hatten.

Um den Venenzugang zu sichern, gipsten sie den kleinen Arm unserer Tochter ein. »Aber wissen wir denn mittlerweile sicher, dass sie an einer bakteriellen Infektion leidet?«, fragte ich den Arzt. »Die Wahrheit ist, wir wissen immer noch gar nichts«, lautete die Antwort. Eine Vielzahl von Ursachen könnten für den besorgniserregenden Zustand unserer Tochter verantwortlich sein. »Wir haben Blutkulturen angelegt, aber morgen früh müssen wir noch mal Blut abnehmen für weitere Untersuchungen. Und ich habe ein MRT veranlasst, denn auch Tumore können solch hohes Fieber auslösen. Womit wir es hier zu tun haben, wissen nicht wir. Infektionen mit Sepsis-Risiko, also der drohenden Gefahr einer Blutvergiftung, können durch Bakterien, aber auch durch Pilze und Viren oder durch parasitäre Organismen entstehen. Momentan können wir nur die Krankheiten ausschließen, gegen die ihre Tochter geimpft ist.«

Mit diesen beängstigenden Worten verabschiedete sich der Arzt. Der Albtraum, in dem wir seit zwei Tagen lebten, hatte eine neue Dimension erreicht. Als mein Mann mit unserem kleinen Sohn und meiner Mutter hereinkam, um Gute Nacht zu sagen, hallte das Gesagte noch im Raum nach. Aber ich sprach diese entsetzlichen Worte wie in Trance noch einmal aus: Tumore, Sepsis. Als könne ich ihnen allein durch den Klang meiner Stimme ihren Schrecken nehmen. Auf keinen Fall durften Tumore die Ursache sein, und eine Sepsis, eine Blutvergiftung, sollte es um Himmels willen auch nicht sein.

Ich gab die Hoffnung nicht auf. Vielleicht würde sich ihr Zustand ja in dieser Nacht bessern. Sicherlich würde das neue Antibiotikum anschlagen.

Unser kleiner Sohn malte seiner Schwester bunte Punkte auf den Gips. Als ich wieder mit unserem kranken Kind allein war, starrte ich die Punkte an und konnte bei ihrem Anblick nur an Bakterien, Pilze, Viren und Parasiten denken. Was war es, was unsere Tochter so krank machte? Ich versuchte, meine kreisenden Gedanken zu ordnen und in meinem Kopf die letzten Wochen durchzugehen. Hatte sich unser Mädchen unbemerkt verletzt? Auch durch kleine Wunden könnten Erreger in ihren Körper gelangt sein. Wo überall waren wir gewesen? Bei den Pferden natürlich, wie jeden Tag. Wir hatten auf dem Reitplatz gespielt, kurz nachdem neuer Sand vom Strand gebracht worden war. Am nächsten Tag hatte ich bei den Kindern Läuse entdeckt. Konnte der feine Sand auch Schlimmeres in unser Leben gebracht haben?

Ich erinnerte mich an das Jahr 2000, als ich in Rio de Janeiro unter anderem in der Favela Rocinha gedreht hatte. Man warnte die Filmcrew vor den hygienischen Bedingungen in diesem Elendsviertel, unter anderem vor krank machenden Fäkalbakterien im Sand der unbefestigten Straßen. Doch obwohl wir mehrere Tage dort verbrachten, blieben alle im Team gesund. Erst der Strand der weltberühmten Copacabana wurde uns zum Verhängnis. Es war verboten, ins Meer zu gehen, was einige Kolleginnen und ich erst bemerkten, als wir an einem drehfreien Sonntag schon mit den Füßen im Wasser eine Weile im Sand gesessen und später Volleyball gespielt hatten. Als Sprühflugzeuge am Himmel auftauchten, rannten wir in unser Hotel und sahen aus sicherer Entfernung dabei zu, wie der gesamte Strand besprüht wurde. Wir hatten die lose im Wind flatternden Absperrbänder nicht bemerkt und die Schilder nicht gelesen, auf denen geschrieben stand, dass der gesamte Strand mit Bakterien kontaminiert war. Einige Teammitglieder, darunter auch ich, mussten noch in derselben Nacht medizinisch behandelt werden, weil sich Infektionssymptome wie Erbrechen, Durchfall und Fieber in einer derartigen Heftigkeit gezeigt hatten, dass wir innerhalb weniger Stunden dehydriert und desorientiert, sprich ernsthaft erkrankt waren. Infektiöses Abwasser war nach starkem Regen ins Meer geflossen und von den Wellen an den Strand gebracht worden. Etwas, was übrigens auch an Mittelmeerstränden häufiger passiert.

E-coli-Bakterien, Shigellen, Campylobacter, Salmonellen – alles, was über Fäkalien ausgeschieden wird, findet sich in Abwässern. Könnten solche Erreger auch im Körper unserer Tochter ihr Unwesen treiben? Die Schafe auf unserem Land, die wilden Katzen, unsere Hunde: Welche Krankheiten konnten sie auf uns Menschen übertragen? Der Turm und der Dachboden meiner Schwiegermutter, den wir heimlich erkundet hatten, war staubig, der Boden bedeckt mit Vogel- und Fledermauskot. Hatte unsere Tochter versehentlich etwas davon in den Mund bekommen und geschluckt oder den aufgewirbelten Staub eingeatmet? Litt sie an einer Zoonose, einer von einem Tier übertragenen Krankheit? Oder waren Pilzsporen in ihre Lungen gelangt? Wann ließen sich endlich entsprechende Antikörper und die Ursache für ihren erbärmlichen Gesundheitszustand feststellen? Wie lange würde es dauern, eine Infektion in den Blutkulturen nachzuweisen? Spielen im Dreck stärke das Immunsystem, hieß es doch immer …

In diesen Tagen, während all meiner detektivischen Überlegungen, geißelte ich mich selbst. Ich musste mir eingestehen, dass unsere Kinder wesentlich mehr Zeit im Dreck unseres rustikalen Heimatortes verbrachten als in unserem relativ sauberen Haus. Ihr eigentliches Zuhause war zwischen all den Tieren, und obwohl ich diesen Umstand immer geliebt und geradezu als Privileg angesehen hatte, fand ich nun, ich sei eine fahrlässige Mutter.

Die Nacht sollte die so sehnlich erhoffte Besserung nicht bringen. Ganz im Gegenteil, das Fieber stieg trotz der Medikamente auf 40 Grad. Unsere Tochter stöhnte immerzu, ihr Herz schlug schnell, während das meine zu brechen drohte. Ihr Puls war flach. Alle zehn Minuten prüfte ich, ob ihr Nacken noch beweglich war, solche Angst hatte ich, sie könnte doch eine unentdeckte Meningitis haben.

Am nächsten Morgen kam die ernüchternde Bestätigung aus dem Labor: Auch das neue Antibiotikum wirkte nicht. Was immer das hohe Fieber auslöste, es gewann an Macht, während unsere Tochter zunehmend an Substanz und Lebenskraft verlor. Tapfer ließ sie sich in die Röhre des Magnetresonanztomografen schieben, »Ich bin ganz müde, Mama«, murmelte sie, kaum hörbar.

Hoffentlich finden sie keine Tumore, aber hoffentlich finden sie eine Ursache, dachte ich – einen Entzündungsherd oder irgendetwas, das man bekämpfen kann. Etwas Heilbares. Warten auf die Ergebnisse. Nachdenken, ich musste weiter nachdenken. Was hatte ich nicht bedacht? In meiner wachsenden Panik wollte es mir nicht einfallen. Mein Hirn verschmorte offensichtlich auch so langsam.

Der Zustand unserer Tochter verschlechterte sich weiter. Alle zwei Stunden schoss ihr Fieber über die 41-Grad-Grenze. Die verschiedenen fiebersenkenden Medikamente hatten nurmehr eine sehr verkürzte Wirkdauer. Lebensgefährlich wird es für Kinder, so las ich auf meinem Smartphone, ab einer Körpertemperatur von über 41,5 Grad Celsius. Dann werden die körpereigenen Eiweiße zerstört, und irreversible Schäden sind unvermeidbar. Diese Angst ... Am Tropf wechselten sich weiterhin fiebersenkende- und entzündungshemmende Medikamente ab.

Am Abend kam der Arzt. Sie hatten nichts gefunden – keine Tumore, keine Entzündungsherde, nichts. Aber die Blutwerte hatten sich drastisch verschlechtert. Unsere Tochter litt unter einer beginnenden Blutvergiftung. Ihr Immunsystem kam offenbar schlicht nicht gegen die unsichtbaren Erreger an, und so konnten sich die Feinde ungehemmt ausbreiten. Das Resultat: Ihr Immunsystem reagierte über, und nun war ihr gesamter Körper entzündet, im wahrsten Sinne des Wortes loderte Feuerhitze darin.

Das Wort Sepsis kommt aus dem Griechischen und bedeutet »Fäulnis«. Ihr Blut sei mittlerweile so dick, so der Arzt, dass die Durchblutung unzureichend werde. Mir war, als täte sich der Boden unter mir auf. »Wir haben eine Schlacht zu gewinnen«, sagte er noch.

In einer Schlacht, dachte ich, weiß man, gegen wen man antritt und welche Waffen man wählen muss. Das versuchte ich mit unzureichendem Spanisch auszudrücken. Der Arzt gab mir seine Mobilfunknummer, hängte das nächste Antibiotikum an den Tropf und drehte den Ton der Überwachungsmonitore leiser.

Meine Tochter bat längst nicht mehr um Geschichten, dafür war sie zu schwach. »Der rote Stier, Mama, der ist jetzt in mir drin, und er ist sehr, sehr wütend. Mir ist so heiß außen, aber drinnen drin ist es ganz kalt.« Ich hielt sie in den Armen und betete und dachte an all die Kinder, die gerade eine Schlacht verloren hatten, und an die Eltern, deren Gebete nicht erhört worden waren. Ich zählte die Tropfen des Antibiotikums, das in ihren Körper lief, und dämmerte ein.

Aber etwas Ungewöhnliches hätten die Ärzte doch sehen müssen! Plötzlich war ich wieder hellwach. Niemand hatte die Paukenröhrchen erwähnt, die meiner Tochter wenige Wochen zuvor wegen ihrer ständig wiederkehrenden Mittelohrentzündungen operativ eingesetzt worden waren. Was, wenn der Erreger nicht irgendwie »eingedrungen«, sondern während des »harmlosen kleinen Eingriffs« gewissermaßen als blinder

Passagier in ihren Organismus richtiggehend »eingeschleppt« worden war?

Ich rief sofort den Arzt an und erzählte aufgeregt davon. Nur eine Dreiviertelstunde später war er wieder in der Klinik und sah sich die MRT-Bilder erneut an. Nichts: Da waren keine Paukenröhrchen! Eine Entzündung musste nach der Operation entstanden sein, und der Organismus musste die Paukenröhrchen daraufhin unbemerkt abgestoßen haben. Sie sind so klein, dass sie nicht auffallen, wenn sie beim Spielen aus dem Ohr fallen oder im Schlaf aus dem Bett kullern. Ohrenschmerzen war unsere Tochter gewohnt, daher hatte sie die Schmerzen durch diese Entzündung wohl als normal hingenommen und uns Erwachsenen gegenüber nicht erwähnt.

Es hatte also einen Entzündungsherd gegeben, mit dem das Immunsystem unserer Tochter überfordert gewesen war. Ich sah den Arzt an, als die erschreckende Erkenntnis in mein Bewusstsein trat, dass wir es höchstwahrscheinlich mit einem unbekannten multiresistenten Keim zu tun hatten. Als hätte er meine Gedanken gelesen, nickte er. »Animo!«, sagte er, was gemeinhin mit »Kopf hoch« übersetzt wird. »Animo« ist auch der Mut und die menschliche Fähigkeit, Emotionen und Affekte zu erleben und zu verstehen. Angst beiseite, stattdessen Mut – »Animo«, es gab eine Schlacht zu schlagen, und die einzige Option war, sie zu gewinnen.

Die Ergebnisse der ersten angelegten Bakterienkulturen waren nicht aufschlussreich gewesen. Die Resultate der zweiten, breiter angelegten Kulturen, bei denen gleichzeitig getestet wurde, welche Antibiotika wirkten und gegen welche die Keime resistent waren, würden möglicherweise noch 48 Stunden auf sich warten lassen. Angesichts des Zustands unserer Tochter war das eine unvorstellbar lange Zeit. Zeit, die wir nicht hatten.

»Es wird doch so viel geforscht«, sagte ich dem Arzt. »Ich rufe jetzt meinen Mann an, er soll uns ein Medikament bringen, das ich auf Anraten eines Arztes aus Sri Lanka besorgt habe, der sowohl Medizin als auch Ayurveda studiert hat.« Es handelte sich um Kapseln aus dem Öl des wilden Oregano. Das Öl wirkt gegen Bakterien, hat aber darüber hinaus auch eine antivirale und antimykotische Wirkung, bekämpft also gleichzeitig Bakterien, Viren und Pilze. Zusätzlich sagt man dem pflanzlichen Präparat eine durchblutungsfördernde, entzündungshemmende und schmerzstillende Wirkung nach. »Lachen Sie mich bitte nicht aus«, bat ich den Arzt, »der Mediziner aus Sri Lanka sagte mir, es gebe aussagekräftige Studien, und er hielte Oregano für die potenteste Medizin, die der Mittelmeerraum zu bieten habe. Und es wirke auch gegen multiresistente Krankenhauskeime.«

Das ätherische Öl ist ein außergewöhnlich kraftvolles natürliches Antibiotikum. In einer Studie der Georgetown University fand man heraus, dass es anstelle herkömmlicher Antibiotika zur Behandlung von Infektionen mit MRSA-Staphylokokken eingesetzt werden kann. Das sind multiresistente Bakterien, die gegen die standardmäßig eingesetzten Antibiotika bereits Resistenzen entwickelt haben und daher jedes Jahr für viele Tausend Todesfälle sorgen. Die im wilden Oregano enthaltenen Polyphenole (Antioxidantien) zerstören dagegen auch solche Bakterien, die gegen herkömmliche Antibiotika resistent sind.

Der Arzt, der nun unsere Tochter auf Mallorca behandelte, selbst Vater von zwei Kindern, drückte gerade sanft die kleine Hand unseres Kindes, die aus dem Gips herausragte. Er lachte nicht und sagte: »Sie besorgen die Kapseln, ich rufe einen Kollegen in Madrid an; der hat gerade in Brasilien an einer Studie mitgearbeitet, bei der es um ein neuartiges Antibiotikum geht. Vielleicht kann er uns helfen, er ist noch nie einer Schlacht aus dem Weg gegangen.« Er ging. Eine junge Ärztin kam.

Ich wurde darüber informiert, dass, sollten die Extremitäten unseres Kindes absterben, es immer noch Möglichkeiten gab: Blutwäsche, Amputation, Prothesen ... Ich wollte von alldem nichts hören, legte mich wieder zu meiner Tochter und wartete auf meinen Mann, der mit den Oregano-Kapseln unterwegs war, obwohl er rein gar nichts davon hielt, sie unserer Tochter zu geben. Und ich wartete auf den behandelnden Arzt, der hoffentlich positive Rückmeldung von seinem Kollegen mitbrachte. Brasilien wird uns Glück bringen, dachte ich vollkommen übermüdet und mental auf Autopilot. Ich habe die Scheiße aus dem Sand der Copacabana überlebt, und unsere Tochter wird das hier überleben.

Als der Arzt kam, hatte meine Tochter schon die erste Dosis Oregano-Öl von mir bekommen. »Das kann ihr doch jedenfalls nicht schaden, oder?«, fragte ich.

»Wenn mein Kollege aus Sri Lanka darauf schwört – wir kämpfen mit allem, was uns die medizinische Waffenkammer bietet«, antwortete er. »Mein Kollege aus Madrid schickt das Antibiotikum, von dem ich sprach, mit der ersten Maschine morgen früh auf die Insel.« Der Arzt hatte grünes Licht bekommen, das Medikament zur Behandlung bakterieller Infektionen im Offlabel-Use, also bevor es von der Arzneimittelbehörde zugelassen war, einzusetzen. Allerdings musste vor der Behandlung auch hier die Ampel auf Grün stehen und am nächsten Morgen ein Board von mindestens acht Ärzten und die Klinikleitung der experimentellen Therapie zustimmen.

»Versuchen wir nun alle zu schlafen. Wir sehen uns morgen früh wieder«, sagte der Arzt. Ein frommer Wunsch, dachte ich.

Der Herzschlag unseres Kindes nahm während der Nacht wechselweise Fahrt auf und verlangsamte sich anschließend wieder. Ich wachte, einmal mehr, an ihrem Bett.

Um kurz nach sieben steckte der Arzt den Kopf durch die Tür: »Wie geht es ihr?«

»Stabil schlecht, aber stabil«, antwortete ich und weiß bis heute nicht, ob man einen Zustand so bezeichnen kann.

»Wenn alles gut geht, hängen wir um halb neun das neue Medikament an; wenn nicht, muss Ihr Oregano allein wirken.«

Spätestens ab hier erinnere ich mich nur noch lückenhaft. Das Board der acht Ärzte verschiedener Fakultäten war zum entscheidenden Konsil zusammengekommen. Eine Ärztin klärte mich darüber auf, dass es sich um ein neues Medikament handele und es über diese eine brasilianische Studie hinaus keine Erfahrungswerte gebe. Mein Mann war mit unserem Sohn zu Hause. Ich entschied allein: Brasilien ist die Rettung, »at the Copa, Copacabana«, dudelte es in meinem Kopf.

Um acht gab ich meinem Kind eine weitere Kapsel mit dem Öl des wilden Oregano, eine Dreiviertelstunde später hängten sie das neue Medikament an den Tropf. Wir warteten. Unsere Tochter schlief, ich hielt sie in den Armen.

Um 14 Uhr schreckte ich hoch, ich war eingeschlafen. »Es muss ihr besser gehen«, sagte mein Mann, der nun auf der anderen Seite des Bettes saß und unsere Tochter betrachtete, »sonst wärst du nicht eingeschlafen.«

In der Tat, sie fühlte sich besser an, ihr Schlaf wirkte das erste Mal seit Tagen wie ein heilsamer Schlaf. Sie atmete viel ruhiger und ihr Körper bebte nicht mehr. Ich war mir in diesem Moment nicht sicher, ob dies gute Zeichen waren. Vielleicht war es auch die einsetzende Agonie?

Um 20 Uhr war das Fieber auf 38,8 Grad gesunken. Um 23 Uhr hatte sie keine kalten Füße mehr. Um sieben Uhr morgens dann wollte sie »am liebsten Kakao und Erdbeeren«. Ich kann nicht beschreiben, wie gern ich das hörte.

Ich strahlte den behandelnden Arzt an: »Sie haben diese Schlacht gewonnen, Sie und Ihr Kollege aus Madrid und Ihre Kollegen hier. Sie alle.« Er erwiderte: »Sie haben Ihre Tochter zu warm eingepackt, deshalb hatte sie den Fieberkrampf.« Erst einen Moment später verstand ich, dass dies das Gegenteil eines Vorwurfs war. »Wer weiß, ohne den Fieberkrampf wäre sie gar nicht hier eingeliefert worden. Sie hätten ihre Symptome vielleicht zu lange unterschätzt, und es wäre kostbare Zeit verloren gegangen.«

»Das Leben ist filigran, ein sensibles Geflecht. Immer kann alles damit passieren«, sagte ich.

Unsere Tochter fragte: »Was hast du da am Finger, Mama?« Sie zeigte auf meinen Fingerverband.

»Weißt du noch, dass wir bei Tante Christina waren? Ich dachte, du hättest ein Bonbon verschluckt, und wollte es aus deinem Hals holen, da hast du zugebissen.«

»Da habe ich aber feste gebeißt, Mama! Du musst gut aufpassen, Mama, ich beiße so fest wie ein Löwe oder ein Tiger oder wie ein roter, wütender Stier.«

Der beginnenden Blutvergiftung durch den fehlgeleiteten Angriff der körpereigenen Abwehr im Inneren unserer Tochter konnte Einhalt geboten werden. Den resistenten Keimen, die in ihr wüteten, war der Garaus gemacht worden. Ob das neue Antibiotikum oder der wilde Oregano das Rennen gemacht hatte? Die Frage stellte sich einfach nicht. Vor lauter Glück über die Genesung unserer Tochter habe ich darüber bis heute nie ausführlich nachgedacht. Ich erzähle Ihnen diese Geschichte nicht, um für das eine – die moderne Wissenschaft – oder das andere – die Traditionelle europäische Medizin – zu werben, sehr wohl aber dafür, mit dem einen nicht das andere auszuschließen.

Unser Körper ist wie eine gut organisierte Festung aufgebaut. Es gibt Abwehrmauern und Wächter, die rund um die Uhr darauf trainiert sind, Eindringlinge abzuwehren. Diese Eindringlinge können Bakterien, Viren, Pilze oder andere Mikroorganismen sein, die Krankheiten verursachen. Unser Immunsystem ist die Verteidigungstruppe unseres Körpers und ziemlich gut darauf trainiert, Krankheitserreger zu bekämpfen und uns gesund zu halten.

Doch manchmal gelingt es Mikroorganismen wie Bakterien, Pilzen oder Viren, unsere Verteidigungswälle zu durchbrechen und unser Immunsystem zu überlisten. Was folgt, ist eine Infektion. In den meisten Fällen erkennt unser Immunsystem die Attacke auf unseren Körper und bekämpft die Infektion, und zwar genau dort, wo sie begonnen hat. Wir alle kennen etwa das typische Halsbrennen bei einer Infektion der oberen Atemwege. Wir merken die Entzündung auch an Symptomen wie Rötung und Schwellung im Halsbereich.

Meistens geht eine Infektion glimpflich über die Bühne. Doch es gibt auch Situationen, in denen sie so stark wird, dass die lokalen Abwehrkräfte nicht mehr ausreichen. Dann kann es passieren, dass unser Immunsystem überschießt und auf unkontrollierte Weise reagiert. Vom Immunsystem werden in diesem Fall Signale ausgesendet, die zu einer systemweiten Entzündungsreaktion im ganzen Körper führen. Diese Reaktion kann so stark sein, dass sie nicht nur die Krankheitserreger, sondern auch die körpereigenen Zellen angreift, was unseren Organismus in eine lebensbedrohliche Situation bringen kann. Wir bezeichnen diesen Zustand als Sepsis, als Blutvergiftung.

Eine Sepsis ist also eine außer Kontrolle geratene Entzündung. Sie kann sich aus scheinbar harmlosen Ursachen entwickeln. Selbst kleinere Infektionen, etwa durch einen ausgedrückten Pickel oder eine Blasenentzündung, können zu einer Sepsis führen, wenn sie nicht richtig behandelt werden. Meist führt eine Sepsis zu starkem Blutdruckabfall, und lebenswichtige Organe wie Niere, Leber und Herz geben nach und nach ihren Dienst auf. Ohne schnelle, effektive Behandlung kann eine Blutvergiftung rasch zu einem septischen Schock führen, der ohne sofortige medizinische Intervention nicht selten mit einem tödlichen Multiorganversagen endet. Klassische Symptome einer beginnenden Sepsis sind Fieber, eine erhöhte Herzfrequenz, ungewöhnlich schnelle Atmung, Schmerzen, Desorientierung und Verwirrtheit.

Tritt eine Sepsis auf, dann zählt jede Minute, denn es handelt sich um einen ebenso ernsten medizinischen Notfall wie ein Schlaganfall oder ein Herzinfarkt. Nur rasches Handeln und intensivmedizinische Maßnahmen retten das Leben der Betroffenen. Hierzu gehören die Unterstützung der Atmung und eine Blutdruckstabilisierung, um ein drohendes Multiorganversagen zu verhindern.

Überlebende einer Sepsis können langfristige physische und psychische Schäden zurückbehalten, beispielsweise chronische Schmerzen, Konzentrations- und Gedächtnisstörungen, aber auch posttraumatische Belastungsstörungen und eingeschränkte Organfunktionen. Eine Sepsis ist eine komplexe Erkrankung, die nach wie vor weltweit zu den häufigsten Todesursachen zählt. Gegenwärtig steigt die Anzahl der gemeldeten Sepsis-Fälle in Deutschland an. Dies ist vor allem auf eine Zunahme resistenter Keime zurückzuführen. Aber auch der demografische Wandel, sprich, eine immer älter werdende Bevölkerung und die damit einhergehende Zunahme an invasiven medizinischen Verfahren wie Operationen und Katheterisierungen (die immer mit Infektionsrisiken verbunden sind) spielen eine wesentliche Rolle.

Eine Sepsis kann grundsätzlich jeden treffen, auch wenn bestimmte Personengruppen gefährdeter sind als andere. Zu den Risikogruppen gehören, wie im Fall von Esthers Tochter, kleine Kinder, aber auch ältere Menschen sowie Personen mit geschwächtem Immunsystem und chronischen Erkrankungen. Glücklicherweise helfen Impfungen, beispielsweise gegen Pneumokokken oder Influenza, das Risiko einer Blutvergiftung erheblich zu reduzieren. Darüber hinaus wird weltweit akribisch zum Thema Sepsis geforscht und an innovativen Therapien getüftelt. Ein bevorzugtes Forschungsthema ist beispielsweise die Suche nach geeigneten Biomarkern, die eine frühzeitigere Diagnose und Therapie ermöglichen sollen. Und natürlich helfen Aufklärungskampagnen, beispielsweise im weltweiten Maßstab von meiner Lieblingsorganisation, der World Health Organization (WHO), ein besseres Bewusstsein für die Gefahren einer Sepsis zu schaffen. Auch unser Buch soll seinen Teil dazu beitragen.

Eine aktuelle, vor allem für unsere kleinen Patienten wichtige Neuigkeit möchte ich nicht unerwähnt lassen. Denn sie stimmt mich optimistisch, und was gibt es für einen Arzt Schöneres, als auch einmal der Überbringer guter Nachrichten zu sein? Wie gesagt, spielt bei der Blutvergiftung oder Sepsis eine möglichst rasche Diagnose und konsequente Therapie die entscheidende Rolle für eine gute Prognose. Sogenannte Diagnose-Scores können Ärztinnen und Ärzten dabei helfen, die wertvolle Zeit bis zur Diagnosestellung zu verkürzen. In der Welt der Medizin markierte das Jahr 2016 einen Wendepunkt in der Erkennung und Behandlung von Sepsis, allerdings nur bei Erwachsenen. Mit der Einführung des SOFA-

Scores (Sequential Organ Failure Assessment Score) erlebte die Diagnostik einen bemerkenswerten Fortschritt.

Der SOFA-Score ist ein wichtiges Werkzeug in der Intensivmedizin, das Ärzten dabei hilft, das Ausmaß einer Organschädigung bei Patienten zu beurteilen, die eine Blutvergiftung entwickelt haben. Man kann sich den SOFA-Score wie ein medizinisches Bewertungssystem vorstellen, das ähnlich funktioniert wie ein umfassender Gesundheits-Check-up für sechs lebenswichtige Organsysteme: Atmung, Blut, Leber, Herz-Kreislauf, Nieren und das zentrale Nervensystem.

Für jedes dieser sechs Organsysteme gibt es eine Punktzahl, die, basierend auf spezifischen medizinischen Messwerten, berechnet wird. Diese Punkte reichen von 0 (normal funktionierendes Organ) bis zu einem höheren Wert, der auf eine schwere Funktionsstörung oder ein Versagen des Organs hinweist. Wenn man alle Punkte zusammenzählt, erhält man den Gesamt-SOFA-Score des Patienten. Ein niedriger Gesamtwert deutet auf eine gute Organfunktion hin, während ein hoher Wert ein Warnsignal darstellt und auf ein erhöhtes Risiko für schwerwiegende Komplikationen oder sogar den Tod hinweisen kann.

Durch die regelmäßige Bewertung des SOFA-Scores, typischerweise alle 24 Stunden, können Ärzte verfolgen, wie sich der Zustand eines Patienten im Laufe der Zeit verändert. Verbessert sich der SOFA-Score, könnte das ein Zeichen dafür sein, dass die Behandlung wirkt und der Patient auf dem Weg der Besserung ist. Verschlechtert sich der Score, müssen die Ärzte möglicherweise ihre Strategie anpassen, um den Patienten effektiver zu unterstützen und das Risiko eines tödlichen Ausgangs zu verringern. In der hoch dynamischen Umgebung einer Intensivstation bietet der SOFA-Score somit eine lebenswichtige Momentaufnahme der Gesundheit eines Patienten und hilft dem medizinischen Team, fundierte Entscheidungen über die weitere Behandlung zu treffen.

Unverständlicherweise aber blieben die Kriterien zur Diagnose von Sepsis bei Kindern fast zwei Jahrzehnte lang unverändert. Deshalb war die Vorstellung des Phoenix-Sepsis-Score durch eine internationale Expertengruppe im Januar 2024 ein Meilenstein. Inspiriert von der Idee des SOFA-Scores, hatten sich die Experten daran gemacht, neue klinische, auf künstlicher Intelligenz basierende Richtlinien speziell für die Erkennung und Behandlung von Sepsis und septischem Schock bei Kindern zu entwickeln. Diese Richtlinien sollen es ermöglichen, die Sterblichkeitsrisiken bei Kindern mit Verdacht auf Infektion zuverlässig vorherzusagen und dadurch rechtzeitig lebensrettende Maßnahmen (wie Antibiotika-Therapie oder Verlegung auf die Intensivstation) einzuleiten. Die Wissenschaftler, die den Phoenix-Sepsis-Score entwickelt haben, hatten ein weiteres wichtiges Ziel: Sie wollten verhindern, dass Menschen fälschlicherweise als zu krank diagnostiziert werden. Das passiert manchmal, wenn die Kriterien für eine Krankheit zu weit gefasst sind. Eine solche Überdiagnostik kann sowohl für den einzelnen Patienten als auch für die Forschung problematisch sein.

Für den einzelnen Patienten bedeutet eine Fehldiagnose, dass er möglicherweise unnötige, teure und manchmal sogar riskante Behandlungen erhält. Man stelle sich vor, man erhält Medikamente, die man nicht braucht, oder eine Operation, die nicht notwendig ist. Das wäre nicht nur belastend, sondern gefährdet auch die Gesundheit.

In der Forschung führt die Überdiagnostik dazu, dass die Daten, die Wissenschaftler sammeln, nicht genau sind. Wenn zu viele Menschen fälschlicherweise als krank eingestuft werden, könnte es so aussehen, als komme eine Krankheit viel häufiger vor, als es tatsächlich der Fall ist. Das kann die Ergebnisse von Studien verzerren und es schwer machen, die Krankheit richtig zu verstehen und zu behandeln.

Deshalb haben die Entwickler des Phoenix-Sepsis-Scores hart daran gearbeitet, ein Werkzeug zu schaffen, das genau und zuverlässig feststellen kann, wer wirklich eine Sepsis hat. Ihr Ziel war es, die Behandlung für Patienten zu verbessern und sicherzustellen, dass die Forschung auf soliden, genauen Daten basiert.

Trotz dieser Fortschritte bleibt zu beachten, dass auch der Phoenix-Sepsis-Score nicht frei von Fehlern ist und das klinische Urteil des behandelnden Teams nicht ersetzen, sondern nur ergänzen kann. Hier, wie in vielen anderen Bereichen des Lebens, sollten menschliche und künstliche Intelligenz Hand in Hand arbeiten, um optimale Resultate zu erzielen und die Fehlerquote immer weiter zu minimieren.

Interessanterweise wurden Früh- und Neugeborene aufgrund spezifischer Herausforderungen von der Anwendung des Phoenix-Sepsis-Score ausgeschlossen. Die Experten empfehlen, weitere Forschungsanstrengungen zu unternehmen, um auch für diese besonders verletzliche Altersgruppe angemessene Diagnosekriterien zu entwickeln.

Auch in unserem nächsten Fall wirft das tückische Phänomen einer drohenden Sepsis einen dunklen Schatten auf das Leben einer besonders rätselhaften Patientin ohne Diagnose.

Blut gilt als Elixier des Lebens. Auf der anderen Seite löst der Anblick der roten Flüssigkeit bei vielen extremes Unwohlsein oder sogar Angst und Ekel aus. Und spuckt ein junger, zuvor gesunder Mensch aus mysteriösen Gründen immer wieder

Blut, ist das für ihn so verstörend, dass es Todesangst auslösen kann.

An einem verregneten Donnerstagabend im November betrat Sandra S., eine zierliche junge Frau, in Tränen aufgelöst die Notaufnahme eines Krankenhauses in Siegburg. Sie war blass wie ein Gespenst und wiederholte immer wieder denselben Satz: »Lassen Sie mich bitte nicht verbluten!« Die diensthabende Assistenzärztin Dr. Fiona S. erkannte blanke Panik in ihrem Gesicht.

Als die Ärztin ihr ein Beruhigungsmittel in den Unterarm injizieren wollte, nahm Sandra ihren großen Schal ab und zeigte stumm auf ein Stück rundes Plastik, das oberhalb ihres Schlüsselbeins aus der Haut ragte. Beim Anblick des zentralvenösen Katheters wurde meiner Kollegin sofort klar, dass die medizinische Vorgeschichte der jungen Frau ernst sein musste. Allerdings wunderte sich die Ärztin, warum die Patientin mit einem zentralvenösen Katheter versehen worden war. Normalerweise arbeitete man mit dieser Art Katheter nämlich nur während einer stationären Behandlung. Sowohl der an ihrer fahlen Gesichtsfarbe erkennbare Blutverlust als auch der schlechte Gesamtzustand der Patientin ließen nur eine Entscheidung zu: Sandra wurde zur engmaschigen Beobachtung in die Intensivstation eingewiesen.

Die Ärztin verabreichte der unsicher wirkenden Frau aufgrund des deutlichen Blutverlusts neben einem Beruhigungsmittel gleich mehrere Blutkonserven. Während Sandra an die Überwachungsmonitore angeschlossen wurde, berichtete sie mit zittriger Stimme, dass sie sich an manchen Tagen mehrmals blutig erbrach. Dann schlief sie unvermittelt ein. Auch die Medizinerin zog sich nach einer langen Schicht in den Ruheraum der Station zurück.

Die Nacht verlief ruhig und ohne weitere Vorkommnisse.

Sandra war in ein Einzelzimmer verlegt worden, um sich dort ungestört erholen zu können. Dort setzte Dr. S. am nächsten Vormittag ihre Anamnese fort. Die nun vorliegenden Laborbefunde zeigten, wenig überraschend, einen stark verringerten Hämoglobin-Wert und erheblich reduzierte Eisenwerte.

Die noch immer matte Patientin erzählte der Ärztin traurig von ihrem großen Traum, Krankenschwester zu werden. Wegen permanenter Übelkeit, eines unerklärlichen Gewichtsverlusts, wiederholter Kreislaufzusammenbrüche und den daraus resultierenden Fehlzeiten hatte sie diese Ausbildung allerdings anderthalb Jahre zuvor abbrechen müssen. Trotz aufwendiger Untersuchungen hatte bisher kein Mediziner ihre mysteriösen Symptome erklären können. Nachdem verschiedene Ärzte Sandra über Monate hinweg immer wieder krankgeschrieben hatten, war sie – mit gerade einmal Mitte zwanzig – frühverrentet worden. Ihr Traum, kranken Menschen zu helfen, war ausgeträumt. Stattdessen landete sie nun selbst ständig aufs Neue in Krankenhausbetten und blickte in die ratlosen und besorgten Gesichter von Medizinern, Schwestern und Krankenpflegern. In der einfühlsamen, fast gleichaltrigen Dr. S., die ihr viel Zeit und Aufmerksamkeit schenkte, schien Sandra endlich eine Verbündete gefunden zu haben, die ihr offensichtlich helfen wollte.

Nachdem die Ärztin ihre erschöpfte Patientin allein gelassen hatte, erbrach sich Sandra erneut heftig und musste daraufhin notfallmäßig mit mehreren Blutkonserven stabilisiert werden. Auch in den darauffolgenden Tagen verbesserte sich ihr Zustand nicht. Während dieser schweren Zeit war Sandras Mutter stets an ihrer Seite, kümmerte sich rührend um sie, bemutterte sie und las ihr jeden Wunsch von den Lippen ab. Trotz bildgebender Verfahren sowie einer Kolo- und Gastroskopie (einer Darm- und Magenspiegelung) tappten die Mediziner weiter im Dunkeln. Sandras Gesundheitszustand besserte sich nicht, und die Siegburger Ärzte waren mit ihrem Latein am Ende. Sie entschieden, Sandra in ein Krankenhaus mit Maximalversorgung zu verlegen, und nahmen Kontakt mit dem Universitätsklinikum Bonn auf.

Nach ihrer dortigen Aufnahme erfolgten in der Abteilung für Innere Medizin diverse Untersuchungen. Hier wiederholte sich das grausame Spiel mit dem blutigen Erbrechen; Sandra mussten erneut Blutkonserven verabreicht werden, um ihren Zustand zu stabilisieren. Da auch die Kollegen der Inneren Medizin nicht weiterwussten, riefen sie mich und mein Team des Zentrums für Seltene Erkrankungen Bonn zur Hilfe. Da ich damals noch Leiter des Zentrums war, vereinbarte ich für den nächsten Tag vor Ort ein Konsil mit den Kollegen der Inneren Medizin.

Im Verlauf dieses Austauschs berichteten die Kollegen von zahlreichen gescheiterten Therapieversuchen, unter anderem mit unterschiedlichen Präparaten gegen Übelkeit und Erbrechen, aber auch immer wieder mit Antibiotika und hoch dosierten Schmerzmitteln. Aufgrund der regelmäßig notwendigen Medikation und der wiederholten Gabe von Blutkonserven, so die Patientin, sei der künstliche Zugang unterhalb ihres Halses seit einem Jahr ihr ständiger Begleiter. Sandras Tage waren, so hatten uns die Ärztinnen und Ärzte aus Siegburg übermittelt, inzwischen geprägt von Angst, Schmerzen und einem enormen Misstrauen gegenüber der Medizin.

Von der Patientin selbst erfuhren wir dann, dass bei ihr bereits vor mehreren Jahren erstmals Gesichts- und Kehlkopfschwellungen sowie in ihrer Intensität an Koliken erinnernde Oberbauchschmerzen aufgetreten waren. Diese Symptome hatte der Hausarzt als allergische Reaktionen interpretiert, die er auf Verdacht mit Steroiden behandelte. Die Beschwerdesymptomatik hatte sich dadurch allerdings nicht verbessert. In ihrer Familie gab es, so erzählte sie auf Nachfrage, keine relevanten ernsthaften Erkrankungen, insbesondere keine Hinweise auf unerkannte Allergien. Sandra wohnte Tür an Tür mit ihrer Mutter, zu der sie aber, so schien es uns, ein recht unterkühltes Verhältnis pflegte.

Die Vielzahl unterschiedlicher, im Fall des kontinuierlichen Blutverlusts sogar lebensbedrohlicher Symptome waren auch für uns verwirrend und unklar. Mir schwante, dass auf dem Weg zu einer gesicherten Diagnose nicht nur medizinisches Fachwissen, sondern auch detektivisches Gespür erforderlich sein würde. Meinem Vorschlag, sie für weitere Untersuchungen am Zentrum für Seltene Erkrankungen an der Universitätsklinik »einzubuchen«, stimmte Sandra sofort bereitwillig zu.

Ich begann also gemeinsam mit unserem interdisziplinären Team aus den unterschiedlichen medizinischen Fachbereichen mit einem umfangreichen Check-up unserer neuen Patientin. Sandras Herz zeigte sich dabei völlig unauffällig: reine Herztöne, rhythmischer Schlag. Auch ihre Lunge wies normale Atemgeräusche auf und zeigte keine pathologischen Auffälligkeiten. Die anschließende Untersuchung von Sandras Bauch war ebenfalls völlig unauffällig, es zeigten sich weder Druckschmerz noch eine Abwehrspannung. Über allen Quadranten des Bauches waren normale Darmgeräusche zu hören. Auch bei der Untersuchung ihres Kopf- und Halsbereiches konnten wir, bis auf den Katheter, keinerlei Besonderheiten feststellen. Eine ausführliche neurologische Untersuchung zeigte ebenfalls keinen außergewöhnlichen Befund.

Der Laborbericht ließ allerdings auffällige Entzündungsparameter, reduzierte Eisenwerte sowie den bereits dokumentierten deutlich herabgesetzten Hämoglobin-Wert erkennen.

Die Kombination dieser Parameter wies unzweifelhaft auf einen kontinuierlichen Blutverlust hin. Alle anderen durchgeführten Analysen, insbesondere ein Blutgerinnungstest, zeigten keine Auffälligkeiten.

Mein Team und ich waren ratlos. In der nächsten Fallkonferenz besprachen wir Sandras mysteriösen Fall ausführlich und diskutierten verschiedene Verdachtsdiagnosen. Unter anderem zogen wir ein hereditäres Angioödem in Betracht. Das hereditäre Angioödem ist eine seltene, genetisch bedingte Erkrankung, die zu wiederkehrenden, unvorhersehbaren Schwellungen führt. Diese können verschiedene Körperteile betreffen, etwa das Gesicht, die Extremitäten, die Genitalien und besonders die Schleimhäute. So passen symptomatisch Schwellungen des Gesichts und auch Beschwerden des Magen-Darm-Trakts zu dieser Erkrankung. Neben den sichtbaren Schwellungen kann es im Magen-Darm-Bereich zu Schmerzen, Übelkeit und Erbrechen kommen. Die Ursache liegt in einer genetischen Veränderung, die die Kontrolle von Entzündungsreaktionen im Körper beeinflusst. Die Schwellungen sind nicht nur unangenehm, sondern können, wenn sie in den Atemwegen auftreten, auch gefährlich werden. Aber auch Morbus Fabry (die in einem anderen Kapitel beschriebene äußerst seltene genetische Stoffwechselerkrankung), Gerinnungsstörungen der seltensten Arten oder eine somatoforme Störung (also eine Erkrankung ohne klare organische Ursache) kamen für uns infrage.

Trotz dieser vielversprechenden Ansätze kamen wir in Sandras Fall einfach nicht weiter, keine der Vermutungen wurde durch die Untersuchungsergebnisse gestützt oder gar verifiziert. Doch ich hatte viele harte Nüsse geknackt und auch dieses Mal nicht vor, zu früh aufzugeben. Wenn die Lösung des Rätsels nicht in der Patientenakte oder in den Laborbefunden zu finden war, musste sie irgendwo in der Biografie unserer Patientin verborgen sein.

In einem langen Gespräch am Bett der jungen Frau berichtete sie mir dann plötzlich von einem früheren Job in einer Munitionsfabrik. Hier hatte Sandra laut eigener Aussage unter anderem Patronen verpackt. War dies endlich eine heiße Spur? Der Kontakt zu Schwarzpulver oder anderen für den Menschen schädlichen chemischen Substanzen? Nach Rücksprache mit dem toxikologischen Labor wurde umgehend eine Blutprobe von Sandra an die Rechtsmediziner geschickt. Die von mir und allen mit Sandras Krankenakte befassten Kolleginnen und Kollegen gespannt erwarteten Testergebnisse trafen nach einer Woche ein und verbreiteten im gesamten Team Frustration. Denn auch das toxikologische Labor hatte keine Auffälligkeiten aufgezeigt und sich lediglich als sehr teurer Spaß erwiesen.

Am nächsten Tag überschlugen sich die Ereignisse. Direkt bei Dienstantritt wurde ich von unserer aufgewühlten Oberschwester in Empfang genommen. In der Nacht hatte Sandra hohes Fieber bekommen. Ein Schnelltest zeigte extreme Entzündungswerte, und ihr drohte eine Sepsis, also eine Blutvergiftung – bei einer bereits derart geschwächten Patientin selbst bei rascher Behandlung lebensgefährlich. Seit Stunden wurde Sandra nun schon nicht nur mit Fiebersenkern, sondern über ihren zentralvenösen Katheter mit hoch dosiertem Antibiotikum behandelt.

Nach einigen bangen Stunden besserte sich Sandras Zustand glücklicherweise. Aber wie hatte es zu der dramatischen Entzündung kommen können? Grassierte etwa ein multiresistenter Keim auf der Station?

Ich hatte plötzlich intuitiv eine andere Vermutung und ließ den Aufsatz des Venenkatheters austauschen und im Labor bakteriologisch untersuchen. Die Ergebnisse des Schnelltests ließen meinen Atem stocken – und dann kam mir auch noch Kommissar Zufall zu Hilfe.

Das von der Mikrobiologie zurückgemeldete Keimspektrum zeigte zwei Keime, die sich sonst nur in der menschlichen Mundflora finden lassen: Staphylococcus epidermidis und Streptococcus salivarius. Mein ungutes Gefühl erhärtete sich. Ich rief das Team erneut zusammen, um mit ihm eine wirklich abstruse Ursache für Sandras gravierende Symptome zu diskutieren: Hatte sich die Frau immer wieder ihr eigenes Blut über den Schlauch des zentralvenösen Katheters abgesaugt, um es dann auf aufsehenerregende Weise auszuspucken beziehungsweise zu erbrechen? Dies könnte auch erklären, weshalb bei den zahlreichen Untersuchungen keine Blutungsquelle auffindbar war.

Dann erinnerte sich eine junge Assistenzärztin, dass die Patientin auf ihrer öffentlichen Facebook-Seite erst vor wenigen Tagen ein Foto aus dem Krankenbett gepostet hatte: auf dem weißen Krankenhausbettlaken eine nahezu kreisrunde Blutlache auf Halshöhe. Aufgrund dieser unnatürlich wirkenden geometrischen Form sah ich meinen Verdacht untermauert und konfrontierte unsere Patientin mit meiner Theorie.

Sandra brach daraufhin zusammen und bestätigte meine Vermutung unter Tränen. Nun fügten sich für mich alle Puzzleteile zusammen. Sandra hatte sich bei meinen Visiten immer wieder sehr aufmerksam nach ihrem aktuellen Hämoglobin-Wert erkundigt. Sie hatte wohl ganz genau wissen wollen, wie weit sie noch gehen konnte, ohne ihr Leben zu riskieren.

Ich kontaktierte umgehend die Kollegen in der psychosomatischen Abteilung des Klinikums, und diese nannten mir nach einem Gespräch mit unserer Patientin die Diagnose. Sandra litt unter einer seltenen, sogenannten artifiziellen psychischen Erkrankung: dem Münchhausen-Syndrom.

Nachdem ihr die Diagnose mitgeteilt worden war, entließ sich Sandra selbst aus dem Krankenhaus, vermutlich aus Scham, »entlarvt« worden zu sein. Erst einige Wochen später meldete sich ihr Hausarzt bei mir und berichtete, seine Patientin sei zur Vernunft gekommen und habe sich nun in eine engmaschige hausärztliche und psychotherapeutische Betreuung begeben. Mein Team und ich waren nun beruhigt und froh darüber, diesen besonders herausfordernden Fall mit Hingabe und Beharrlichkeit gelöst zu haben.

➤ Münchhausen-Syndrom

Was?
Eine psychische Störung, bei der eine Person bewusst Krankheitssymptome erfindet oder selbst verursacht, um medizinische Aufmerksamkeit und Fürsorge zu erhalten.

Folgen:
Häufige und unnötige medizinische Untersuchungen und Eingriffe, die zu zusätzlichen Gesundheitsproblemen führen können; psychosoziale und finanzielle Probleme.

Häufige Symptome:
Inkonsistente und übertriebene medizinische Geschichte, häufiger Wechsel von Behandlungseinrichtungen, auffällige Begeisterung für medizinische Tests und Eingriffe.

Ursachen:
Die genauen Ursachen sind unbekannt, können aber mit Persönlichkeitsstörungen, traumatischen Erfahrungen, Bedürfnis nach Aufmerksamkeit oder Fürsorge zusammenhängen.

Behandlung:
Schwierig, da Betroffene selten ihre Symptome als selbst verursacht erkennen. Psychotherapie ist die Hauptbehandlung; bei zugrunde liegenden psychischen Störungen erfolgt auch medikamentöse Therapie.

Wissenswert:
Das Münchhausen-Syndrom ist vom Münchhausen-Stellvertreter-Syndrom (auch bekannt als *Factitious Disorder Imposed on Another*) zu unterscheiden, bei dem eine andere Person krank gemacht wird.

Das Münchhausen-Syndrom ist, als nutze jemand in einer verzweifelten Suche nach Zuwendung den eigenen Körper als Bühne, um ein Krankheitsdrama zu inszenieren, wobei die Grenzen zwischen Realität und Inszenierung zunehmend verschwimmen.

Ein wirklich abgefahrener, schwer verdaulicher Fall. Dass sich ein Mensch selbst so schädigen oder krank machen kann, um Aufmerksamkeit zu bekommen, ist sicher nicht nur für mich schwer nachvollziehbar.

Da geht es mir genauso. Als ich die Patientin damals behandelte und wir auf der Suche nach der richtigen Diagnose waren, ertappte ich mich häufiger bei dem Gedanken, dass möglicherweise ein Münchhausen-Syndrom vorliegen könnte. Zu abenteuerlich wirkte die Geschichte. Ich habe diesen Gedanken aber im Verlauf der Diagnostik immer wieder verworfen. Zum einen, weil ich das für undenkbar hielt, zum anderen, weil ich unserer ja augenscheinlich leidenden Patientin nicht mit derartigen Vorurteilen begegnen wollte. Beim Münchhausen-Syndrom handelt es sich um eine Form der artifiziellen (selbst herbeigeführten) Störung, bei der Patienten absichtlich Symptome vortäuschen oder sich selbst Schaden zufügen, um medizinische Versorgung und auf diese Weise vermehrt Zuwendung zu erhalten. Im Fall unserer Patientin spielte wohl das Verhältnis zu ihrer zwar mit ihrer Tochter Tür an Tür lebenden, aber emotional sehr distanzierten Mutter eine große Rolle. Sandra wollte um jeden Preis ihre Fürsorge, aber auch Aufmerksamkeit von anderen Menschen in ihrem Umfeld erlangen. Psychische Störungen wie das Münchhausen-Syndrom werden den klinischen Erscheinungsformen der selbstverletzenden Verhaltensweisen zugeordnet. Es gehört auch zur Gruppe der seltenen Erkrankungen. Es gibt noch viel Unsicherheit und Unwissenheit im Hinblick auf psychische Erkrankungen. Stigmatisierungen sind da noch immer an der Tagesordnung.

Wie sieht es mit der Behandlung aus? Kann man Menschen, die unter einer solchen Störung leiden, heilen? Ich stelle mir das äußerst schwierig vor. Allein schon jemanden mit dieser Art Leiden dazu zu bewegen, sich therapeutisch behandeln zu lassen, ist sicher eine Herausforderung.

Die Behandlung ist sehr komplex und erfordert eine individuelle Herangehensweise, oft eine Kombination aus Therapie und Medikation. Ein Großteil der 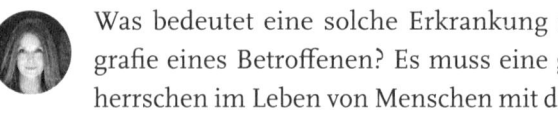 Arbeit besteht darin, erst einmal das Vertrauen des Patienten zu gewinnen. Das war auch bei Sandra eine Herausforderung. Heilung im klassischen Sinne ist schwierig, aber viele Betroffene können lernen, mit ihrer Störung umzugehen und ein weitgehend normales Leben zu führen. Die Rückfallquote ist jedoch hoch. Aber auch in der Diagnostik ist für uns Mediziner gerade das Münchhausen-Syndrom besonders heikel und herausfordernd, da die Betroffenen – wie ja auch in unserem Fall – oft sehr überzeugend in ihrer Symptomdarstellung sind, sodass wir oft und lange auf der falschen Fährte bleiben. Häufig kommen die Betroffenen sogar aus einem Bereich des Gesundheitssystems und sind richtige Experten, was es uns noch schwerer macht. Unsere Patientin beispielsweise hatte ja eine Ausbildung zur Krankenschwester begonnen und war, was ihr medizinisches Grundwissen angeht, mit allen Wassern gewaschen.

 Was bedeutet eine solche Erkrankung für die Biografie eines Betroffenen? Es muss eine große Leere herrschen im Leben von Menschen mit dieser Krankheit. Die Ingredienzien aber, die ein normales Leben in unserer Gesellschaft ausmachen, haben ja gar keinen Platz in einem Leben, das mit Arztbesuchen und dem Aufsuchen von Notaufnahmen angefüllt wird. Ich kann mir vorstellen, dass es die Betroffenen in ihrem Leben sehr schwer haben.

Das Münchhausen-Syndrom kann sich dramatisch auf das Leben der Betroffenen auswirken. Viele haben Schwierigkeiten im Berufs- und Privatleben und können in eine Dynamik immer neuer Krankenhausaufenthalte geraten. Das ist wie eine Spirale, die sich nicht so einfach durchbrechen lässt. Werden die Betroffenen »ertappt«, lösen sie sich meist beschämt aus der Situation und suchen sich eine neue Anlaufstelle. So war es auch bei unserer Patientin, die, bevor sie bei uns war, schon in zahlreichen anderen Krankenhäusern und Arztpraxen vorstellig gewesen war.

Es gibt Fälle, in denen durch eine solche Störung auch die Kinder der Betroffenen in Mitleidenschaft gezogen werden, nicht wahr?

Ja, das wird dann als Münchhausen-Stellvertreter-Syndrom bezeichnet. Hier ist es meist ein Elternteil – statistisch betrachtet fast immer die Mutter –, der sein Kind verletzt oder krank macht, um Aufmerksamkeit oder Fürsorge zu erhalten. Es handelt sich hierbei um eine besonders verstörende und gefährliche Form der Kindesmisshandlung.

Das ist wirklich erschütternd. Es zeigt, wie wichtig es ist, noch mehr über Themen der seelischen Gesundheit aufzuklären, Stigmata abzubauen und derartige Störungen ernst zu nehmen. Hilfe muss vor Bewertung und

Verurteilung stehen, sie muss angeboten oder sogar mit richterlicher Verfügung durchgesetzt werden, um einem Kind, das Opfer der Störung der eigenen Mutter oder des Vaters ist, schnellstmöglich zu helfen. Kinder sind auf die Fürsorge und den besonderen Schutz ihrer Eltern angewiesen. Nur wenn sie in einer liebevollen, unterstützenden und sicheren Umgebung aufwachsen, haben sie gute Voraussetzungen für eine gesunde körperliche, geistige und psychische Entwicklung. Sie erlangen Vertrauen, Empathie und lernen, wie man gesunde Beziehungen pflegt. Ein fürsorgliches Zuhause bietet Kindern die Grundlage, von der aus sie neugierig und unerschrocken die Welt erkunden können. Das stärkt ihr Selbstbewusstsein und fördert früh ihre Unabhängigkeit. Allerdings gilt auch hier der medizinische Lehrsatz von Paracelsus: »Allein die Dosis macht, dass ein Ding kein Gift ist.« Denn man kann auch Liebe überdosieren und sie damit erdrückend statt bereichernd wirken lassen. Menschen, die unter dem Münchhausen-Stellvertreter-Syndrom leiden, behaupten, ihre Kinder zu lieben, denen sie Ungeheuerliches zugefügt haben. Wie soll ein Kind, das so etwas durchlitten hat, je ein gesundes Verhältnis zu dem Gefühl der Liebe und des Geliebtwerdens entwickeln? Was widerfährt Kindern, die in ihrem zu Hause und unter dem Deckmantel der elterlichen Fürsorge zu Opfern dieser Störung werden?

In der Praxis zeigt sich beim Münchhausen-Stellvertreter-Syndrom leider häufig, dass das Kind wiederholt unnötigen medizinischen Behandlungen, Tests und selbst chirurgischen Eingriffen ausgesetzt wird. In einigen Fällen kommt es sogar vor, dass die an dieser Störung leidende Mutter ihrem Kind Medikamente oder toxische Substanzen verabreicht oder andere schädigende Handlungen an ihm vornimmt, um bestimmte Symptome hervorzurufen. Diese Maßnahmen können in ihrer Konsequenz zu langfristigen gesundheitlichen Problemen, Behinderungen oder sogar zum Tod des Kindes führen. Außerdem kann ein Kind, das ständig als krank dargestellt wird oder tatsächlich krank gemacht wird, ernsthafte psychische und emotionale Probleme entwickeln. Angstzustände, unterschiedliche Persönlichkeitsstörungen, Depressionen, ein posttraumatisches Belastungssyndrom oder schwerwiegende Bindungsprobleme sind nur einige der möglichen Folgen. Betroffene Kinder können in ihrer sozialen, kognitiven oder körperlichen Entwicklung beeinträchtigt werden. Insbesondere dann, wenn der Kreislauf des Missbrauchs nicht frühzeitig von außen erkannt und durchbrochen wird und das betroffene Kind durch ständige Krankenhausaufenthalte, Arztbehandlungen und Krankschreibungen nicht in den Kindergarten oder die Schule gehen kann, wächst seine Isolation. Das Kind kann keinen Kontakt zu Gleichaltrigen herstellen und entwickelt immer größere Schwierigkeiten, gesunde Beziehungen aufzubauen, vor allem, weil das Vertrauen in seine engste Bezugsperson, die eigene Mutter, durch deren Erkrankung massiv erschüttert wird. Ein unentwegt als krank stigmatisiertes Kind kann darüber hinaus anfangen, den eigenen Gesundheitszustand vollkommen falsch wahrzunehmen. Die Auswirkungen dieser traumatischen Erfahrungen in der so wichtigen und prägenden Phase der frühesten Kindheit setzen sich manchmal bis ins Erwachsenenalter fort. Im universitären Setting versuchen wir daher, insbesondere die Studierenden, aber auch die Ärztinnen und Ärzte in Weiterbildung für diese schwer erkennbaren psychischen Störungen zu sensibilisieren, um eine rechtzeitige Diagnostik zu begünstigen.

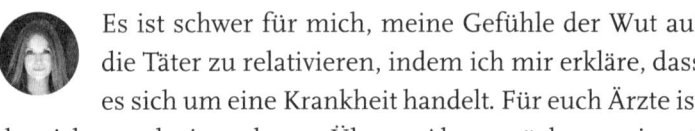 Es ist schwer für mich, meine Gefühle der Wut auf die Täter zu relativieren, indem ich mir erkläre, dass es sich um eine Krankheit handelt. Für euch Ärzte ist das sicher auch eine schwere Übung. Aber zurück zum eigentlichen Münchhausen-Syndrom. Warum tun Menschen wie Sandra das? Warum fügen sie sich selbst Schaden zu?

Es ist nicht einfach zu erklären. In vielen Fällen ist es auf tiefe psychische Traumata oder unerfüllte emotionale Bedürfnisse aus der Kindheit zurückzuführen. Einige Betroffene haben vielleicht das Gefühl, dass sie nur dann Aufmerksamkeit oder Fürsorge erhalten, wenn sie krank sind. Vielleicht entstand diese Störung aus einer übersteigerten Form der Sehnsucht nach der positiven Erfahrung von Wärme und Geborgenheit, an die sich viele von uns erinnern, wenn sie an jene Tage zurückdenken, als unsere Eltern uns mit Wärmflasche und gesüßtem Tee umsorgten.

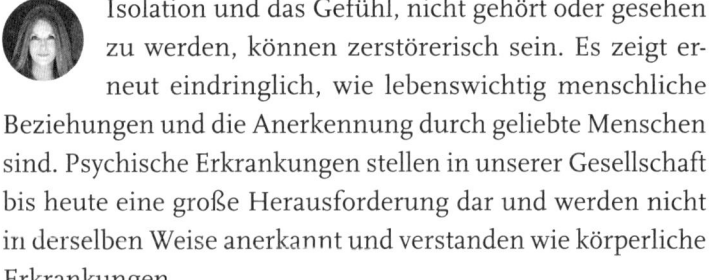 Isolation und das Gefühl, nicht gehört oder gesehen zu werden, können zerstörerisch sein. Es zeigt erneut eindringlich, wie lebenswichtig menschliche Beziehungen und die Anerkennung durch geliebte Menschen sind. Psychische Erkrankungen stellen in unserer Gesellschaft bis heute eine große Herausforderung dar und werden nicht in derselben Weise anerkannt und verstanden wie körperliche Erkrankungen.

Aber es gibt Hoffnung. Die psychologische und psychiatrische Forschung hat große Fortschritte gemacht, und es gibt immer bessere Therapieansätze für Menschen mit solchen Erkrankungen.

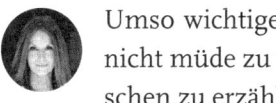 Umso wichtiger, diese Fortschritte zu betonen und nicht müde zu werden, die Geschichten dieser Menschen zu erzählen. Damit andere sich weniger allein fühlen und vielleicht den Mut finden, sich professionelle Hilfe zu suchen und ihr Schicksal in neue, positive Bahnen zu lenken. Wie bei allen seltenen Erkrankungen somatischer, also körperlicher Natur müssen wir uns auch bei den psychiatrischen Formen immer daran erinnern, dass hinter jeder Diagnose ein Mensch steht, der unser Verständnis und Mitgefühl verdient.

WICHTIGE INFORMATIONEN UND ADRESSEN FÜR BETROFFENE VON SELTENEN ERKRANKUNGEN

Die Begegnung mit seltenen Erkrankungen stellt eine beträchtliche Herausforderung dar. Leider sind die richtigen Informationen oft schwer zu finden, und das Navigieren durch das Geflecht medizinischer und sozialer Dienste kann für Betroffene und ihre Angehörigen schier überwältigend sein. An dieser Stelle in diesem Kapitel möchten wir Sie deshalb mit den wichtigsten Adressen und Ressourcen bekannt machen.

Nationale Kontaktstellen und Beratungszentren

ACHSE e.V. (Allianz Chronischer Seltener Erkrankungen)
Webseite: www.achse-online.de
ACHSE e.V.
c/o DRK Kliniken Berlin | Mitte, Drontheimer Straße 39, 13359 Berlin
Tel. +49-30-3300708-0
Fax: 0180-589 89 04

Für Betroffene und Angehörige:
Tel.: +49-30-3300708-27 oder **per E-Mail** an beratung@achse-online.de

Beschreibung: Achse e. V. ist der Dachverband der Selbsthilfegruppen für Patienten mit seltenen Erkrankungen in Deutschland. Der Verein setzt sich für die Verbesserung der Lebensbedingungen von Betroffenen und ihren Familien ein. Zu den Hauptaufgaben gehören die Beratung und Unterstützung von Patienten, die Förderung von Forschung im Bereich seltener Erkrankungen, die Vernetzung von Mitgliedsorganisationen sowie die Vertretung der Interessen von Menschen mit seltenen Krankheiten auf politischer Ebene.

Achse e. V. leistet wichtige Öffentlichkeitsarbeit, um das Bewusstsein für seltene Erkrankungen zu erhöhen, und setzt sich für eine bessere medizinische Versorgung und Forschung ein.

Nationales Aktionsbündnis für Menschen mit Seltenen Erkrankungen (NAMSE)
Webseite: www.namse.de
Geschäftsstelle des Nationalen Aktionsbündnisses für Menschen mit Seltenen Erkrankungen (NAMSE)
c/o Mukoviszidose Institut GmbH, In den Dauen 6, 53117 Bonn
Tel: 0228-98780-51
Fax: 0228-98780-66
Mail: info@namse.de

Beschreibung: NAMSE koordiniert Maßnahmen zur Verbesserung der Versorgungssituation von Menschen mit seltenen Erkrankungen in Deutschland.

Spezialisierte Medizinische Zentren

Zentren für Seltene Erkrankungen (ZSE) und spezialisierte Anlaufstellen
Webseite: www.se-atlas.de
Beschreibung: In ganz Deutschland gibt es mittlerweile eine Vielzahl von Zentren, die sich auf die Diagnose und Behandlung seltener Erkrankungen spezialisiert haben. Auf der Webseite des se-atlas können Sie das nächstgelegene Zentrum finden.

Forschung und klinische Studien

Orphanet
Webseite: www.orpha.net
Beschreibung: Das Orphanet ist ein Online-Portal für seltene Krankheiten und Orphan Drugs (spezielle Präparate für die medikamentöse Therapie dieser Erkrankungen). Es bietet Informationen zu aktuellen Forschungsprojekten und zu verfügbaren klinischen Studien.

Finanzielle und rechtliche Unterstützung

Sozialverband VdK Deutschland e.V.
Webseite: www.vdk.de
Adresse: Linienstraße 131, 10115 Berlin
Tel.: 030-92-10-580-0
Beschreibung: Der VdK bietet Beratung zu sozialrechtlichen Fragen, einschließlich Fragen zur Schwerbehinderung, zur Pflegeversicherung und zu weiteren sozialen Sicherungssystemen.

Selbsthilfegruppen und Foren

Deutsche Selbsthilfegruppe für seltene chronische Krankheiten
Beschreibung: Viele Selbsthilfegruppen bieten Unterstützung und Austausch für Betroffene. Eine Liste von Selbsthilfegruppen kann über ACHSE e.V. angefragt werden.

Internationale Ressourcen

EURORDIS – Rare Diseases Europe
Webseite: www.eurordis.org
Beschreibung: EURORDIS ist eine Allianz von über 900 Patientenorganisationen in 72 Ländern. Sie arbeitet daran, das Bewusstsein für seltene Erkrankungen zu schärfen und die Forschung und Politik auf europäischer Ebene zugunsten Betroffener zu beeinflussen.

Wichtige Hinweise

Wir empfehlen, dass Betroffene sich auch bei lokalen Gesundheitsämtern und kommunalen Einrichtungen über verfügbare Dienste und Unterstützung informieren. Weiterhin kann die vertrauensvolle Zusammenarbeit mit einem kompetenten Facharzt Patientinnen und Patienten mit einer seltenen Erkrankung dabei helfen, den bestmöglichen Behandlungsplan zu erhalten und mit der medizinischen Entwicklung Schritt zu halten.

Diese Hinweise sind als Startpunkt zu verstehen und erheben keinen Anspruch auf Vollständigkeit. Es wird dringend empfohlen, regelmäßig die angegebenen Webseiten zu besuchen und auch andere Informationskanäle genannter Institutionen kontinuierlich auf Updates und neue Informationen zu prüfen.

SCHÖN ...

... dass Sie unser Buch gelesen haben. Wir hoffen, es hat Ihnen gefallen und an der einen oder anderen Stelle auch geholfen.

Ihre Autoren

Esther Schweins, Martin Mücke & Daniel von Rosenberg

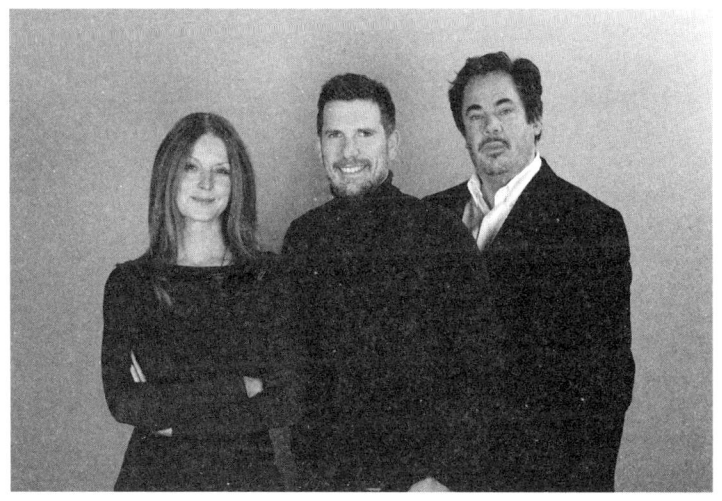

DIE PODCASTS

Zu unseren Podcasts »Unglaublich krank« und »Mückes Mikro-Medizin« kommen Sie ganz einfach und schnell mit diesem QR-Code:

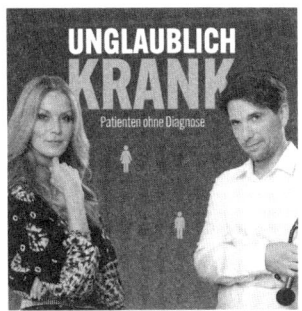

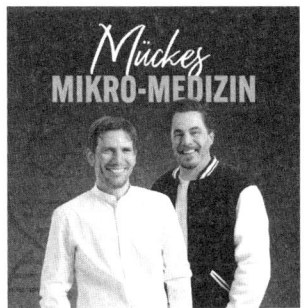

WIE SIE MIT EINER GESUNDEN MUSKULATUR FIT, SCHLANK UND MENTAL IN BALANCE BLEIBEN

Die Heilkraft unserer Muskeln ist ein wichtiges, nahezu unbekanntes Phänomen. Wer die Arbeitsweise und den Einfluss der Muskeln auf den restlichen Körper kennt, kann aktiv dazu beitragen, gesund zu bleiben oder es zu werden. Denn der Verlust an Muskelmasse verursacht viele Erkrankungen wie Herzinfarkt, Diabetes oder Übergewicht. Anhand aktueller wissenschaftlicher Erkenntnisse erklärt Bestsellerautor Ingo Froböse, dass unsere Muskeln nicht nur enormen Einfluss auf unseren Körper haben, sondern auch in hohem Maße auf unser psychisches Gleichgewicht.

Ein unverzichtbares Buch, das uns erklärt, warum der richtige Umgang mit unseren Muskeln lebensnotwendig ist.

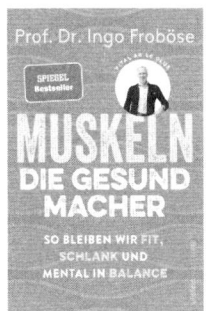

Ingo Froböse
Muskeln – die Gesundmacher
So bleiben wir fit, schlank und mental in Balance

Klappenbroschur
Auch als E-Book erhältlich
www.ullstein.de

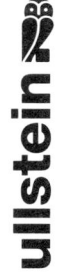